JN050211

# 改　訂
## 栄養・食事管理のための
# 対象者別給食献立

鈴木久乃・殿塚婦美子・長田早苗
編著
堤ちはる・田中延子・城戸敦子
細山田洋子・桑原節子・髙田和子・高橋嘉名芽
井上幸子・山際昌枝・井上佐知子・榎本真理
共著
（執筆順）

# 建帛社
KENPAKUSHA

〔執筆分担〕

**第Ⅰ部**

| | | |
|---|---|---|
| 1.～3. | …… | 鈴木 久乃 |
| 4. | …… | 長田 早苗 |
| 5. | …… | 殿塚婦美子 |

**第Ⅱ部**

| | | |
|---|---|---|
| 1．保育所 | …… | 堤 ちはる |
| 2．学 校 | …… | 田中 延子 |
| 3．事業所 | …… | 城戸 敦子 |
| 4．高齢者施設 | …… | 細山田洋子 |
| 5．病 院 | …… | 桑原 節子 |
| コラム：スポーツ選手 | …… | 髙田 和子 |
| 6．新調理システム | …… | 殿塚婦美子 |

**第Ⅲ部**

| | | |
|---|---|---|
| 1．保育所 | …… | 高橋嘉名芽 |
| 2．学 校 | …… | 井上 幸子，山際 昌枝 |
| 3．事業所 | …… | 株式会社ニッコクトラスト |
| 4．高齢者施設 | …… | 井上佐知子 |
| 5．病 院 | …… | 桑原 節子 |
| 6．新調理システム | …… | 殿塚婦美子，榎本 真理 |

# ま え が き

　本書の前身である『施設別集団給食献立集』は平成7（1995）年4月に初版を発行し，その後，栄養所要量・食事摂取基準ならびに食品標準成分表の改定に伴って版を改めてきた。平成14（2002）年の改訂の際には，健康増進法の制定に伴い，従来，栄養改善法で規定されていた「集団給食施設」が「特定給食施設」と改称されたことに配慮し，書名から「集団」という言葉をはずして『施設別給食献立集』とした。

　この度は，『日本人の食事摂取基準（2015年版）』，『日本食品標準成分表2015年版（七訂）』の公表を踏まえ，執筆陣を一新するとともに，すべての記述，提示する献立を書き下ろして，書名も『栄養・食事管理のための対象者別給食献立』と改めた。第Ⅰ部は編者が分担し，第Ⅱ部は，保育所・学校での食育について指導的立場でかかわってこられた先生方ならびに給食現場での実践経験を踏まえて大学・短期大学で教鞭をとられている先生方を中心に執筆いただき，第Ⅲ部については，実践現場で今まさに活躍しておられる方々に献立を提示していただいた。

　平成14年度に制定された健康増進法には，国民の健康増進に関する事項が提示されており，その中で，“特定給食施設における栄養管理”として管理栄養士を置くこと，特定給食施設以外では，管理栄養士または栄養士を置くように努めるとしている。近年の食環境の変化にともない，人びとの食行動・食嗜好が多様化している中で，喫食者に満足される栄養計画に沿った食事を提供するために，合理的な運営，経費の効率化・削減を目標に，調理機器の改良・開発にともなう調理システムの検討が行われている。給食施設に関与する管理栄養士・栄養士は，栄養管理を具現化した献立に基づいて調理工程を管理した食事を提供し，健康づくりを目標に食育に寄与する役割を担う専門職である。

　献立とは，1回の食事の料理の種類，主な食材と，和・洋・中等の料理の組み合わせを表示したものであるが，給食施設における献立は，栄養管理を目的にした食事計画，喫食者の満足度，栄養教育などの課題や，運営・管理，調理・配食工程の作業環境や機器類などの諸条件を包括して構成しなければならない。また，給食施設種別ごとに，栄養管理基準，栄養摂取基準，実施基準が定められているほか，食品衛生にかかわる規定など様々な法令があり，それらの指示内容を理解して，給食を利用する人，給食業務に従事する人が満足することが必要であり，献立にとり込まなければならない。

　本書の主眼のひとつは，各施設の対象者の特性に応じて設定された食事の種類と給与栄養目標量を踏まえて作成される食品構成に基づいて，一定期間内に変化のある献立を提供するための考え方・方法と具体的な献立を提示することである。献立作成作業の電算化が進むにともない，食品構成の必要性に疑問を投げかける言説もあるが，給与栄養目標量を充足するだけでなく，喫食者に食事を楽しんでもらえるバラエティに富んだ食事を提供するための食品構成の有効性は失われていない。

　また，長年，給食献立の前提とされてきたクックサーブ方式における食事提供の際の困難さ，すなわち，作業・品質・衛生管理に経験とノウハウが必要であったこと等を解消し，運営の合理化とサービスの向上に資する可能性を有する新調理システムについても解説した。

　本書は，臨地実習・校外実習に先立って，献立作成にかかわる知識と能力を高めることを刊行の目的のひとつとしている。喫食者に喜ばれる食事提供の基本となる献立計画，給食運営・管理の知識と技能の習得に役立てていただければ幸いである。

平成29年3月

編者　鈴木久乃・殿塚婦美子・長田早苗

# 改訂にあたって

　この度,『日本人の食事摂取基準（2020 年版）』ならびに『日本食品標準成分表 2020 年版（八訂）』の公表に伴い,改訂版を発行することとなった。

　第Ⅰ部,第Ⅱ部については,『日本人の食事摂取基準（2020 年版）』やその他の法令の改正に基づいて内容を一部変更した。具体的には,保育所では,「児童福祉施設における『食事摂取基準』を活用した食事計画について」（子母発 0331 第 1 号　令和 2 年 3 月 31 日）,学校では,「児童又は生徒一人一回当たりの学校給食摂取基準」（令和 3 年 4 月 1 日施行）の公表内容を記述に反映した。また高齢者施設では,令和 3 年の介護報酬改定に伴い,栄養管理の考え方,食費の基準費用額の記述を更新した。

　第Ⅲ部の栄養価計算については,『日本食品標準成分表 2020 年版（八訂）』で各食品のエネルギー算出法が変更されたことに伴い,「食品データベースに関する連絡・検討委員会」（日本栄養改善学会・日本給食経営管理学会合同）より発表された「日本食品標準成分表の改定に伴う実践栄養業務ならびに栄養学研究等に及ぼす影響と当面の対応に関する見解」（栄養学雑誌 79 巻 3 号）で示唆された方法を踏まえて再計算を行った。その結果,各々の給与栄養目標量に対応できるよう,献立内容の一部変更や献立そのものの差し替えなどを行った。

　本書の前身である『施設別集団給食献立集』の初版発行（1995 年 4 月）から数えると,本書はほぼ四半世紀にわたって管理栄養士・栄養士養成の教育現場でご利用いただいてきたこととなる。この度の改訂を機に,従来以上に臨地実習・校外学習,学内での演習等に役立てていただければ幸いである。


令和 3 年 11 月

編者一同

# 目　　次

# I

# 給食経営管理における
# 献立の位置づけ

# 1. 給食の運営管理の中核となる献立の機能と役割

平成14年に制定された健康増進法において,「集団給食施設」を「特定給食施設」と名称変更し,高齢化,少子化,食環境の変化,食行動の多様化の中で,疾病構造の変化を踏まえ生活習慣病の予防に対応した栄養管理を実施し,運営管理することが指示された。

特定給食施設は,保育所,幼稚園,小・中学校,事業所,寄宿舎,病院,介護老人保健施設,老人福祉施設等があり,施設ごとに法的根拠が異なる。提供する食事の回数・日数は施設により異なるが,長期間に継続的に食事を提供する役割がある。

給食の運営管理に携わる管理栄養士・栄養士には,対象集団および個々人の栄養管理・栄養教育を目標にした食事の提供を具現化することが求められる。

1回の食事として提供する給食献立は,給与栄養目標量に基づいて,料理の種類,各料理の食品の種類と1人分の正味重量,調味料の種類と分量を明記し,エネルギー・各種栄養素量を算定する。一方で食材料費,各施設の調理設備環境,調理・配食担当者の作業時間等を勘案して構成する。

提供した食事の献立の評価は,栄養管理の視点,喫食者の反応,調理中の諸条件,給食経営管理の視点から検証する。図Ⅰ−1に,給食献立のもつ役割を果たすための計画・実施・評価の手順を示した。Ⅰ栄養計画 ⇒ Ⅱ食事計画 ⇒ Ⅲ献立作成(給食運営管理の諸条件での指示)⇒ Ⅳ栄養管理としての献立評価 ⇒ Ⅴ献立の品質指示と生産管理の評価,の5ステップである。ⅣとⅤの評価では,Ⅰ〜Ⅲを関連させて,給食の目的に沿った食事の提供ができているかを検討し,必要な改善策を立てる。

# 2. 献立作成の手順と評価

## 1) 栄養計画

給食として提供する目標栄養量は,対象集団の性・年齢構成,健康・栄養状態,食生活・食行動等の情報を収集したアセスメントをもとに,『日本人の食事摂取基準』を参考に,1日当たり,1食当たりの給与栄養目標量を設定する。

## 2) 食事計画

栄養計画,給食システムに沿って提供する食事内容を想定した給与栄養目標量の基準に沿った食品構成を作成する。

供食方式は,施設によって1定食のみ,複数定食,選択食,カフェテリア,個人対応とあり,法的根拠,1日の食事回数,食事時刻,さらに運営経費(食材料費,調理・配食等の人件費,調理機器の種類等)等を勘案する。

なかでも,調理システム,配食方法(供食形態)によって作業工程,調理時間,品質管理の方式が異なることから,これらに配慮した食事計画が必要になる。調理システムには,クックサーブシステム,クックチルシステム,ニュークックチルシステムなどがある。また,配食方法(供食形態)には,カウンターサービス,トレイセット方式,食缶方式,中央配膳方式がある。

ステップ　　　　　　　　　　　　　　　　　作業手順，目標，情報の収集など

| ステップ I | 栄養計画 | 対象集団のアセスメント |
|---|---|---|
| | ① アセスメントを踏まえ，『食事摂取基準』を参照して適正なエネルギー量，栄養素量を設定し，給食としての給与栄養目標量を定める。<br>②栄養教育計画を立てる。 | ① 性，年齢，身体活動レベル別の人員構成。<br>② 生活習慣，食行動，健康状態等の把握。これらの情報については施設内の健康診断結果の活用を含め，情報を共有化する。 |

| ステップ II | 食事計画 | |
|---|---|---|
| | ① 栄養計画，給食システムに沿った食事内容を設定する。<br>② 食事提供回数（1回/1日等）と食数，配食方法，調理設備等にみあった食事計画を設定する。 | ① 食事提供回数，時間，供食方法，利用者数，定食か複数献立かなどの献立形態，カフェテリア方式か個人対応かなどの配食方法を検討する。<br>② 運営経費：食材料費，調理・配食等の人件費，その他の費用，調理機器の種類等を把握して検討する。 |

| ステップ III | 献立作成 | |
|---|---|---|
| | ① 給食の献立は，料理別に1人分の食品の種類，純使用量と調味料を数値で提示し，栄養素量と食材料費の算定をする。<br>② 食事内容に変化をつけた期間献立を作成する。料理・食材に季節性を取り込むことが必要。<br>③ 提供した食事の品質管理の指示書として，でき上がり重量，盛り付け量，温度を提示する。 | ① 給食献立は，食事単位に主食・主菜・副菜の料理で構成する。<br>② 期間献立に変化をつけ，適正な栄養量を提供するには，食材ごとの栄養素量の特性を活かした食品構成を作成する。<br>③ 品質管理の実施には，施設設備の作業状況，調理設備の状態を観察・測定することが必要。 |

| ステップ IV | 栄養管理としての献立評価 | |
|---|---|---|
| | ① 喫食者の満足度，栄養状態，身体状況の変化を観察し，調査を行う。<br>② 食生活，食行動，食嗜好等が健康保持にかかわる方向に変化をもたらしているかについて観察，調査を行う。<br>③ 提供献立を軸に栄養情報の提供の効果を評価する。 | ① 食事の内容，料理の種類，味の満足度は，喫食時の観察，残菜調査，質問紙調査等から評価する。<br>② 生活習慣病の改善，予防に貢献しているかの情報を他部門の協力を得て対象者の健康調査等の資料から収集（その際，個人情報の取り扱いに配慮）し，栄養計画，食事計画の参考にする。 |

| ステップ V | 献立の品質指示と生産管理の評価 | |
|---|---|---|
| | ① 献立に提示した味，形状，盛り付け量，温度が具現化されているかを調べ，品質管理の課題とする。<br>② 食品の購入，保管，調理，配食に衛生管理が厳守されているかを調べ，作業者の教育と作業工程，調理環境の改善対策を行う。 | ① 提供した食事・料理の品質変動要因を調べて，調理作業環境の改善，作業者の教育を行う。<br>② 給食施設の状況に応じた運営経費（人件費，食材料費，調理設備機器等）を検討する。<br>③ PDCAサイクルを導入して，給食の目標に沿った品質管理ができているか評価し，次の献立内容と指示につなげる。 |

図Ⅰ-1　給食献立の5ステップと作業の実際

# 3）献立作成

## （1）献立の構成

一般に主食（穀類），主菜（肉，魚，豆，乳，卵），副菜（野菜，いも，果物，海藻，きのこ），汁物の料理構成にする。

料理名と1人分の食品の種類，純使用量と調味料を記載し，栄養量を設定し，食材料費は廃棄量を含めて算定する。

各献立の栄養量は，一定期間（1週間，2週間等）の平均値が変動幅を含めた許容範囲に収まることを目標とし，喫食者が満足する変化のある食事内容を目標にする。

## （2）食品構成を基礎とした期間献立の作成

一定期間の献立に適正栄養量を確保したうえで，変化のある多様な食事を提供するには，1回・1日に提供する食品群の種類と量，栄養素量の特徴に配慮し，食品構成を作成する。献立への展開に当たっては，季節性のある食材を使用し，ときには，種々のイベントを盛り込んだ献立・料理を構成する。

## （3）献立は給食の品質管理・運営管理の指示書となる

献立は，食材料の購入手順，費用，各種料理の調理方法・調理作業，ならびに各料理のでき上がり重量，容量，盛り付け量，時間，提供温度を想定した運営管理の指示書である。

# 4）献立の評価と改善

## （1）評価の意義と目的

実施した献立の評価は，栄養計画，食事計画，献立，食事の品質，調理工程の生産管理，運営管理におよぶ。評価は，給食を効率的，継続的に運営するための重要な作業である。

給食の目標に沿った食事が提供されているか，運営管理が十分に機能しているかなどの多岐にわたる検討が必要で，問題点の改善策を講じるための指針となる。

改善策には，栄養計画，食事計画に基づいて作成した献立内容および給食運営の諸条件に基づく指示，検討が含まれる。そして，それらの改善策を的確に遂行することが必要となる。

### ① 適合品質の評価：対象集団，個々人の満足度

おいしい，まずい，楽しい，いろいろな食事が楽しめる，マンネリで変化がない等の情報については，喫食時の集団・個々人を観察することやアンケート調査を行って問題点を把握する。

### ② 栄養教育の評価：健康・栄養情報の提供

"健康保持に必要な食事を理解できる"，"低塩の料理を継続して食べることで味の好みが変化する"などの教育目標について，利用者の健康・栄養状態の変化を含めて調査・観察する。

個々人，集団を対象に残菜調査，嗜好調査，身体計測（身長，体重，BMIなど）等を実施するには，施設の他部門（医師，看護師，介護職員など）との情報の共有と連携が必要となる。

## （2）PDCA サイクルの適用

献立を中心に据え，給食運営の品質管理・生産管理にかかわる評価を行う際，問題解決・改善にP（plan：計画）－D（do：実施）－C（check：点検・評価）－A（action：処置・改善）サイクルを適用することによって，業務を円滑に継続的に進める。

PDCA サイクルによって改善策を提示し実践するには，施設の経営責任者，献立作成者，調理・配食担当者との情報の共有が必要で，委託化が行われている施設では課題の連携が重要となる。

・献立に指示した料理の品質（形状，味，盛り付け量，温度等）の評価と改善。
・衛生的視点からの安全性の評価と改善。
・調理工程の標準化，担当者の調理技術・作業方法の評価と改善。
・調理機器，配置と生産性の評価と改善。

# 3. 事業所給食を例にして―栄養・食事計画―

　飲食店の利用，コンビニエンスストアでの弁当等の購入など，事業所給食の対象となる利用者の選択肢は多様である。そのような背景から，レストランなみの内容と質，複数定食，カフェテリア方式導入への希望など利用者の要望も多様化・高度化している。これに対応して，日常業務の外食産業への委託，品質管理や運営の効率化を目標とする調理機器の開発，セントラル方式の導入など，事業所給食の運営管理は多様になってきている。

　健康増進法においては，特定給食施設のひとつである事業所給食についても栄養管理基準，利用者の身体状況や利用状態の把握，食事の提供，品質管理と評価の実施を提示している。ここでは，運営管理の責任者となる管理栄養士・栄養士の立場に立って，事業所を例に，栄養管理を基本とした，食事計画と献立作成について考える。

## 1）運営管理に必要な情報

　運営管理責任者は，給食の実施に際して，事業所（企業）の関係部門からの情報収集と，関係者との連携が必要である。管理栄養士・栄養士として入手・把握しておくべき情報を表Ⅰ-1に示した。

表Ⅰ-1　入手・把握すべき情報と入手先

| 事業所の管理部門より | 利用者についての情報 | ・従業員数　　　　　・男女比　　　　　・年齢構成<br>・勤務体制　　　　　・労働強度　　　　・通勤時間<br>・家族構成・生活歴　・居住地域など |
| --- | --- | --- |
| | 給食運営管理についての情報 | ・事業所（企業）負担額　　　・喫食者負担額<br>・給食運営担当者（調理師，配食担当者，清掃員ら）の勤務<br>　状況や意見 |
| 健康管理部（医師，看護師ら）よりの情報・助言 | | ・健康診断結果<br>・保健指導の課題（肥満者・痩身者の比率，生活習慣病者の有無，治療を受<br>　けている人の場合は医師の所見）　　　　など |
| その他 | | ・利用者の食行動　　　・利用者の要望 |

## 2）栄養計画の作成

　昼食の提供を前提とし，利用者の健康づくりに貢献できる食生活を目標に栄養計画を作成する。

　対象従業員数300余名・年齢層30〜60歳代・女性割合30％・身体活動レベル「ふつう」の集団の昼食について，適切な栄養量の提供を目標に『日本人の食事摂取基準（2020年版）』を参照のうえ給与栄養目標量を設定した（表Ⅰ-2）。

表Ⅰ-2　1日当たりの栄養基準値の例（30〜64歳，身体活動レベル「ふつう」として）

| | | 男　　　性 | 女　　　性 |
|---|---|---|---|
| ①推定エネルギー必要量 | | 2,600〜2,700 kcal | 1,950〜2,050 kcal |
| ②たんぱく質 | | 30〜49歳　13〜20（％エネルギー），50〜64歳　14〜20（％エネルギー） | |
| ③脂　　　質 | | 20％〜30％エネルギー<br>飽和脂肪酸，不飽和脂肪酸の働きと比率に留意 | |
| ④炭水化物 | | 50〜65％エネルギー | |
| | 食物繊維 | 21 g 以上 | 18 g 以上 |
| ⑤ミネラル・ビタミン類 | ミネラル | Mg：290〜370 mg　　Ca：650〜750 mg　　P：800〜1,000 mg<br>Fe：7.5〜11.0 mg　　Zn：8〜11 mg　　Se：25〜30 $\mu$g<br>I：130 $\mu$g　　食塩相当量：6.5〜7.5 g　　K：2,000〜2,500 mg | | |
| | ビタミン | B$_1$：1.1〜1.4 mg　　B$_2$：1.2〜1.6 mg　　B$_6$：1.1〜1.4 mg<br>葉酸：240 $\mu$g　　B$_{12}$：2.4 $\mu$g　　C：100 mg<br>A：700〜900 $\mu$g　　D：8.5 $\mu$g　　E：5.5〜7.0 mg | | |

## （1）エネルギー，たんぱく質，脂質，炭水化物

　1日の推定エネルギー必要量を2,000 kcalとし，昼食として35〜40％の700〜800 kcalとした。

　たんぱく質，脂質，炭水化物については，エネルギー産生栄養素バランスの基準に基づき，たんぱく質は15％の26〜30 g，脂質は25％の19〜20 g，炭水化物は60％の105〜120 gを目標量とした。

## （2）ビタミン類，ミネラル類

　微量栄養素のビタミン類，ミネラル類は，食品の種類によって成分値に特徴があり，また，食品の鮮度・産地・調理方法によっても違いがある。各栄養素を1回の食事で充足するよう構成することはできない。そこで，食品の種類ごとに適量を目標とし，利用者が食事内容に満足できるよう，6日間の変化のある献立を目指して1食平均の給与栄養目標量を算出し，食品構成の検討を行った。

## （3）単一定食献立の食品構成の作成

　献立は，主食・主菜・副菜の料理群の組み合わせである。アセスメントに基づいて適正な栄養量を提供し，多様な食材を活用して食事を楽しんでもらうには，用いる食品の種類と重量の組み合わせに配慮することが大切である。

　栄養計画に沿った食品構成の試算として，下記の料理群別に主に使用する食品を選択した。

　・主食……米飯とし，食品は米，粉（各料理に使用）。

　・主菜……魚介類・肉類と豆・豆製品類や卵，乳類を主体とした料理とする。

　・副菜……緑黄色野菜，淡色野菜，いも類，海藻類，きのこ類，果物類を使用する。

　・その他に調味料の砂糖，香辛料および油脂類に分類した。

　表Ⅰ-3は，栄養量の算定のために使用する，主食・主菜・副菜別の食品の種類である。一般的・日常的に購入・利用されている食品を選択した。

　表Ⅰ-4は，表Ⅰ-3に示した主食，主菜，副菜別の食品（期間献立に使用を想定）を用い，群別の平均栄養量を算出したものである。例えば，魚類は，さけ，いわし，さばの100 g当たりの各種栄養量の平均値を示した。食品の栄養量は『日本食品標準成分表2020年版（八訂）』を用い，国内産「生」の値で算定した。主食，主菜，副菜に主に使用する食品の種類と量は，『日本人の食事摂取基準（2020年版）』を踏まえた給与栄養目標量に基づき，多様な献立を目標に重量を定め，栄養量を算定した。

図Ⅰ−2は，表Ⅰ−4の食品構成を参考に6日間の変化のある献立を作成し，その栄養量を算出し，対象集団の1日当たりの栄養基準値に占める料理群（主食・主菜・副菜）と調味料の充足率を図にしたものである。料理群によって，栄養基準値に対する比率が異なる。今回は1食平均の副菜（野菜類）の平均使用量は190gであった。

表Ⅰ−3　試算に用いた主食・主菜・副菜等の食品

| 料理群 | | 食品の種類 |
|---|---|---|
| 主　食 | 穀　　類 | 米・小麦 |
| 主　菜 | 魚類，肉類，豆類　その他 | さけ，いわし，さば，鶏肉，牛肉，豚肉，豆腐，油揚げ，納豆，卵，乳製品 |
| 副　菜 | 緑黄色野菜 | ほうれんそう，ピーマン，にんじん，ブロッコリー，かぼちゃ，トマト |
| | 淡色野菜 | キャベツ，たまねぎ，ながねぎ，だいこん，かぶ，ごぼう，なす，はくさい，もやし，いんげん，レタス，しいたけ，まいたけ |
| | いも類 | じゃがいも，さつまいも，さといも，ながいも |
| | 海藻類 | のり，わかめ，こんぶ，ひじき |
| | 果物類 | りんご，みかん，バナナ |
| 調味料 | | 植物油，バター，砂糖，その他の調味料・香辛料 |

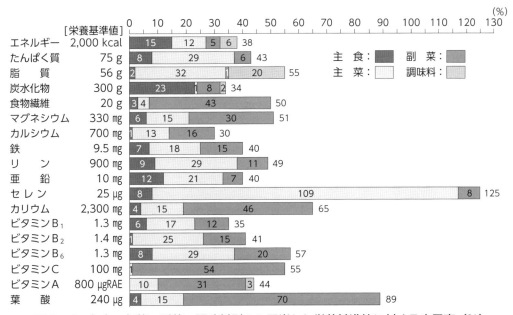

図Ⅰ−2　主食・主菜・副菜・調味料別の1日当たり栄養基準値に対する充足率（％）

＊表Ⅰ−4の食品構成を参考に，6日間の変化のある献立から栄養量を算出し，対象集団の1日当たりの基準値に対する主食・主菜・副菜・調味料別の充足率を図にしたものである。
　微量栄養素，ビタミン類については，充足率に占める主菜ならびに副菜の割合が大きいことがわかる。

表Ｉ－４　事業所給食（昼食）の食品構成例－主食・主菜・副菜・調味料別の平均重量と栄養量－

| 料理群 | 食品・食品群 | 重量 (g) | エネルギー (kcal) | たんぱく質 (g) | 脂質 (g) | 炭水化物 (g) | 食物繊維 (g) | マグネシウム (mg) | カルシウム (mg) | 鉄 (mg) | リン (mg) | 亜鉛 (mg) | セレン (µg) | カリウム (mg) | ビタミン B₁ (mg) | B₂ (mg) | B₆ (mg) | C | A (µgRAE) | 葉酸 (µg) |
|---|---|---|---|---|---|---|---|---|---|---|---|---|---|---|---|---|---|---|---|---|
| 主食 | 米 | 80 | 274 | 4.9 | 0.7 | 62.1 | 0.4 | 18 | 4 | 0.6 | 76 | 1.1 | 2 | 71 | 0.06 | 0.02 | 0.10 | 0 | 0 | 10 |
|  | 小麦粉 | 10 | 35 | 0.8 | 0.2 | 7.6 | 0.3 | 1 | 2 | 0.1 | 6 | 0.0 | 0 | 11 | 0.01 | 0.00 | 0.00 | 0 | 0 | 1 |
|  | 計 | 90 | 309 | 5.7 | 0.9 | 69.7 | 0.7 | 20 | 6 | 0.7 | 82 | 1.2 | 2 | 82 | 0.08 | 0.02 | 0.10 | 0 | 0 | 11 |
| 主菜 | 魚類 | 30 | 49 | 6.2 | 3.0 | 0.1 | 0.0 | 9 | 9 | 0.4 | 69 | 0.3 | 15 | 95 | 0.04 | 0.09 | 0.17 | 0 | 6 | 4 |
|  | 肉類 | 40 | 65 | 8.1 | 3.9 | 0.1 | 0 | 9 | 2 | 0.3 | 75 | 1.1 | 5 | 133 | 0.15 | 0.07 | 0.15 | 1 | 4 | 3 |
|  | 豆製品 | 25 | 45 | 3.4 | 3.4 | 1.0 | 1 | 23 | 37 | 0.6 | 45 | 0.4 | 2 | 60 | 0.02 | 0.04 | 0.03 | 0 | 0 | 10 |
|  | 卵 | 20 | 12 | 0.7 | 0.8 | 1.0 | 0.0 | 2 | 22 | 0.0 | 19 | 0.1 | 1 | 30 | 0.01 | 0.03 | 0.01 | 0 | 8 | 1 |
|  | 乳類 | 30 | 43 | 3.7 | 3.1 | 0.1 | 0.0 | 3 | 14 | 0.5 | 51 | 0.3 | 7 | 39 | 0.02 | 0.11 | 0.03 | 0 | 63 | 15 |
|  | 計 | 145 | 214 | 22.0 | 14.1 | 2.2 | 0.6 | 46 | 83 | 1.7 | 258 | 2.2 | 30 | 358 | 0.23 | 0.34 | 0.38 | 1 | 80 | 33 |
| 副菜 | 緑黄色野菜 | 60 | 20 | 1.2 | 0.2 | 4.9 | 1.7 | 15 | 16 | 0.5 | 27 | 0.2 | 1 | 227 | 0.05 | 0.06 | 0.10 | 32 | 152 | 54 |
|  | 淡色野菜 | 70 | 17 | 1.0 | 0.1 | 4.1 | 1.7 | 11 | 18 | 0.2 | 26 | 0.2 | 1 | 156 | 0.04 | 0.04 | 0.06 | 7 | 7 | 35 |
|  | いも類 | 30 | 23 | 0.5 | 0.1 | 5.8 | 1.1 | 6 | 5 | 0.1 | 13 | 0.1 | 0 | 140 | 0.03 | 0.01 | 0.05 | 5 | 0 | 8 |
|  | 海藻類 | 10 | 20 | 1.8 | 0.2 | 5.2 | 3.8 | 64 | 71 | 0.6 | 33 | 0.2 | 0 | 503 | 0.04 | 0.10 | 0.02 | 7 | 86 | 67 |
|  | 果物類 | 20 | 13 | 0.1 | 0.0 | 3.3 | 0.2 | 3 | 2 | 0.0 | 4 | 0.0 | 0 | 42 | 0.01 | 0.00 | 0.03 | 3 | 6 | 3 |
|  | 計 | 190 | 93 | 4.5 | 0.6 | 23.3 | 8.5 | 99 | 113 | 1.4 | 103 | 0.7 | 2 | 1,067 | 0.16 | 0.22 | 0.26 | 54 | 252 | 167 |
| 調味料 | 植物油 | 7 | 62 | 0.0 | 7.0 | 0.0 | 0.0 | 0 | 0 | 0.0 | 0 | 0.0 | 0 | 0 | 0.00 | 0.00 | 0.00 | 0 | 0 | 0 |
|  | バター | 5 | 35 | 0.0 | 4.1 | 0.0 | 0.0 | 0 | 0 | 0.0 | 1 | 0.0 | 0 | 1 | 0.00 | 0.00 | 0.00 | 0 | 26 | 0 |
|  | 砂糖 | 5 | 20 | 0.0 | 0.0 | 5.0 | 0.0 | 0 | 0 | 0.0 | 0 | 0.0 | 0 | 0 | 0.00 | 0.00 | 0.00 | 0 | 0 | 0 |
|  | 計 | 17 | 117 | 0.0 | 11.1 | 5.0 | 0.0 | 0 | 0 | 0.0 | 1 | 0.0 | 0 | 1 | 0.00 | 0.00 | 0.00 | 0 | 26 | 0 |
| 総計 | 主食 | 90 | 309 | 5.7 | 0.9 | 69.7 | 0.7 | 20 | 6 | 0.7 | 82 | 1.2 | 2 | 82 | 0.08 | 0.02 | 0.10 | 0 | 0 | 11 |
|  | 主菜 | 145 | 214 | 22.0 | 14.1 | 2.2 | 0.6 | 46 | 83 | 1.7 | 258 | 2.2 | 30 | 358 | 0.23 | 0.34 | 0.38 | 1 | 80 | 33 |
|  | 副菜 | 190 | 93 | 4.5 | 0.6 | 23.3 | 8.5 | 99 | 113 | 1.4 | 103 | 0.7 | 2 | 1067 | 0.16 | 0.22 | 0.26 | 54 | 252 | 167 |
|  | 調味料 | 17 | 117 | 0.0 | 11.1 | 5.0 | 0.0 | 0 | 0 | 0.0 | 1 | 0.0 | 0 | 2 | 0.00 | 0.00 | 0.00 | 0 | 26 | 0 |
|  | 総計 |  | 732 | 32.3 | 26.6 | 100.1 | 9.8 | 165 | 203 | 3.8 | 444 | 4.1 | 34 | 1,509 | 0.47 | 0.58 | 0.74 | 55 | 358 | 211 |

＊表Ｉ－３に示した食品100ｇ当たりの栄養量の平均を算出して試算したものである。各数値は四捨五入の数値を示しているため、合計値は合わない場合がある。

## ３）献立計画と管理

　一般に，給食の献立は，１人分の正味重量と栄養量，調味のほか，調理工程，でき上がり重量を記載するとともに，供食温度等の品質管理・衛生管理を実施して，喫食者に喜ばれる食事を円滑に提供するための計画書である。献立計画作成の際の留意点を以下に示す。

① 喫食者が満足できるよう，おいしさ，満腹感に配慮するとともに，季節性，イベント等の変化を盛り込んだ食事を目標として構成する。

② 料理の作り方，料理に生かす食品の選択，特定の栄養素の重要性を明示する等，栄養教育・食教育の側面にも留意して作成する。

③ 給食運営管理における献立は，運営諸経費，食材料費，調理作業員数とその技能に対応した調理工程時間，厨房の施設設備の性能等に基づいて作成する。

## ４）献立評価

　献立の評価においては，運営管理への活用，健康づくりを目標とした栄養教育・食教育への活用を意識することが大切である。評価にかかわる留意点を以下に示す。

① 品質の管理……献立作成の管理者は，提供した食事の品質（味，供食温度，量など）が，指示どおりであるかを検証し，問題点・課題があれば，給食全体の運営管理の改善に活用する。

② 喫食者の要望の把握……食事の内容・量についての喫食者の要望を把握し，より喜んで食べてもらえる献立作りの資料として活用する。改善の例として，主食の量を希望に沿って調整する，主菜を２本建てにする，副菜の小鉢を数種類用意して選択できるようにするなどが考えられる。

③ 栄養教育・食教育……給食以外の喫食者の食事内容も適切でバランスのとれたものへ改善できるよう活用する。例として，提供した食事内容をパンフレットで提示することなどが考えられるが，その際，単にエネルギー量・栄養素量を示すだけではなく，喫食者の料理の選択傾向，味の好み，食塩濃度の好みなどを把握し，喫食者が"食"に関心を持ち，自身の食事内容の改善への動機づけができるよう意図することが大切である。

　なお，残菜調査は，喫食者の嗜好を把握することと併せて，栄養計画・管理とその実施状況の検証にも有効である。さらに，食嗜好・食行動を性別・年代別などに整理して数量化し，研究者の協力を得て，調査・研究課題とすることなども考えられる。

　今回は社員食堂を想定し，健康な成人男女を対象とする定食献立の栄養計画・食品構成による献立としたが，特定給食施設の役割を踏まえれば，個々人への健康づくりのための栄養補給，栄養教育の視点からの対応が望まれる。性・年齢別，日常の活動量，家庭環境，食環境，食行動への対応をはじめ，産業医と連携し，生活習慣病リスクのある対象者へは給食提供の方法（複数献立・選択食の場合の献立チョイスに反映させるなど）を考えたり，健康づくりについての情報発信を行うなどの配慮・工夫を行いたい。

# 4. 給食の運営管理の実習・演習における献立作成の意義と役割

## 1）カリキュラムにおける献立作成教育

　栄養士・管理栄養士養成課程では，栄養管理の実践力を学習する給食関連教科と実習（学内実習，校外実習・臨地実習）を体験することにより，給食における献立の多様な役割を，計画・実施・評価のプロセスを通して学習し，これらを実践できる知識と技能を習得する。

　平成14年4月に栄養士法が改正され，以下のようなカリキュラムのもとでこれらの習得が行われている。栄養士の資格または管理栄養士国家試験の受験資格を取得するためには，下記単位の取得が必須条件である。

### （1）栄養士養成課程の給食管理関連教科目

　栄養士養成カリキュラムでは，「1. 栄養士が果たすべき専門領域に関する基本となる能力を養うこと」，「2. 栄養士に必要とされる知識，技能，態度及び考え方の総合的能力を養うこと」，「3. 栄養の指導や給食の運営を行うために必要な能力を養うこと」を基本的考え方としている。履修するべき給食管理関連教科目および単位数を表Ⅰ-5に示した。

### （2）管理栄養士養成課程の給食管理関連教科目

　管理栄養士養成カリキュラムでは「1. 管理栄養士が果たすべき多様な専門領域に関する基本となる能力を養うこと」，「2. 管理栄養士に必要とされる知識，技能，態度及び考え方の総合的能力を養うこと」，「3. チーム医療の重要性を理解し，他職種や患者とのコミュニケーションを円滑に進める能力を養うこと」，「4. 公衆衛生を理解し，保健・医療・福祉・介護システムの中で，栄養・給食関連サービスのマネジメントを行うことができる能力を養うこと」，「5. 健康の保持増進，疾病の一次，二次，三次予防のための栄養指導を行う能力を養うこと」を基本的考え方としている。履修するべき給食管理関連教科目および単位数を表Ⅰ-5に示した。

表Ⅰ-5　履修すべき科目と単位数

| 栄養士養成課程 | |
|---|---|
| 給食の運営（調理学，給食計画論，給食実践論） | 4単位 |
| 学内実習 | 1単位以上 |
| 校外実習 | 1単位以上 |
| 管理栄養士養成課程 | |
| 給食経営管理論（講義または演習） | 4単位 |
| 総合演習<br>　専門分野［基礎栄養学，応用栄養学，栄養教育論，臨床栄養学，公衆栄養学，給食経営管理論］を横断して総合的能力を養成する | 2単位 |
| 臨地実習 | 4単位<br>（給食の運営にかかわる校外実習の1単位を含むものとする） |

### （3）給食の運営管理の習得における他の専門分野との連携

　給食の運営および管理の習得には，給食管理のみならず，さまざまな教科が関連している。日本栄養改善学会は，管理栄養士・栄養士養成のための栄養学教育モデル・コア・カリキュラムの検討を行い，『平成30年度管理栄養士専門分野別人材育成事業「教育養成領域での人材育成」報告書』をまとめた。学修内容をA〜Hの8領域にわけ，管理栄養士・栄養士として求められる学修目標および，その学修がつながる領域を提示している。給食領域は「D. 食べ物をベースとした栄養管理の実践」領域の3番目にまとめられている（表Ⅰ−6）。

　給食管理の習得は，「食事の管理を中心とした栄養管理の実践のための基礎科学（栄養と栄養素等の働き，食事・食べ物の基本，栄養管理の基本）および食べ物をベースとした給食時の管理を中心とした栄養管理の実践（食べ物と健康の関連の理解，食事と調理の科学の理解）の知識や技術を身につけていることが前提となる」ことが示され，その中で献立作成に関する学修目標は，「給食施設における栄養管理と品質管理」に，「給与栄養目標量に基づき食品構成を作成し，これを用いた一定期間の献立管理ができる」，「給食の資源に応じた献立作成ができる（栄養士の場合）」もしくは「献立管理ができる（管理栄養士の場合）」であると示されている。そして献立作成の学修は「ライフステージ別の栄養管理（E-1）」や「傷病者，要介護者および障がい者に対する栄養管理の実践（F-3）」「病態に応じた栄養管理の実践（F-4）」「ライフステージ別の病態に応じた栄養管理の実践（F-5）」につながる。

## 2）学内の給食管理実習と献立作成教育

　「学内実習」は，「校外実習」に出る前の実習として，給食の運営管理の理論を実践する場である。給食施設の栄養士業務の計画・実施・評価について，献立を中心として一連の業務を体得し，給食施設を管理するための技能と栄養士の役割について学習する場である。

　多くの養成施設では，喫食対象者を学生や教職員にし，担当者は数人のグループ単位で実施している。給食施設における栄養士業務・調理担当者の業務や喫食対象者を想定して，栄養計画，食事計画，献立計画，調理工程計画，配食計画等を行う。

　実習の要点を以下に示す。これらをもとに，喫食者にあったより良い献立作成について学習する。

① 実習施設は，現在多くの給食施設が導入している調理機器類を揃え，衛生管理基準に沿った配置とし，担当者の検便検査，服装などの環境整備の中で実施する。

② 栄養・食事計画は，喫食対象者の性別，年齢，身体活動レベル等から『日本人の食事摂取基準』を参考に，給与栄養目標量を設定する。

③ 設定した給与栄養目標量にあう食品構成を作成する。1回あたりの使用量，提供頻度，対象集団の嗜好を考慮して作成する。

④ 提供する献立は，対象集団の嗜好，食習慣を考慮するとともに，一方では栄養教育を目標に構成する。献立中には，主食，主菜，副菜，汁物を揃える。さまざまな食品群から食材を選択し，期間の平均使用量が食品構成にあうように決める。また，調理方法（焼く，煮る，揚げる，蒸す等），食事の種類（和風，洋風，中華風等）を決め，期間中に変化のある献立とする。献立計画例を表Ⅰ−7に示す。さらに，食材料費，調理工程，作業時間を想定して作成する。

⑤ 実習中は，栄養士，調理主任，調理員等を学生が役割分担し，あらかじめ栄養士が作成した計画に従って調理を行う。実施時刻，手順等を想定して作成された予定献立表や調理作業工程表をもとに実施し，実施した工程にかかる時間，料理の温度，重量変化等を記録する（例，表Ⅰ−8）。

## 表 I－6　管理栄養士養成および栄養士養成のための栄養学教育モデル・コア・カリキュラム

| | 管理栄養士＊ D-3. 給食経営管理の理解（学修目標） | 栄養士＊＊ D-3. 給食と給食管理の理解（学修目標） |
|---|---|---|
| 3-1) 給食の概念 | ①給食（特定給食施設の種類別、配食サービス、外食）の目的と特徴を説明できる。<br>②食環境としての給食の意義・役割を説明できる。 | ①特定給食施設の種類別の目標と特徴を説明できる。<br>②食環境としての給食の意義・役割を説明できる。 |
| 3-2) 給食経営システム | ①給食経営システムを理解し、その構築のためのオペレーションシステムを説明できる。<br>②給食の多様なオペレーションシステムを説明できる。 | 3-2) 給食運営のマネジメント<br>①給食運営における管理業務とマネジメントサイクルを説明できる。<br>②給食運営に関わる原価構成と費用の算定方法を説明できる。<br>③給食運営の方式について委託と直営の違いを説明できる。 |
| 3-3) 給食施設における栄養と品質管理 | ①利用者の栄養管理を目的とした食の品質管理の意義とその方法を説明できる。<br>②利用者の食事計画に必要なアセスメント方法を説明できる。<br>③事業所給食の給与栄養目標量を決定できる。<br>④給与栄養目標量に基づき食品構成、献立作成基準を作成する。これを用いて一定期間の献立作成が実践できる。<br>⑤食の資源（調理従事者の技術と人数、設備、食材料費）に応じた献立作成・管理が実践できる。<br>⑥提供された食事の品質評価と利用者の摂取状況を把握する方法を説明できる。 | ①利用者の栄養管理を目的とした食の品質管理の意義とその方法について説明できる。<br>②利用者の食事計画を説明できる。<br>③事業所給食の給与栄養目標量を説明できる。<br>④給与栄養目標量に基づき食品構成を作成し、これを用いて一定期間の献立を考慮し献立を作成する方法を説明できる。<br>⑤給食の調理従事者の技術と人数、設備、食材料、衛生を考慮し献立を説明できる。<br>⑥提供された食事の品質評価と利用者の摂取状況を把握する方法・提供ができる。 |
| 3-4) 食材管理 | ①食材料管理（発注・購入・検収・保管）のマネジメント・サイクルについて説明できる。<br>②給食の資源に応じた食材料の選択について説明できる。 | 3-3) 食材料管理<br>①食材料管理（発注・購入・検収・保管）のマネジメント・サイクルについて説明ができる。<br>②給食の目的に応じた食材料の選択ができる。 |
| 3-5) 給食の生産・提供における衛生管理 | ①一般的衛生管理プログラムとHACCPシステムとの関連を理解を説明できる。<br>②法令に準拠した衛生管理マニュアルの構成を理解する。資源（人、食材料、施設・設備、資金等）やオペレーションシステムに応じた衛生管理について説明できる。<br>③献立に応じた衛生管理基準（critical control point:CCP）の設定とその管理方法を説明できる。 | ①一般的衛生管理プログラムとHACCPシステムの関連を理解する。<br>②法令に準拠した衛生管理マニュアルを理解し、人、食材料、施設、作業に応じた衛生管理について説明できる。<br>③献立に応じて生産管理基準に沿った調理工程の衛生管理を実践できる。 |
| 3-6) 給食の生産管理 | ①給食の多様なオペレーションシステムを説明できる。目的とその機能を計画できる。<br>②大量調理機器を理解し、調理工程、作業工程を理解し、献立の特徴を捉え、作業指示書が作成できる。<br>③食材料管理、品質管理、衛生管理を統合し、作業指示書、作業オペレーションサイクルを説明できる。<br>④生産性向上のための要素を理解し、生産性とマネジメントサイクルを説明できる。<br>⑤給食の品質保持のための大量調理の特性について説明できる。<br>⑥作業をアセスメント（分析）し、課題を抽出し、および改善の提案ができる。 | ①給食施設により生産・提供するシステムが異なる。献立の調理工程、作業工程を説明できる。<br>②施設・調理機器の特徴を理解する。<br>③作業指示書を理解し、作業指示書について説明できる。<br>④給食の品質管理のための大量調理について説明できる。<br>⑤業務用調理機器を使用して給食の生産・提供ができる。 |
| 3-7) 給食経営におけるマーケティング | ①給食におけるマーケティングの意義、目的を説明できる。満足度の把握について説明できる。<br>②利用者のニーズとウォンツ、満足度を説明できる。 | |
| 3-8) 持続可能な給食経営の組織管理とマネジメント | ①給食経営組織の形態について組織の基本をふまえ説明できる。<br>②給食経営におけるマネジメントサイクルを説明できる。<br>③危機管理のために活用できる資源を説明できる。<br>④食中毒事故に対する危機管理を説明できる。<br>⑤自然災害、事故に対する危機管理を説明できる。 | |
| 3-9) 給食施設における危機管理対策の基本 | ①給食経営に関わる原価構成と費用の算定に活用できる機能を説明できる。<br>②給食運営可能な給食経営と、給食運営の委託、給食運営の統合ができる。 | 3-7) 給食施設における事故対策の基本<br>①給食施設における事故の種類と影響について説明できる。<br>②インシデント・アクシデント管理の意義を説明できる。<br>③食中毒事故に対する対応を説明できる。<br>④食物アレルギーに対する対応を説明できる。<br>⑤自然災害、事故に対する対策について説明できる。 |
| G 統合実習（ねらい） | 1. 実践的な栄養管理の計画立案<br>対象者・対象集団の栄養状態と、それに関連する因子を総合的に評価した栄養ケア計画を立案する。<br>2. 多様な対象への栄養管理の実践<br>実践活動の場における課題発見、解決のために必要な栄養管理を行うために必要とされる知識および技術の統合を図る。 | G 給食の運営に関する総合実習（ねらい）<br>1. 給食施設の利用<br>給食施設における栄養士の役割を理解し、利用者の栄養管理の課題を関連部門・多職種と共有し、具体的な給食提供に展開するための力を修得する。<br>総合的な実習を通した栄養管理の実践<br>献立・食事の管理の実践 |

＊ 次の6領域（A～F）について提示されている。A. 管理栄養士として求められる基本的な資質・能力。B. 社会と栄養。C. 栄養管理を中心とした栄養管理のための栄養学、D. 食べ物をベースとした栄養管理の実践、E. ライフステージ（A～F）について提示されている。F. 疾病と食の管理を中心とした栄養管理の実践。

＊＊ 次の6領域（A～F）について提示されている。A. 栄養士として求められる基本的な資質・能力。B. 社会と栄養。C. 栄養管理を中心とした栄養管理のための基礎科学、D. 食べ物をベースとした栄養管理のための実践、E. ライフステージと食事管理の実践、F. 疾病と食の管理を中心とした栄養管理の実践。

⑥ 実習後の評価は，以下をもとに行う。

・喫食者の摂取状況（残菜調査等），味，量，好み，満足度等の調査を行う。

・栄養出納表を作成し，ある期間の栄養量，使用食品重量，栄養比率について評価する。

・実習中および準備期間中に作成する帳票類の例を表Ⅰ－9に示す。

・人数，人員配置，使用機器など，作業について評価する。

### 表Ⅰ－7 献立計画（例）

| | | | 日にち | | | | |
|---|---|---|---|---|---|---|---|
| | | | 1 | 2 | 3 | 4 | 5 |
| 主食 | 米 | | | ○ | ○ | | ○ |
| | パン | | ○ | | | | |
| | 麺 | | | | | ○ | |
| 主菜 | 主材料 | 肉 | ○ | | | ○ | |
| | | 魚 | | ○ | | | |
| | | 豆 | | | ○ | | |
| | | 卵 | | | | | ○ |
| | 様式 | 和 | | ○ | | | ○ |
| | | 洋 | ○ | | | ○ | |
| | | 華 | | | ○ | | |
| | 調理法 | 揚 | | ○ | | | |
| | | 焼 | ○ | | | | ○ |
| | | 煮 | | | | ○ | |
| | | 炒 | | | ○ | | |
| | | 蒸 | | | | | |
| 汁 | 和 | | | ○ | | | ○ |
| | 洋 | | ○ | | | ○ | |
| | 華 | | | | ○ | | |
| 副菜 | | | 主に，緑黄色野菜，淡色野菜，いも，海藻，乳・乳製品を用いる | | | | |
| デザート | | | 主に，果物，乳・乳製品，海藻を用いる | | | | |

### 表Ⅰ－8 調理過程の記録内容例

| 調理工程 | | 記録内容 |
|---|---|---|
| 下処理 | 皮むき，切る，下味付け | 所要時間，廃棄率 |
| 加熱 | 炊飯 | 加水量，浸水時間，加熱時間，加熱前後の重量，炊き上がり倍率 |
| | 汁物 | 加熱前後の重量，蒸発率，加熱時間 |
| | 焼く，蒸す，茹でる，炒める，煮る | 加熱前後の重量，重量変化率，加熱時間 |
| | 揚げる | 油の温度，加熱前後の重量，重量変化率，加熱時間 |
| 和え物，サラダ | | 付着水量，絞り後の重量，重量変化率 |
| 冷却（寄せ物） | | 固まるまでの時間 |
| 乾物の扱い | | 水戻し前後の重量，水戻し時間 |
| 豆腐の扱い | | 水切り前後の重量 |

### 表Ⅰ－9 帳票類の例

| 記載時期 | 帳票 |
|---|---|
| 準備期間 | ・予定献立表（作業指示書）<br>・調理作業工程表<br>・発注書 |
| 実習中 | ・栄養士業務日誌<br>・盛り付け重量・残菜量記録表<br>・衛生管理点検表・・・・調理施設，・調理器具等および使用水<br>　　　　　　　　　　・原材料の取扱い等，・調理等<br>　　　　　　　　　　・従事者等の衛生管理<br>・衛生管理記録簿・・・・検収・食品保管時・食品の加熱加工<br>・大量調理の品質管理記録表<br>・廃棄率記録表<br>・検食簿<br>・実施献立表 |

・食材料費について評価する。

・実施後，実施献立表を作成する。さらに，献立別，担当グループ別に総合評価，意見交換等を行う。

# 3）校外実習，臨地実習を通じての献立の役割

「校外実習」は，栄養士免許取得のために必要な「給食の運営」を，給食現場における実践を通して「給食業務を行うために必要な，食事の計画や調理を含めた給食サービス提供に関する技術を習得する」ために行う実習である。

「臨地実習」は，「実践活動の場での課題発見，解決を通して，栄養評価・判定に基づく適切なマネジメントを行うために必要とされる専門的知識及び技術の統合を図る」ために行う実習であり，栄養士・管理栄養士が活躍する現場で，実際に業務を体験し，関連職種と協働する機会であると同時に，講義および学内実習で学習したことの集大成として行われる。

「校外実習」，「臨地実習」のいずれも，実習施設における対象集団の特性，給食数，献立様式，調理施設等は多様である。施設ごとの献立計画・管理は運営システムと大いに関連しているが，これらについて実習事前教育・事後報告・議論が重要となる。

## （1）実習施設と単位

学外での実習は，栄養士養成課程では，「校外実習（給食の運営）」で1単位以上。管理栄養士養成課程では，「臨床栄養学」（病院，介護老人保健施設などの医療機関），「公衆栄養学」（保健所，保健センター），「給食経営管理論」（事業所，保育施設，学校）において4単位以上としている。（文部科学省，厚生労働省通知）。実習時期は養成課程の関連授業の終了後に行う。

## （2）実習時期の献立・調理施設・運営方法等の特徴の把握

あらかじめ実習施設の概要や，給食・栄養管理について学習しておくことが必要である（本書第Ⅱ部「対象者別施設の特徴と献立計画」が参考になる）。

「校外実習」中は，献立とは適切な経費で，喫食者の健康の保持・増進に寄与する役割をもつものであることを認識し，運営に必要な給食費，献立作成，食材料管理，食材料発注，検収，食数管理，調理作業，配食・配膳，提供サービス等の基本的な業務を学習する。献立作成に関する関連法令・法的根拠を学習し，実習先の栄養・食事計画，献立作成や対象者の評価が，それらを踏まえて行われていることを理解する。一方，「臨地実習」では，調理施設や運営方法など，適切なマネジメントについて学習するが，いずれもその学習の基本となるものは献立である。

## （3）給食施設の規模，調理施設，給食のシステム等の環境状況

給食施設の規模，調理設備，給食のシステム等の環境状況は多様である。運営については専門企業に委託している施設が増加している。また，コンベンショナルシステムのほか，レディーフードシステム，セントラルキッチンシステム（カミサリーシステム），ニュークックチルシステムにより食事の提供を行っている施設もあり，献立作成も各システムの特徴に合わせた内容・方法とする必要がある。献立内容や作業工程，喫食者の反応等から，それらの献立計画・評価のあり方を知り，より良い献立作成に繋げることが重要である。

## 4）献立の役割および献立作成技能

　献立とは，1回に提供する料理の種類を列記したものであるが，給食の目的に沿った献立は，食品の種類と構成，栄養量，対象者の嗜好，料理の諸条件，提供方式等が十分に考慮され組み合わせたものでなければならない。また，栄養管理を目標にして作成し，提供した献立は栄養教育として，健康の保持増進，生活習慣病の予防，食行動の改善につながらなくてはならない。学内実習，校外実習，臨地実習は，これらについて認識・学習する良い機会となる。

　適切な献立作成技能は，栄養士・管理栄養士の重要な職能のひとつである「栄養の指導」に役立つものであり，他の職種では行えない。知識および技能の十分な学習が必要となる。

# 5.　給食システム・調理機器の変化と献立

## 1）給食システムに対応した機器と献立

　給食の献立は，長年，クックサーブ（当日調理・提供）を前提に考えられてきた。すなわち，設備はオーブン（自然対流式），回転釜（平釜），ガスレンジを中心とした機器であり，作業管理，品質管理（おいしさ等）は栄養士，調理師の熟練による経験・技術によって行われ，体験的に受け継がれてきた。

　1990年代初めバブル経済崩壊後の社会経済背景の中で，給食運営の合理化と喫食者ニーズの多様化，食事とサービスの質的向上が求められ，新調理システムが注目された。調理工程の衛生管理基準の遵守，品質管理，生産性等，給食システムに対応できる機器としてスチームコンベクションオーブン，急速冷却機（ブラストチラー），スービークッカー，真空包装機，再加熱カート等（p.76参照）が導入された。

　レシピはこれらの機器に対応して温度，時間等の計数管理が求められ，調理の標準化が必要になってきた。

　その後，さらなる衛生的安全性および個別対応を含む適時・適温供食の改善，作業の平準化，労働環境の改善，人件費の削減等の実現を目指してニュークックチルシステム，ニュークックサーブシステムが導入された。

　ニュークックチルシステムでは，クックチルシステムの機器に加えて専用の再加熱カート（熱風再加熱，マイクロ波方式再加熱，過熱蒸気式再加熱，IH電磁誘導再加熱，ヒーター再加熱等）が開発された。再加熱カート内は加熱ゾーンと保冷ゾーンに仕切られ，冷菜は0～10℃の設定で提供でき，温菜は提供する時間に合わせて再加熱することができる

　ニュークックサーブシステムとは，新しいクックサーブの大量調理手法である。下処理した食材を専用食器に個別に盛り付け，トレイに並べて専用IHフードカートに入れて冷蔵保存し，供食時間に合わせて自動加熱調理を行うシステムである。すなわち米飯は食器に米と水を加え，煮魚は生の魚に調味料を加えた状態で，IH加熱（電磁誘導加熱）の原理を活用して，電流がトレイ上の食器に反応することによって加熱調理が行われる。

　レシピは加熱条件の設定と併せて分量，盛り付け方等の標準化が必要である。

　給食システムとそれらに対応した調理機器の開発に伴い，献立計画，レシピは，これまでの経験や

勘により行われてきた調理技術が，計画生産・計数管理に対応できるように変化してきた。給食システムの変更に当たっては，いずれの場合も施設設備・機器をはじめシステムに対応した適正献立の見直しと調理工程の標準化・マニュアル化が必要である。

## 2）新調理システムのメリット

新調理システム導入により，以下のような給食運営の合理化が期待できる。
① 計画生産による作業の平準化・効率化による生産性の向上。
② レシピおよび生産工程のマニュアル化による衛生管理・品質管理の徹底。
③ メニューの多様化，適時・適温サービスなどの喫食者サービスの向上。
④ 労働環境の改善と人件費の削減。

## 3）新調理システムの献立

新調理システムの献立は，給食システムに対応したメニュー分析，使用機器の標準化・マニュアル化が必要である。

### （1）メニュー分析
新調理システムの調理法（クックサーブ，クックチル／クックフリーズ，真空調理，外部加工品の活用），クックチルシステム，ニュークックチルシステム等に対応した適正料理の選定と生産計画，計数管理に必要な処理量，温度，時間等の標準化・マニュアル化を行う。

### （2）使用機器の特性，機能・能力の確認
計画生産に必要な基礎データとして衛生管理，品質管理および作業効率・生産性を前提に使用機器の標準化・マニュアル化の検討を行う。
① スチームコンベクションオーブン……通常調理の加熱条件と再加熱条件（設定温度，時間，スチーム量）の検討。
② 急速冷却機（ブラストチラー），氷水チラー……1回の冷却単位と冷却時間の検討。
③ 湯煎器（スービークッカー）……加熱調理および再加熱条件（加熱量，加熱温度，時間）の検討。
④ 再加熱カート……設定温度と再加熱時間および各料理の適正盛り付け量の検討。
⑤ その他……使用機器のマニュアル化。

新調理システムの生産管理と品質管理について，第Ⅱ部 6.（p. 68〜76）に詳述し，第Ⅲ部に既に実施されている献立例を紹介した（p. 185〜191）。

# II

対象者別施設の特徴と
献立計画

# 1 保育所

乳幼児期の食生活・栄養は，健全な発育・発達に影響するのみならず，味覚や食嗜好の基礎も培われ，これらはその後の食習慣にも影響を与え，将来の肥満，2型糖尿病，高血圧や循環器疾患などとも関係する重要なものである。

また，乳幼児期には，乳汁から離乳食へ，1～2歳児・3～5歳児の幼児食へと食事形態や内容が変化しながら，咀嚼・嚥下機能が完成されていく。さらに，何をどれだけ食べるかとともに，食べるという行為を複数の人と共にすることを通じて形成される人間関係も，子どもの育ちに大きく影響する。

保育所では，生涯にわたる健康の維持・増進の基礎を培うという長期的な視点に立脚しつつ，好ましい人的・物的環境のもとに給食の提供がなされることが求められる。

乳幼児期には，体格や活動量，成長・発達の速度の個人差も大きいことから，ひとりひとりの乳幼児へのていねいなアセスメントを定期的に行いながらも，集団として捉えた給食の提供が重要である。

保育所に通う乳幼児への給食は，昼食と間食（おやつ）が基本である。しかし，各人に適切な栄養量の食事の提供を考える際には，1日に摂取する栄養量を考えなければならない。そこで，家庭での食の状況や，延長・夜間保育時の給食や間食についても考える必要がある。

## 1）給食の運営形態

「保育所保育指針」（平成29年厚生労働省告示第117号）では，「第3章　健康及び安全」の中に「食育の推進」が項目としてあげられている。また，「食育計画を全体的な計画に基づいて作成し」と"保育の一環としての食育実践"が強調され，栄養士による専門性を生かした対応をとることも記載されている。保育所における食育は，小学校入学以降に取り組む「食を営む力」の育成に向け，その基礎を培うことが目標とされている。

児童福祉施設のひとつである保育所においては，給食の提供が食育そのものであり，給食を大切にしていきたいという考えから，直営で自園調理の運営形態が多い。

一方，近年は経営コストや人材・食材料管理の困難さ，「幼保連携型認定こども園」の開設などのさまざまな要因から，外部委託や外部搬入も増えてきている。しかし，たとえどのような提供方法，雇用形態であるにせよ，栄養士・管理栄養士は保育所職員との連携を密にしながら，乳幼児の心と体の健やかな成長・発達を担保するとともに，保育所の保育理念や保育目標，保育方針に基づいた食環境の充実ならびに食育の目標とする子ども像を目指した給食の提供を行うことが重要である。

## 2）アセスメントと栄養計画

### （1）乳幼児のアセスメント

アセスメントとは，子どもにとって適切な給食の提供のために，ひとりひとりの子どもの身体状況，栄養状態，精神運動発達状況とその背景，要因となる生育歴，家庭環境などの把握をして，総合的に評価を行うことである。アセスメントに必要な項目を表Ⅱ-1-1に示す。

表Ⅱ-1-1　アセスメントに必要な項目

| 性別，月齢（年齢） | |
|---|---|
| 成長曲線 | 出生時から現在までの身体計測値（成長曲線）。 |
| 体格指数 | カウプ指数：体重（kg）／身長（cm)$^2$ × 10$^4$ |
| 既往歴 | 気管支ぜんそく，食物アレルギーなど。 |
| 食物摂取状況 | 食欲，食嗜好，咀嚼・嚥下機能など，可能であれば家庭での状況も含める。 |
| 身体活動量 | 遊びの様子や身体の動かし方など。 |
| 家族歴，家庭環境 | ・母子関係などの心理面や虐待の有無も含む。<br>・養育者の栄養・食生活への価値観，興味・関心度およびそれらの知識・技術のレベル。 |
| 乳汁や離乳食摂取時期 | |
| 乳汁栄養法の種類と状況 | 母乳・混合乳・人工乳の別，母乳分泌量，人工乳の摂取量。 |
| 離乳の状況 | 開始時期および進行状況。 |
| 咀嚼・嚥下の状況 | 生歯の状況，咀嚼・嚥下機能。 |
| 特別な配慮が必要な児（低出生体重児や障がい児など） | |
| ・在胎週数　　　　　　・子宮内発育状況<br>・出生時の身長と体重　・出生時の合併症の有無（新生児仮死など） | |

## （2）食事計画の立案

　保育所で昼食と間食を提供する場合，昼食は1日に摂ることが望ましいと考える量の約1/3を，間食は，1〜2歳児は1日全体の10〜15％程度，3〜5歳児は15〜20％程度を目安に設定する。かつて保育所では，1〜2歳児は午前のおやつ，昼食，午後のおやつで1日のエネルギーの約50％を，3〜5歳児は昼食と午後のおやつで1日の40％を提供するのがひとつの目安とされていたこともあり，現在もこの考え方で提供している保育所もある。その場合には，これまでの結果を十分にアセスメントして，特に問題がなければ従来どおりで変更の必要はないと判断することも可能である。

　朝食や夕食，その他の提供を行う場合には，各施設や家庭の状況を勘案して，配分などを設定する。

## （3）推定エネルギー必要量の設定

　保育所における給与栄養目標量を算出するには，初めに子どもひとりひとりの推定エネルギー必要量を知る必要がある。子どもたちの平均体重を用いるのではなく，ひとりずつ計算して求めていく。成長期である小児では，身体活動に必要なエネルギーに加えて，組織合成に要するエネルギーと組織増加分のエネルギー（エネルギー蓄積量）を余分に摂取する必要がある。推定エネルギー必要量は，推定エネルギー消費量にエネルギー蓄積量（kcal/日）を加えて求める。

> 推定エネルギー必要量
> 　＝ 基礎代謝量(kcal/日)〔体重(kg) × 係数(A)〕× 身体活動レベル(B)
> 　　＋ エネルギー蓄積量(kcal/日)(C)
> 　　　　　　　　　　　　　　＊（A）（B）（C）は表Ⅱ-1-2を参照。

### 表Ⅱ－1－2　推定エネルギー必要量の設定

| | | 基礎代謝量(kcal/日)<br>体重(kg)×係数(A) | 身体活動レベル(B) | エネルギー蓄積量(C)<br>(kcal/日) |
|---|---|---|---|---|
| 1～2<br>歳 | 男児 | 体重(kg) × 61.0 | 1.35 | 20 |
| | 女児 | 体重(kg) × 59.7 | 1.35 | 15 |
| 3～5<br>歳 | 男児 | 体重(kg) × 54.8 | 1.45 | 10 |
| | 女児 | 体重(kg) × 52.2 | 1.45 | 10 |

　次に各個人の推定エネルギー必要量を用い，集団内の分布を調べ，給食の給与栄養目標量を決める基準となる1日の推定エネルギー必要量（代表値）を決定する。その際，推定エネルギー必要量を100 kcalごとに区切った分布表に，該当する人数を計上する。給与栄養目標量を複数設定する場合には，対象クラスごとに分布表を作成する。例えば，3歳未満児と3歳以上児の給与栄養目標量を分けて設定する場合には，3歳未満児と3歳以上児それぞれの分布表を作成する。分布表から棒グラフを作成すると人数の分布がわかりやすくなる。対象クラスごとに作成した分布表を用いて，集団の最小値・最大値・中央値（推定エネルギー必要量を小さい順に並べて中央にくる値）・最頻値（最も出現率の高い値）の情報をもとに，基準となる推定エネルギー必要量（代表値）を決める。代表値との乖離が大きい児を把握（その児の肥満ややせの状況も）して，個別対応の必要性を検討する。代表値との乖離が大きい児については，家庭や他の職員と情報を共有するとともに，給食のおかわりのルールを決めておくなどの配慮が求められる。

## （4）給与栄養目標量の基準の設定
　給食における給与栄養目標量は，1日の推定エネルギー必要量（代表値）をもとに，各栄養素量の1日当たりの基準量に，昼食とおやつでの給与比率を乗じて設定する。

### ① 乳児についての設定
　乳児（0歳児）は成長・発達の個人差が大きいこと，離乳期には，乳汁（母乳，育児用ミルク）と離乳食の割合の変化が個々人により大きいことなどから，「授乳・離乳の支援ガイド」（2019年改訂版，厚生労働省）を参考にしながら，個別対応を基本とする。

　乳汁と離乳食を摂取している乳幼児の栄養素等摂取量は，その両者の合計となる。乳汁は自律授乳が基本であることから，個々人の摂取量の評価はそれぞれの成長曲線がカーブに沿って増加しているかにより判断する。離乳食献立については，幼児の献立からの展開が食材の利用，作業効率の点などから望ましい。

　成長・発達に問題があり，特別な配慮を必要とする乳幼児は，個々人の推定エネルギー必要量とたんぱく質の給与目標量を算定し，実際の摂取量と比較して，過不足のリスクの判定を行い，それを食事計画に反映させる必要がある。

### ② 幼児についての設定
　給与栄養目標量の基準は，一般的には1～2歳児と3～5歳児の2区分で設定する。年度当初は，4月入所状況の把握前に献立作成が必要であるため，以下のように1日当たりの各栄養素等の基準量の設定を行う。

1)『日本人の食事摂取基準』をもとに，エネルギーと主な栄養素を設定する。

　　推定エネルギー必要量には男女差がある。しかし成長期であることから，不足することがないように女児より大きい男児の値で設定することが望ましい。

2) たんぱく質については，推定エネルギー必要量のおおむね13～20％を目指す。たんぱく質の主

要供給源である肉類，魚介類，卵類，大豆製品などは，各種ビタミン，ミネラルも含んでいる。そこで推奨量以上で，たんぱく質と同時に摂取する他の栄養素不足のリスクを抑えながら，おいしい食事となるよう，現実的な食品構成を設定する。

　　乳幼児期は個人差が大きいことから推奨量以上のどの値までが適しているかを明示することは困難である。そこで，対象者の身体状況，身体活動レベル，食嗜好などを考慮しつつ食事計画を立てていく。なお，成長・発達の著しい乳幼児期は，％エネルギーを優先して設定しても，実質的に差し支えないと考えられる。

3）脂質については，推定エネルギー必要量のおおむね 20〜30％を目指す。

4）ビタミン A，ビタミン B₁，ビタミン B₂，ビタミン C，カルシウム，鉄については，推奨量の最大値（男児）を目指す。ビタミン B₁，ビタミン B₂ は，エネルギー代謝に関係するため 1,000 kcal 推奨量を用いて，推定エネルギー必要量から算出する。

5）食物繊維については 2 歳以下の食事摂取基準は示されていない。しかし，3〜5 歳の推定エネルギー必要量が男児 1,300 kcal，女児 1,250 kcal で，食物繊維の目標量は男女児 8 g 以上であることから勘案して，おおよそ 1,000 kcal 当たり 6 g 程度を目安に，咀嚼力や消化吸収機能を考慮して，無理のない範囲で給与する。

6）ナトリウム（食塩）については，目標量を大きく超えない 1〜2 歳児 3 g 未満/日，3〜5 歳児 3.5 g 未満/日のなるべく薄味が好ましい。一方，子どもがおいしく食べられる調味であることも望まれるので，保育所給食で薄味に慣れるようにしていく。

なお，『日本人の食事摂取基準』を食事計画等で活用する際に，エネルギーと栄養素あるいは栄養素相互のバランスが得にくい献立では，エネルギーと栄養素の優先順位が，以下のように決められている。

　(1)エネルギー，(2)たんぱく質，(3)脂質，(4)ビタミン A，ビタミン B₁，ビタミン B₂，ビタミン C，カルシウム，鉄，(5)ナトリウム（食塩），カリウム，食物繊維，(6)その他の栄養素で対象集団にとって重要であると判断されるもの，(7)その他

## （5）主食ならびに副食・間食についての考慮

　主食を各家庭から持参する場合にはその量を，また保育所で提供する場合には個々人の摂取量を把握する。

　エネルギー産生栄養素バランス，過去の主食の提供量とその摂取栄養量ならびに副食の栄養量を勘案して，例えば給与栄養目標量の昼食分のエネルギーのうち，約 50％を主食から摂取するとするなど，年度当初に実現可能な望ましい主食の提供量を決定する。

　副食と間食については，前項「（4）給与栄養目標量の基準の設定」で得られた値から，主食で考慮した値を減じて，給与栄養量を設定する。なお，数値は運用しやすいようにある程度丸める。

## （6）個別に配慮が必要な場合の対応

　離乳が順調に進んでいない児，肥満児や低体重児，食物アレルギーのある児など，個別に特別な配慮が必要な場合は，個別対応のある程度の基準を決めておき，それに沿って給食の提供を行うことが勧められる。なお，その基準は絶対的なものではないので，成長曲線を経時的に確認しながら対応方針を決めること，家庭との連携を図り，家庭での生活や食事の支援を行いながら，適宜，基準を見直すことが重要である。

　個別対応のための基準や個々の児の情報は，給食担当者と保護者だけでなく全職員が共有して，食物アレルギー児の誤食や食中毒などの事故発生リスクの低減に努める必要がある。

# 3）献立作成

## （1）食品構成表の作成

　給与栄養目標量の基準と，施設として目指す食事内容および食事提供状況から，献立作成の基準となる食品構成表を食品群別に，エネルギー産生栄養素バランスや動物性たんぱく質比などの栄養比率について配慮して作成する。3歳児の食品構成表の例を表Ⅱ－1－3に示す。

　食品構成表の栄養基準量に対する妥当性の評価には，食品群別荷重平均成分表を活用する。食品群別荷重平均成分表の作成は，以下の手順に沿って行う。

　① 施設で1年間に使用した「各食品の総純使用量」を求める。

### 表Ⅱ－1－3　食品構成表（3歳児の例）

| 食品群名 | 目標量 (g) | エネルギー (kcal) | たんぱく質 (g) | 脂質 (g) | 炭水化物 (g) | カルシウム (mg) | 鉄 (mg) | A (μgRAE) | B₁ (mg) | B₂ (mg) | ナイアシン (mg) | C (mg) | D (μg) | 食塩 (g) |
|---|---|---|---|---|---|---|---|---|---|---|---|---|---|---|
| 魚介類（生） | 15 | 23 | 3.1 | 0.9 | 0.2 | 1 | 0.1 | 2 | 0.02 | 0.02 | 1.1 | 0 | 2.6 | 0 |
| 魚介類（干） | 1 | 2 | 0.4 | 0 | 0 | 12 | 0 | 0 | 0 | 0 | 0.1 | 0 | 0.3 | 0 |
| 獣鳥肉類 | 15 | 34 | 2.5 | 2.5 | 0 | 0 | 0 | 4 | 0.04 | 0.02 | 0.7 | 0 | 0 | 0 |
| 牛　乳 | 80 | 53 | 2.6 | 3 | 3.8 | 88 | 0 | 30 | 0.03 | 0.12 | 0 | 0 | 0.2 | 0 |
| 乳製品 | 2 | 6 | 0.5 | 0.3 | 0.4 | 15 | 0 | 3 | 0 | 0.01 | 0 | 0 | 0 | 0 |
| 卵　類 | 10 | 15 | 1.2 | 1 | 0 | 5 | 0.1 | 17 | 0 | 0.04 | 0 | 0 | 0.1 | 0 |
| 緑黄色野菜 | 30 | 7 | 0.3 | 0 | 1.5 | 21 | 0.3 | 115 | 0.02 | 0.03 | 0.2 | 7 | 0 | 0 |
| その他の野菜 | 45 | 14 | 0.6 | 0 | 3.3 | 9 | 0.1 | 4 | 0.01 | 0.01 | 0.2 | 4 | 0 | 0 |
| 乾燥野菜 | 0.2 | 0 | 0 | 0 | 0.1 | 1 | 0 | 0 | 0 | 0 | 0 | 0 | 0.1 | 0 |
| 野菜漬物 | 0 | 0 | 0 | 0 | 0 | 0 | 0 | 0 | 0 | 0 | 0 | 0 | 0 | 0 |
| 海藻類 | 2 | 3 | 0.4 | 0 | 0.9 | 15 | 0.3 | 19 | 0 | 0.02 | 0.1 | 1 | 0 | 0.2 |
| さつまいも | 15 | 19 | 0.1 | 0 | 4.7 | 6 | 0.1 | 0 | 0.01 | 0 | 0.1 | 4 | 0 | 0 |
| じゃがいも | 15 | 11 | 0.2 | 0 | 2.6 | 0 | 0 | 0 | 0.01 | 0 | 0.1 | 5 | 0 | 0 |
| その他のいも類 | 1 | 3 | 0 | 0 | 0.8 | 0 | 0 | 0 | 0 | 0 | 0 | 0 | 0 | 0 |
| 柑橘類 | 20 | 8 | 0.1 | 0 | 2 | 3 | 0 | 1 | 0.01 | 0 | 0 | 7 | 0 | 0 |
| その他果実 | 40 | 31 | 0.3 | 0.7 | 6.7 | 2 | 0.1 | 1 | 0.01 | 0 | 0.2 | 4 | 0 | 0 |
| 米 | 50 | 178 | 3 | 0.4 | 38.5 | 2 | 0.4 | 0 | 0.03 | 0 | 0.5 | 0 | 0 | 0 |
| 小　麦 | 35 | 108 | 3.5 | 1.6 | 19.2 | 9 | 0.2 | 0 | 0.03 | 0.01 | 0.4 | 0 | 0 | 0.2 |
| 大麦・雑穀 | 0 | 0 | 0 | 0 | 0 | 0 | 0 | 0 | 0 | 0 | 0 | 0 | 0 | 0 |
| だ　い　ず | 0 | 0 | 0 | 0 | 0 | 0 | 0 | 0 | 0 | 0 | 0 | 0 | 0 | 0 |
| だいず製品 | 15 | 15 | 1.2 | 0.9 | 0.2 | 22 | 0.1 | 0 | 0 | 0 | 0 | 0 | 0 | 0 |
| その他の豆 | 1 | 0 | 0 | 0 | 0 | 0 | 0 | 0 | 0 | 0 | 0 | 0 | 0 | 0 |
| 油脂類 | 3 | 24 | 0 | 2.6 | 0 | 0 | 0 | 11 | 0 | 0 | 0 | 0 | 0 | 0 |
| 堅果類 | 1 | 5 | 0.2 | 0.5 | 0.1 | 12 | 0 | 0 | 0 | 0 | 0 | 0 | 0 | 0 |
| 砂糖類 | 3 | 11 | 0 | 0 | 2.8 | 0 | 0 | 0 | 0 | 0 | 0 | 0 | 0 | 0 |
| その他調味料 | 35 | 5 | 0.1 | 0.1 | 0.6 | 1 | 0 | 0 | 0 | 0 | 0 | 0 | 0 | 0.2 |
| 菓子類 | 8 | 31 | 0.4 | 1 | 4.4 | 5 | 0 | 4 | 0 | 0 | 0 | 0 | 0 | 0 |
| 給与栄養目標量 | | 585 | 22 | 16 | 88 | 270 | 2.5 | 203 | 0.32 | 0.36 | 0 | 18 | 0 | 2 |
| 1人当たり栄養量 | | 606 | 20.7 | 15.5 | 92.8 | 229 | 1.8 | 211 | 0.22 | 0.28 | 3.7 | 32 | 3.3 | 0.6 |
| 達　成　率 | | 103.5 | 94 | 96.8 | 105.4 | 84.8 | 72 | 103.9 | 68.7 | 77.7 | — | 177.7 | — | 30 |
| 栄　養　比　率 | PFC　14：23：62 | | | | | 穀物エネルギー比：47.1% | | | | 動物性たんぱく質比：49.7% | | | | |

② 「各食品の総純使用量」を食品群別に分類し，「食品群別構成比」を算出する。

③ 「食品群別構成比」を各食品の重量とみなして栄養価を算出する。

④ 各食品群別に③で求めた各食品の栄養価を合計する（その食品群の荷重平均成分値）。

## （2）献立作成基準と品質基準の作成

給与栄養量の基準と，施設として目指す食事内容，および食事提供状況などをもとに料理を組み合わせたものを献立という。献立作成においては，各施設の状況に応じた献立作成基準を作成する。献立作成基準の一例を表Ⅱ-1-4に示す。

献立作成基準に基づき，離乳食，1～2歳児食，3～5歳児食ならびに食物アレルギー食について献立を作成する。その際には，料理区分ごとのおよその量（1人当たりの盛り付け予定量）や調味割合（塩分％など），料理の形状（なめらかにすりつぶした状態，歯茎でつぶせる固さなど）の品質基準の設定も行う。

一定期間（2週間，1か月単位など）の献立（予定献立）は，施設の行事予定なども考慮しながら作成する。職員の意見も踏まえて，施設として決定することが重要である。季節の食材や地元食材，地域に伝わる伝統の料理，行事食などをとり入れて，乳幼児が豊かな食事の体験ができるように配慮する。

給食実施後は実施内容を検討して，食材料，人数，調味割合などに変更があった場合には，予定献立表に修正を加えて実施献立表を作成し，保管する。

## （3）作業指示書，作業工程表の作成

給食を誰が作っても同じ品質に調理できるように，作業および品質の標準化を目指して作業指示書，作業工程表を作成する。これらは調理工程における衛生管理の記録を兼ねることも可能である。調理や作業の工程は，施設の設備，機器，人員配置などによっても異なることから，各施設に応じた作業指示書，作業工程表の作成が求められる。

### ① 作業指示書

作業指示書は調理作業内容を明示するために，1食ごとの献立について作成する。献立表を兼ねる場合もある。内容は料理名，料理ごとの使用材料と1人分の純使用量，調理食数，調理する人数分の廃棄を除く摂取量につながる純使用量，および廃棄も含めた発注量につながる使用量，でき上がり量と調味割合，作り方の手順と留意点（切り方，調理や調味の順番，加熱機器の設定条件・時間等）などである。

### ② 作業工程表

作業工程表は，作業指示書と一体化している場合もある。調理工程と作業工程を，時間軸に合わせて，誰がどの作業を担当するのかを示してあり，その献立の一定の品質が保証できるものを作成する。

# 4）給食の実施

## （1）食材料の発注

使用食材料の種類，規格，量，品質を食品業者に示して発注（注文）する。あらかじめ費用の見積りをとり，予算に応じた発注を行う。在庫食品は消費期限，賞味期限を定期的に点検し，無駄がでないように管理する。

地域で収穫された食材を給食にとり入れる「地産地消」は，生産者と消費者（園児）との距離が近いことから，生産者や食材への感謝の気持ちの育成ができる。また，農作業や調理体験などから，農業と食のつながりの理解の一助ともなる。さらに，地域の食材や食文化の伝承，地域の農畜林水産業

## 表Ⅱ-1-4　献立作成基準の例

| | 幼児の1日当たり摂取基準 | 給与栄養目標量 |
|---|---|---|
| エネルギー（kcal） | 1,300 | 585 |
| たんぱく質（g） | 49 | 22 |

**【献立のバランスについて配慮すべき事柄】**

| | |
|---|---|
| 1日単位でのバランス | ＊同一日に使用する肉の種類・部位・形状は偏らないよう配慮する（変えられない場合もある）。<br>＊同一日の昼食と間食（おやつ）は，異なる味付けにする。<br>＊土曜の昼食は，調理担当者がひとりで作れるメニューにする。 |
| 週単位，月単位でのバランス<br>前月とのバランス | ＊基本は白飯とする。味付けご飯が続かないようにバランスを考える。<br>＊週1回は主食をパンとする。<br>＊魚は，週1回は必ず入れる。<br>＊加工肉の使用頻度に気をつける。<br>＊めん類，揚げ物は，あまり続かないようにする。<br>＊前月に使用した主菜料理は使用しないことを基本とする（約3か月はあける）。 |

**【昼食と間食】**

| 食品類 | | 使用頻度・使用量・使用に当たっての留意点 |
|---|---|---|
| 主食 | 昼食 | ・パン…週1回<br>・めん（乾めん，中華めん，スパゲッティ）…2週で3回<br>・残りは米飯<br>　＊ラーメン＋主菜が揚げ物あるいは煮物のときはヨーグルト和えを組み合わせる。<br>　＊ラーメンとケーキは組み合わせない。<br>　＊ラーメン＋主菜がオーブンのときは副菜を付けてもよいが，組み合せを考える。 |
| | 間食（おやつ） | ・米…週1回　1回はおにぎりにする。<br>　＊7・8月は2回おにぎりでもよい。<br>・パン…2週で1~2回（手作りパンは除く）。<br>　＊土曜日のおやつに生パンは使用しない。<br>・めん（乾めん，中華めん，スパゲッティ・マカロニ）…2週で1~2回。<br>　＊1回のときは昼に1回の週に入れる。 |
| いも類 | | ＊昼食と間食（おやつ）の両方では使用しない。<br>＊かぼちゃを使用するときは無理にいも類を使用しなくてよい。 |
| 種実類・ごま・アーモンド | | ・ごま和え1回を含み2週で3回程度。 |
| 豆類 | | |
| 豆製品 | | ＊豆腐の使用はバランスよく。 |
| 魚介類 | 切り身 | ＊主菜に魚を使用するときは副菜に かつおぶし，ツナ，しらす等を組み合わせない。 |
| | その他の魚 | |
| 小魚（しらす，じゃこ，桜えび） | | |
| 肉類 | | ＊豚肉，鶏肉，挽肉をバランスよく。<br>＊レバーを使用する際は2週で1回。 |
| 乳製品<br>（牛乳・ヨーグルト・生クリーム） | | ＊ホワイトルーとブラウンルーはバランスよく入れる。 |
| 野菜類 | | ＊ほうれんそう・こまつな，キャベツ，はくさいは同じ日には使用しない。<br>＊かぼちゃ ⇒ さつまいもとじゃがいもの使用とバランスを考える。 |
| 海藻類 | | ＊おやつが わかめおにぎりのときは，のりはつけない。 |
| みそ味の汁 | | ・週2~3回（3日間連続にはしない）。<br>　＊昼食に使用した日の夕食の献立には入れない。 |
| 生果類 | | ・1日1回，昼食につける。 |
| 揚げ物 | | ・週1~2回（おやつを含み2日間続けない）。<br>　＊めんと2品の揚げ物は組み合わせない。<br>　＊土曜の主菜は揚げ物にはしない。 |

・年度後半は，幼児が成長して摂取量が増える。成長曲線を参照して少しずつ量を増やしていく。

**【離乳食】**

| 主食 | ・白がゆ…週5回（1回食，2回食目どちらかには入れる）。　・味付きがゆ…週1回<br>・めん……週1回　　・パン……週1回 |
|---|---|
| 白身魚・しらす | ・週2~3回 |
| 汁 | ・みそ味の汁は1日1回入れる。　・1回食，2回食は味は同じにしない。<br>　＊1週間のうち具は組み合せを同じにしない。 |
| 昼食 | 品数は幼児に準ずる。 |
| 肉類 | ささみ，とり挽肉，とりムネ肉を使用。 |
| 豆類 | 納豆は週1回使用する。 |
| いも類・かぼちゃ | 昼食・おやつ両方に使用しない。 |
| 果物 | 1日1回つける。 |

の活性化，ならびに輸送距離が短いために，フードマイレージの削減にもつながる。給食において「地産地消」を継続的に推進するためには，地域の食材を知ること，生産者と施設相互で，無理のない関係づくりをすることなどが求められる。

### （2）調理における品質・衛生管理

#### ① 品質管理

予定献立を，予定した質と量で供食時間までに調理をして，盛り付け，配膳を行う。日頃から食数，食品，担当者などの変更への対応方法を考えておく。調理器具，食器や食具については，管理簿，台帳などで，日々の管理および定期的な点検を行う。

#### ② 衛生管理

保育所等では「大量調理施設衛生管理マニュアル」に基づいた衛生管理体制を整え，安全，安心な食事の提供に努める。合わせて「保育所における食事の提供ガイドライン」（厚生労働省，平成24年3月）の活用も勧められる。

### （3）給食の記録

実施した給食について，献立，食数，喫食時刻，給食内容，給食関係職員の出勤状況など給食部門の1日の状況を記録する給食日誌を作成する。記録の負担軽減を考慮して献立表を兼ねることもできる。


# 5）モニタリング

モニタリングとは，あらかじめ設定しておいた計画，目標，支援内容について，その進捗状況を随時チェックすることである。保育所等では子どもたちの状況および支援内容について，定期的に観察，記録，評価を行うことが求められる。

### （1）ひとりひとりの食べ方の確認

乳幼児ひとりひとりについて，主食，主菜，副菜，汁物，おやつなど，料理ごとに実際に食べた概量を数値として（例：全体を100％とすると80％摂取など）確認し，摂取量を推定する。必要に応じて，ひとりひとりの1か月間の平均推定摂取量を算出し，摂取量の評価を行う。

摂取量とともに食べ方の傾向，特徴および変化について，乳幼児ひとりひとりとクラス全体について把握する。問題が見出された場合には，その原因を検討し，改善に向けた話し合いの場を設け，食事計画にフィードバックする。問題の原因として考えられるのは，献立，食材料，調理法，調味，提供方法，食事環境，摂食機能の発達，心身の状態，家庭における食生活，食体験などがある。

### （2）ひとりひとりの成長の確認

定期的（月1回）に身長・体重を把握し，「幼児の身長体重曲線」，「乳幼児体重発育パーセンタイル曲線」，「乳幼児身長発育パーセンタイル曲線」（平成22年調査）で，成長曲線のカーブに沿って成長しているか，体格に問題はないか把握する。成長曲線のカーブからはずれてきたり，肥満や低体重（やせ）などが気になったりする子どもは，保育所内で多職種連携を図り，保育所での生活状況（遊び，運動，休養，食事など）を確認して，それを給食に生かす。また，家庭における人間関係，居住環境の変化などについても，食生活に影響する場合もあるので，保護者と連携をとりながら継続的な支援を行う。なお，それらの連携・支援の状況は，担当が替わった場合にも適切な支援が可能となるために，また，成長に伴う変化に対応するためにも記録に残しておき，関係者が必要時に閲覧できるようにしておく。

## （3）延長・夜間保育での給食と間食

　延長・夜間保育では，乳幼児ひとりひとりの家庭環境，生活リズムを考慮して，身長・体重などのモニタリングをする。また，食生活のキーパーソンとなる人が家族の誰であるのか把握し，その人を中心に保育所と家庭との連携を密にして適切な支援を行う。

　家庭の食事と調整が図れるよう，提供する食事のエネルギーと栄養素量を家庭に知らせることが重要である。また，間食については家庭での食事に影響しない，食事までの補完となる間食の提供を目指す。

# 6）給食（献立）の評価とフィードバック

　おおむね1か月ごと，あるいは献立サイクルごとに，実施した給食の給与栄養量が設定したエネルギーや各栄養素量の基準に合致していたか評価する。その結果，問題があれば適切な食事内容となるように，献立内容，給与栄養目標量の基準，献立作成基準などの食事計画の修正・調整を行い，すみやかな改善を図る。

　残食量が多い場合には，その日の子どもの活動の様子を確認する。さらに，給食時に子どものそばにいた保育士から，子どもの様子や会話内容について，例えば咀嚼力に合致しない固くて食べにくい食品ではなかったか，食べ慣れていない食材・調理法ではなかったか，酸味が子どもには強すぎて受け入れられないことはなかったかなどの情報を得る。

　さらに食品群別給与栄養量などを確認し，残食の出ない栄養量が確保できる献立を目指す。その場合，残食量を減らすことを優先して，子どもが好きな食べ慣れた料理・調理法に偏ってしまうと，子どもの食経験が豊かにならないので，保育士と栄養士・管理栄養士，調理員は協力して，苦手な食材，普段食べ慣れない料理・調理法が受け入れられるための食育を行う。食育には，調理活動，栽培活動，生産者との交流など限定的（イベント的）な活動と，通常の生活（保育）や給食の提供を通じた食育の両者がある。そこで子どもの年齢，地域性，保護者の食に対する意識などを総合的に勘案して，各保育所の状況に合致した食育の推進が重要である。

# 7）肥満傾向，やせ傾向の子どもへの個別対応

　成長期の子どもの肥満傾向，やせ傾向については，日常生活における活動量（よく遊んで運動しているのか，そうでないか），両親の体型（やせ形・小柄か，肥満傾向・大柄か，が家庭での食事の与え方に影響することもある），家庭環境（愛情表現のひとつとして，おやつを与えてしまうなど）の影響も大きい。これらについては，保育士等と連携して，家庭での食事の与え方についての啓発を行ったり，1日のリズムの見直しを行う必要がある。

　給食の提供については以下の配慮を行う。

　・肥満傾向の子ども……成長期であることから保育所で提供する給食の全体量を一律に減らすのではなく，保育所の基準に合った給食で副食を提供し，栄養素等の不足のリスクを減らす。また，体重増加を観察しながら，主食の摂取量が増加しないように注意する。

　・やせ傾向の子ども……給食の摂取状況を確認する。主菜と副菜の摂取量が1か月平均で90％くらいであり，日常の活動（遊び）の状況も活発であったり，両親がやせ体型・小柄であるなどであれば，特に食事量を増やす働きかけをする必要は少ない。成長曲線により身長や体重が成長曲線のカーブに

沿って増加していくことを観察していく。

　主菜と副菜の摂取量が1か月平均で70%を下回るような場合には，ビタミンやミネラルなどの十分な摂取を促しながら，家庭と連携して食育活動などを通して野菜などへの関心を高めて，日常の食卓で楽しく食べる雰囲気づくりをしていく。

　なお，家庭から主食を持参している場合には，その重量を計り，該当年齢の子どもに適した量であるのか確認し，適量を保護者に伝えるなど家庭との連携を図る。給食で主食を提供している場合，肥満傾向の子どもには，主食のおかわりはさせないで，野菜を中心とする副菜のおかわりを勧める。やせ傾向の子どもについては，無理のない範囲で増加を目指すが，その際，おかわりを勧めるよりは主食の盛り付け時に，負担がない程度に最初から増量して盛り付けておくと，摂取量増加に有効な場合がある。

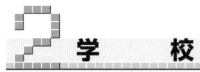

# 2 学　　校

わが国の学校給食は，世界で最も優れた制度として注目されている。その理由は，根拠法である学校給食法や教育内容を示す学習指導要領に学校給食の教育としての位置づけが明確に示されており，全国一定レベルの給食が提供されているからである。さらに平成17年4月からは，食に関する指導と給食の管理を職務とする栄養教諭の配置が始まり，食に関する指導体制の整備が行われた。また，平成20年には学校給食法が改正され，法の目的が，従来の食生活の改善を包含した「食育の推進」となるなど，法的整備が図られ，学校給食の役割はますます重要となっている。

学校給食における食事計画・献立計画は，成長期にある児童生徒の心身の健全な発達のため，栄養バランスのとれた豊かな食事を提供することにより，健康の保持増進や体位の向上を図ることはもとより，食に関する指導を効果的に進めるための教材として，給食の時間や各教科等において活用できるものでなくてはならない。

栄養管理については，「児童又は生徒一人一回当たりの学校給食摂取基準」（以下「学校給食摂取基準」）（表Ⅱ-2-1）として「学校給食実施基準」に示されている。

**表Ⅱ-2-1　児童又は生徒一人一回当たりの学校給食摂取基準（令和3年4月1日施行）**

| 区　　分 | 基　　準　　値 | | | |
|---|---|---|---|---|
| | 児　　童 | | | 生　　徒 |
| | 6〜7歳 | 8〜9歳 | 10〜11歳 | 12〜14歳 |
| エネルギー　（kcal） | 530 | 650 | 780 | 830 |
| たんぱく質　（%） | 学校給食による摂取エネルギー全体の13〜20% | | | |
| 脂　　質　（%） | 学校給食による摂取エネルギー全体の20〜30% | | | |
| ナトリウム(食塩相当量)(g) | 1.5 未満 | 2 未満 | 2 未満 | 2.5 未満 |
| カルシウム　（mg） | 290 | 350 | 360 | 450 |
| マグネシウム　（mg） | 40 | 50 | 70 | 120 |
| 鉄　　　　　（mg） | 2 | 3 | 3.5 | 4.5 |
| ビタミンA　（$\mu$gRAE） | 160 | 200 | 240 | 300 |
| ビタミンB$_1$　（mg） | 0.3 | 0.4 | 0.5 | 0.5 |
| ビタミンB$_2$　（mg） | 0.4 | 0.4 | 0.5 | 0.6 |
| ビタミンC　（mg） | 20 | 25 | 30 | 35 |
| 食物繊維　　（g） | 4 以上 | 4.5 以上 | 5 以上 | 7 以上 |

注）1. 表に掲げるもののほか，次に掲げるものについても示した摂取について配慮すること。
　　　亜　　　　　鉛……児童（6〜7歳）2mg，児童（8〜9歳）2mg，児童（10〜11歳）2mg，生徒（12〜14歳）3mg
　　2. この摂取基準は，全国的な平均値を示したものであるから，適用に当たっては，個々の健康及び生活活動等の実態並びに地域の実情等に十分配慮し，弾力的に運用すること。
　　3. 献立の作成に当たっては，多様な食品を適切に組み合わせるよう配慮すること。

## 1）給食の運営管理

### （1）対象者

学校給食の対象者は，以下の3つの法律によって定められている。

① 学校給食法……義務教育諸学校（小・中学校）の学校給食について規定している。

② 夜間課程を置く高等学校における学校給食に関する法律……夜間定時制に通学する働く青少年のための学校給食について規定している。

③ 特別支援学校の幼稚部及び高等部における学校給食に関する法律……小学部，中学部については，①に含まれているが，幼稚部および高等部の幼児と生徒のための学校給食について規定している。

## （2）運営形態

学校給食の種類は，①完全給食（パンまたは米飯，ミルクおよびおかず），②ミルク給食（ミルクのみ），③補食給食（①，②以外），の3つが学校給食法施行規則第1条2～4項に定められている。

また，調理場には，単独調理場と2校以上の学校の給食を調理する共同調理場がある。

近年，外部委託方式で給食を実施する自治体が増えているが，学校給食における献立作成については，調理方式にかかわらず，設置者（教育委員会等）の責任において実施されることとされており，学校給食栄養管理者（栄養教諭・学校栄養職員）の職務として位置づけられている（学校給食法第7条）。

## （3）食材料管理

学校給食法において学校給食の食材料費は保護者負担，その他の運営費等は設置者（市町村教育委員会等）の負担と定められている。

食材料については，設置者の責任において選定・購入することとされている。主食（米飯，パン）は都道府県学校給食会が取り扱っており，牛乳は各都道府県の農政部局，副食材料は設置者の判断で調達していることが多い。副食材料の購入価格については，単独調理場あるいは共同調理場において，入札，見積り合わせ等で決定している。

国は，地場産物の活用を通した食育を推進しており，「食育推進基本計画」第1～3次において，地場産物の活用率を食材数ベースで30%とする数値目標に加え，第2次からは，国産食材の使用率を80%以上とする数値目標を掲げてきた。第4次においては，地場産物の活用率を食材数ベースから金額ベースに変更し，令和元年度の活用率を維持または向上させた都道府県の割合を90%以上とすることを目指すとともに，国産食材の使用率を90%以上とした。また，新たに，栄養教諭による地場産物に係る食に関する指導の平均取組回数を令和元年度の月9.1回から，令和7年度までに月12回以上とする数値目標を掲げている。

衛生管理については，平成8年に腸管出血性大腸菌O157食中毒が多発し，5名の児童が死亡したことを教訓として，平成9年に「学校給食衛生管理の基準」が策定されて，衛生管理の徹底が図られ，食中毒は激減した。平成20年には，さらなる衛生管理の向上を目指し，「学校給食衛生管理基準」として学校給食法に位置づけられた。近年，学校給食による食中毒は年間2～4件程度の発生に止まっており，学校給食調理場の衛生管理が原因の食中毒は減少した一方，購入した魚や加工品にヒスタミンが産生していたり，パンやきざみ海苔等がノロウイルスに汚染されていたりしたことが原因の食中毒が発生している。

## （4）食物アレルギーへの対応

近年，食物アレルギーを有する児童生徒に対する給食を実施する学校等が増加している。「学校給食実施基準の一部改正について」（令和3年2月文部科学省初等中等教育局長通知）においては「食物アレルギー等のある児童生徒に対しては，校内において校長，学級担任，栄養教諭，学校栄養職員，養護教諭，学校医等による指導体制を整備し，保護者や主治医との連携を図りつつ，可能な限り，個々の児童生徒の状況に応じた対応に努めること」としている。個別対応に当たっては，「学校生活管理指導表（医師の診断書）」の提出を義務づけているが，重篤なアレルギーの場合や調理場の施設設備，人的配置に無理がある場合は，安全性を考慮し，対応を行わないことも選択肢のひとつとされている。

# 2）アセスメントと栄養計画

## （1）PDCAサイクルに基づいた栄養計画

　栄養管理に当たってはアセスメントに基づき，Plan（計画），Do（実施），Check（検証），Action（改善）のPDCAサイクルにより，給与栄養目標量等が適正かどうかを評価し改善に努める必要がある（図Ⅱ-2-1）。

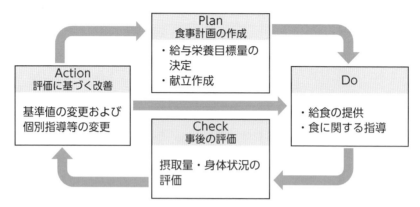

図Ⅱ-2-1　学校給食におけるPDCAサイクル

## （2）アセスメント

栄養管理に必要な主なアセスメント項目は次のとおりである。

① 児童生徒の体格や健康状態等……年齢，性別，身長・体重，身体活動状況，発育の状況（成長曲線など），疾病・アレルギー等。

② 食事状況の把握（習慣的な栄養摂取状況）……学校給食の摂取量調査，家庭の食事（朝・夕食，間食，夜食）の摂取量。

③ 食生活の実態（食生活に関する意識や傾向）……朝食の欠食の有無，運動，食事のマナー，共食，間食や夜食の摂取状況，学校給食の好き嫌い，睡眠時間など。

　体格や健康状態等については，単独調理場の場合は校内で，共同調理場は各受配校とデータを共有する。②，③については，保護者の協力が必要なことから，調査による情報入手が困難な場合は，当面，該当する集団の一部（標本集団）や他の類似集団で得られた情報で代用することも考えられる。

# 3）献立作成

## （1）給与栄養目標量作成の手順

給与栄養目標量の作成に当たっては，以下の手順で行うことが望ましい。

① 対象児童生徒の学校給食および家庭におけるエネルギーと各栄養素等の摂取量を把握する。

② 推定平均必要量によって各栄養素の不足者の程度を評価する。

③ 対象児童生徒の体格や活動量により推定エネルギー必要量を求める。

④ 推定エネルギー必要量からエネルギー比でたんぱく質，脂質の給与目標量を定める。

⑤ ②により，家庭において不足しがちな栄養素（カルシウム，鉄，食物繊維等）を学校給食で補うことを検討し，給与栄養目標量を定める。また目標量を超えて摂取している栄養素（食塩等）に

ついては，目標量の 1/3 未満とするよう給与栄養目標量を定める。

　給与栄養目標量を定めるに当たっては，推奨量は 97〜98％の人が充足する値であることや，加熱による損耗等を加味して，推奨量よりやや多めの値を目指すことが望ましい（図Ⅱ-2-2）。さらに耐容上限量は，サプリメントなどの使用による過剰摂取等によって健康障害のリスクが高まる値であるから，なるべく近づかない値とすることが大切である。

　図Ⅱ-2-3 は，小学校 5 年女子のカルシウム摂取状況を『日本人の食事摂取基準（2010 年版）』の推奨量と推定平均必要量で評価したものである。給食のある日の中央値は，推奨量を上回った位置にあり，不足者の程度を測る推定平均必要量以下の者は少ない。一方，給食のない日の中央値は推定平均必要量を大きく下回った位置にある。このことから，家庭の食事において，カルシウムの摂取量が著しく少ないことがわかる。

　学校給食においては児童生徒の成長に資する観点から，家庭で不足している栄養素を補うよう設定されているが，すべてを補うことは無理があるため，「学校給食摂取基準」では『日本人の食事摂取基準』の 1 日の推奨量の 50％をカルシウムの基準値としている。

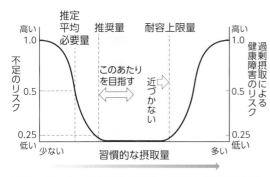

図Ⅱ-2-2　食事摂取基準における各指標の概念と，目指すべき摂取量の範囲

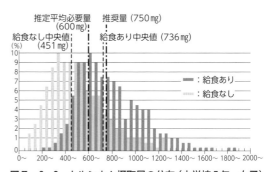

図Ⅱ-2-3　カルシウム摂取量の分布（小学校 5 年　女子）
出典）日本スポーツ振興センター：
平成 22 年度児童生徒の食事状況等調査.

## （2）エネルギーおよび各栄養素等の給与栄養目標量算定の方法および留意事項

現行の「学校給食摂取基準」の作成手順やアセスメント，基準値の算出等について示す。

### ① 対象児童生徒の体格や活動量により推定エネルギー必要量を求める

性・年齢別に推定エネルギー必要量を計算し，低学年（6・7 歳），中学年（8・9 歳），高学年（10・11 歳），中学生（12〜14 歳）の年齢区分で平均する。男女差が大きい場合は男女の比率も考慮する。

　平成 30 年の改正以降，身体活動レベルⅡ（小学校低学年 1.55，中学年 1.6，高学年 1.65，中学生 1.7）を用いたことで，中学年では 40 kcal 低い数値となるが，現状で 650 kcal 程度提供していて残食が少ないのなら，児童の活動量が高いと考えられるため，児童の実態等に合わせて提供することが望まれる。

　「児童又は生徒一人一回当たりの学校給食摂取基準」の枠外には「注 2. この摂取基準は，全国的な平均値を示したものであるから，適用に当たっては，個々の健康及び生活活動等の実態並びに地域の実情等に十分配慮し，弾力的に運用すること」と示されており，給与栄養目標の設定は管理栄養士・栄養士の裁量に任せられている。

　学校給食は，小学校は中学年，中学校は第 2 学年の給与栄養目標量に基づき献立作成を行うため，主食，牛乳を除いたエネルギー量の率で案分し，副食材料の購入量および配食量を決定する。この倍率は，米飯やパンの量および回数によって異なるため，各学校等の実態に合わせて定めること。

## ○給与エネルギー目標量の求め方

$$\underset{\text{（kcal/日）}}{\text{推定エネルギー必要量}} = \underset{\text{（kcal/日）}}{\text{基礎代謝量}^{1)}} \times \underset{}{\text{身体活動レベル}^{2)}} + \underset{\text{（kcal/日）}}{\text{エネルギー蓄積量}}$$

　　1）基礎代謝量(kcal/日)＝基礎代謝基準値(kcal/kg 体重/日)×体重(kg)*

　　　＊体重…平均体重を用いると集団の肥満・痩身者の割合に左右される可能性がある。

　　　　性・年齢別身長の中央値から下の表を用いて身長別標準体重を算出する。

　　2）身体活動レベルⅡ…調査結果から，低学年 1.55，中学年 1.6，高学年 1.65，中学生 1.7。

$$\underset{\text{（kcal/日）}}{\text{給与エネルギー目標量}} = \underset{\text{（kcal/日）}}{\text{推定エネルギー必要量}} \times 33\%^{*}$$

　　＊学校給食は 3 食/日の 1 食であるため，1/3 の 33％としている。

---

【算出例】小学校 3 年生（8 歳）男子　身長の中央値 128.5 cm の場合

　　40.8 kcal（基礎代謝基準値）×27.3 kg（標準体重）×1.6（身体活動レベル）

　　　　　　　　　　　　　　　　　＋25 kcal（エネルギー蓄積量）＝ 1,807 kcal

　　1,807 kcal（8 歳男子の推定エネルギー必要量）×1/3 ＝ 602 kcal（学校給食による給与エネルギー量）

---

## ○身長別標準体重の求め方

身長別標準体重(kg) = a×実測身長(cm) − b　〔a，b については下表の係数を参照〕

### 身長別標準体重を求める係数

| 区　分 | | 係　数 | | | |
| --- | --- | --- | --- | --- | --- |
| | | 男子 | | 女子 | |
| | | a | b | a | b |
| 年齢 | 5 | 0.386 | 23.699 | 0.377 | 22.750 |
| | 6 | 0.461 | 32.382 | 0.458 | 32.079 |
| | 7 | 0.513 | 38.878 | 0.508 | 38.367 |
| | 8 | 0.592 | 48.804 | 0.561 | 45.006 |
| | 9 | 0.687 | 61.390 | 0.652 | 56.992 |
| | 10 | 0.752 | 70.461 | 0.730 | 68.091 |
| | 11 | 0.782 | 75.106 | 0.803 | 78.846 |
| | 12 | 0.783 | 75.642 | 0.796 | 76.934 |
| | 13 | 0.815 | 81.348 | 0.655 | 54.234 |
| | 14 | 0.832 | 83.695 | 0.594 | 43.264 |
| | 15 | 0.766 | 70.989 | 0.560 | 37.002 |
| | 16 | 0.656 | 51.822 | 0.578 | 39.057 |
| | 17 | 0.672 | 53.642 | 0.598 | 42.339 |

出典）日本学校保健会：児童生徒の健康診断マニュアル
（平成 27 年度改訂版）

### ○副食の配食量の求め方の例

| 低学年 | 530 kcal | − | （主食＋牛乳のエネルギー） | ≒ | 210 kcal |
| --- | --- | --- | --- | --- | --- |
| 中学年 | 650 kcal | − | （主食＋牛乳のエネルギー） | ≒ | 270 kcal |
| 高学年 | 780 kcal | − | （主食＋牛乳のエネルギー） | ≒ | 330 kcal |

＊中学年を 1 とすると，おおむね低学年×0.8，高学年×1.2 となる。

【計算例】8 歳男子，身長の中央値 128.5 の場合 ……　0.592 × 128.5(cm) − 48.804 = 27.268(kg)

### ② 推定エネルギー必要量からエネルギー比でたんぱく質，脂質の給与量を定める

　学校給食の有無，小・中学校，男女にかかわらず，たんぱく質や脂質の不足者はきわめて少数である。学校給食ではカルシウムの摂取源として牛乳が毎食提供されることや，主菜として児童生徒が満足できる量，児童生徒の嗜好，日本の食文化等を考慮して，「学校給食摂取基準」では，たんぱく質はエネルギー比で 13〜20％，脂質は 20〜30％の範囲としている。

　総エネルギー摂取量が低いとたんぱく質や脂質エネルギー比率が高くなるが，脂質については，学校給食のある日は中央値が目標量の上限に近いことから，生活習慣病予防の観点から，脂質の摂取を

若干抑えることに配慮する必要がある。しかし，脂質を抑えるあまり，牛乳の提供を止め，カルシウム不足に陥った例もあるので，脂質については25〜30%エネルギーを目指したい。

③ 家庭において不足しがちな栄養素（カルシウム，鉄，食物繊維等）を学校給食で補うとともに，目標量を超えて摂取されている栄養素については，目標量に抑えるよう検討する

以下は令和3年4月1日より施行されている「学校校給食摂取基準」の基準値とそのエビデンスに用いられた「食事摂取基準を用いた食生活改善に資するエビデンスの構築に関する研究」のデータを用いて解説する。

1）ミネラル

（ア）ナトリウム（食塩相当量）

表II-2-2のとおり，給食の有無，学年，男女にかかわらず，ナトリウム（食塩相当量）の摂取量は目標量を上回っており，さらに減塩に努める必要がある。「学校給食摂取基準」では，男女の目標量を平均し，その1/3未満を基準値としている。しかし，減塩を求め過ぎるあまり，すべての料理を薄味にすると児童生徒の嗜好に合わなくなり，残食が増えるなどの問題が発生する。味にめりはりをつけることや薄味でも満足感を得られるような調理の工夫に努め，習慣的摂取量（1週間程度）で目標量にすることを目指したい。

表II-2-2　ナトリウムの摂取量（食塩相当量　g/日）

| | 10歳 | | 13歳 | |
|---|---|---|---|---|
| | 男子 | 女子 | 男子 | 女子 |
| 目標量（2020年版食事摂取基準） | 6.0 未満 | 6.0 未満 | 7.0 未満 | 6.5 未満 |
| 給食のある日* | 8.6 | 8.4 | 9.0 | 8.8 |
| 給食のない日* | 8.4 | 8.3 | 9.0 | 8.2 |

＊摂取量は平成22年度児童生徒の食事状況調査（（独）日本スポーツ振興センター）による。

（イ）カルシウム

給食のない日の摂取状況は，推定平均必要量以下の不足者が75〜80%おり，給食のある日に比較して著しく低い。家庭の不足分を給食で補うことには限界があるため，「学校給食摂取基準」では1日の推奨量の50%を基準値としている。加えて，カルシウムを多く含む食品を家庭において摂取させるよう啓発する必要がある。

（ウ）マグネシウム

穀類等の精白・精製等により損失しやすく，特に中・高等学校になると摂取しにくくなる栄養素である。給食のある日は推定平均必要量以下の不足者が35%程度，給食のない日は50%程度である。「学校給食摂取基準」では，これまで摂取に配慮する基準として示していたが，平成30年の改正から，小学生では1日の推奨量の1/3，中学生以上では40%を基準値として示している。

（エ）鉄

推定平均必要量以下の不足者は給食のある日で30%程度，給食のない日は45%程度である。家庭での不足分を給食で補うことには限界があるが，「学校給食摂取基準」では1日の推奨量の40%を基準値としている（中学生以上の女子は月経ありの推奨量を使用）。

（オ）亜鉛

亜鉛は米や動物性食品などからの給与量が比較的多いが，精白小麦粉（白パン，うどん，スパゲッティなど）を主食に用いる場合には副食に亜鉛を多く含む食品を使用するなどの配慮が必要である。給食において推奨量の1/3程度は摂取されているため，「学校給食摂取基準」では，摂取に配慮すべき栄養素として枠外に示し，1日の推奨量の1/3の給与を求めている。

　2）ビタミン

（ア）ビタミンA

給食のある日は推定平均必要量以下の不足者は30％以下であるが，給食のない日は50％を超えている。このため，「学校給食摂取基準」では，1日の推奨量の40％を基準値としている。

（イ）ビタミン$B_1$

給食のある日は推定平均必要量以下の不足者が35％程度，給食のない日は50％程度である。日本人にとって欠乏しやすい栄養素であることを踏まえ，「学校給食摂取基準」では，1日の推奨量の約40％を基準値としている。

（ウ）ビタミン$B_2$

給食のある日は推定平均必要量以下の不足者が10％以下であるが，給食のない日は35％程度であることから，「学校給食摂取基準」では，1日の推奨量の約40％を基準値としている。

（エ）ビタミンC

給食のある日は推定平均必要量以下の不足者が30％程度，給食のない日は45％前後であるが，「学校給食摂取基準」では，1日の推奨量の1/3を基準値としている。

　3）食物繊維

目標量に達していない児童生徒が，給食のある日で42％程度，給食のない日が60％を超えていることから「学校給食摂取基準」では1日の目標量の40％以上を基準値としている。

## （3）食品構成

食品構成について文部科学省では「『学校給食摂取基準』を踏まえ，多様な食品を適切に組み合わせて，（中略）食に関する指導や食事内容の充実を図ること。（中略）また，各地域の実情や家庭における食生活の実態把握の上，日本型食生活の実践，我が国の伝統的な食文化の継承について十分配慮すること」と通知している。

「学校給食実施基準」において食品構成表は示されていないが，文部科学省が設置した「学校給食における児童生徒の食事摂取基準策定に関する調査研究協力者会議」の報告書「学校給食摂取基準の策定について」（平成23年3月）の中に例示されている（表Ⅱ－2－3）。これは，学校給食栄養報告や全国各地の学校の数値を参考に荷重平均栄養価表を作成したものである。各学校等においては，この数値をそのまま当てはめるのではなく，地域の実態に合わせた食品構成表の作成が求められる。

# 4）食に関する指導計画と献立計画

先述のように，学校給食法や学習指導要領に「食育の推進」が明記されるなど，学校における食育の推進のための法整備が図られている。

令和2（2020）年5月1日現在，全国で6,652（学校栄養職員全体の58.6％）の栄養教諭が配置されており，学校における食に関する指導は栄養教諭を中心として行われている。毎日1単位時間程度の学校給食の時間や，食と関連する教科などにおいて食に関する指導が行われており，栄養教諭は担任

教諭等が学校給食を教材として活用できるよう，教科等の学習内容や時期を把握するとともに，次の事項に留意して，年間指導計画や献立計画に反映させる必要がある。

・献立に使用する食品や献立のねらいを明確にした献立計画を示す。

・各教科等の食に関する指導と意図的に関連させた献立作成とする。

表Ⅱ-2-4に給食時間の指導案の例，表Ⅱ-2-5に年間献立計画の例を示した。

表Ⅱ-2-3　学校給食の標準食品構成表（幼児，児童，生徒1人1回当たり）（単位：g）

| 区分 | | | 幼児 | 児　童 | | | 生徒 | 夜間課程を置く高等学校および特別支援学校高等部の生徒 |
|---|---|---|---|---|---|---|---|---|
| | | | | 6〜7歳 | 8〜9歳 | 10〜11歳 | 12〜14歳 | |
| 主食 | 米飯の場合 | 米 | 50 | 50 | 70 | 90 | 100 | 100 |
| | | 強化米 | 0.15 | 0.15 | 0.21 | 0.27 | 0.3 | 0.3 |
| | パンの場合 | 小　麦 | 40 | 40 | 50 | 70 | 80 | 80 |
| | | イースト | 1 | 1 | 1.25 | 1.75 | 2 | 2 |
| | | 食　塩 | 1 | 1 | 1.25 | 1.75 | 2 | 2 |
| | | シュートニング | 1.4 | 1.4 | 1.75 | 2.45 | 2.8 | 2.8 |
| | | 砂糖類 | 1.4 | 1.4 | 1.75 | 2.45 | 2.8 | 2.8 |
| | | 脱脂粉乳 | 1.4 | 1.4 | 1.75 | 2.45 | 2.8 | 2.8 |
| ミルク | | 牛　乳 | 155 | 206 | 206 | 206 | 206 | 206 |
| おかず | | 小麦粉およびその製品 | 1 | 4 | 5 | 7 | 9 | 9 |
| | | いもおよびでん粉 | 20 | 26 | 30 | 34 | 35 | 35 |
| | | 砂糖類 | 3 | 3 | 3 | 3 | 4 | 4 |
| | | 豆　類 | 4 | 4.5 | 5 | 5.5 | 6 | 6 |
| | | 豆製品類 | 12 | 14 | 16 | 18 | 18 | 18 |
| | | 種実類 | 1.5 | 2 | 3 | 3.5 | 3.5 | 3.5 |
| | | 緑黄色野菜 | 18 | 19 | 23 | 27 | 35 | 35 |
| | | その他の野菜類 | 50 | 60 | 70 | 75 | 82 | 82 |
| | | 果物類 | 30 | 30 | 32 | 35 | 40 | 40 |
| | | きのこ類 | 3 | 3 | 4 | 4 | 4 | 4 |
| | | 藻　類 | 2 | 2 | 2 | 3 | 4 | 4 |
| | | 魚介類 | 13 | 13 | 16 | 19 | 21 | 21 |
| | | 小魚類 | 2.5 | 3 | 3 | 3.5 | 3.5 | 4 |
| | | 肉　類 | 12 | 13 | 15 | 17 | 19 | 19 |
| | | 卵　類 | 5 | 5 | 6 | 8 | 12 | 12 |
| | | 乳　類 | 3 | 3 | 4 | 5 | 6 | 6 |
| | | 油脂類 | 2 | 2 | 3 | 3 | 4 | 4 |

備考　(1) 1か月間の摂取目標量を1回当たりの数値に換算したものである。

　　　(2) 適用に当たっては，個々の児童生徒等の健康および生活活動等の実態並びに地域の実情等に十分配慮し，弾力的に運用すること。

出典）学校給食における児童生徒の食事摂取基準策定に関する調査研究協力者会議：学校給食摂取基準の策定について（報告），別紙1，平成23年3月．

## 表Ⅱ-2-4 発達段階に応じた食に関する指導計画（例）

| | | 幼児 | 1学年 | 2学年 | 3学年 | 4学年 | 5学年 | 6学年 | 中学生 |
|---|---|---|---|---|---|---|---|---|---|
| 到達目標（ねらい） | | きらいなものでもひとくちはたべる。 | 〈食〉・いろいろな食べ物に興味・関心を持つことができる。〈社〉・みんなと楽しく食べることができる。 | 〈選〉・いろいろな食べ物を食べることの大切さがわかる。〈社〉・みんなと協力してマナーよく食べることができる。 | 〈心・食〉・健康に過ごすために3食規則正しく食事をすることの大切さがわかる。〈文〉・季節にちなんだ行事や料理があることがわかる。 | 〈食〉・楽しく食事をすることが心身の健康に大切なことがわかる。〈食〉・楽しく食事をするために，みんなで協力して工夫ができる。 | 〈感〉・生産者や自然の恵みに感謝して食べることができる。〈選〉・食品の安全衛生について考えることができる。 | 〈心〉・自分の食生活を振り返り，望ましい食習慣を身につけることができる。〈食〉・みんなで楽しく食事をすることで人と人とのつながりを深めることができる。 | 〈選〉・食品の安全衛生について判断し適切にとることができる。〈文〉・食文化や歴史と自分の食生活との関連を考えることができる。 |
| 日々の実践内容 | 給食活動 | ・行事食／かみかみデー／ふるさとメニュー／わが家の人気メニュー／運動会がんばるメニュー<br>・メニューでワールド／えらんでランチ／えらんでフルーツ／えらんでブレッド／リザーブ給食<br>・バイキング給食／フルーツバイキング〔p.105に献立掲載〕／カフェテリア給食／お誕生日給食<br>・リクエスト給食／おすましランチ／おすまし御膳<br>・試食会／ふれあい給食 | | | | | | |
| | 環境づくり | ・献立紹介（放送）／日刊紙（通信）／おたよりポスト<br>・国際交流給食〔p.105に献立掲載〕／招待給食／青空給食／お別れ給食／ランチルーム会食<br>・委員会活動<br>・給食コーナー／給食掲示板／パネル掲示<br>・給食だより／親子給食／講演会／いきいきウェルネス | | | | | | |
| 食に関する指導 | 教科関連 | | 【生活】・そら豆のさやむき。・やさい作りをしよう。【特別活動】・よくかんで食べよう。〔p.109に指導案掲載〕・給食の準備とあとかたづけ。 | 【生活】・やさいはともだち・めざせ，やさい作り名人。〔p.110に指導案掲載〕・みんないっしょに「まゆだま作り」。・もちつき。 | 【国語】・すがたをかえる大豆。【体育】・毎日の生活と運動。【総合的な学習の時間】・すがたをかえる大豆。〔p.111に指導案掲載〕 | 【体育】・育ちゆくからだと私。〔p.113に指導案掲載〕【図工】・紙工作－おべんとうづくり。【理科】・季節と生き物。〔p.112に指導案掲載〕 | 【家庭】・作っておいしく食べよう。【社会】・食料生産を支える人びと。〔p.114に指導案掲載〕【総合的な学習の時間】・お米を育てよう。 | 【社会】・日本の歴史。【家庭】・工夫しようおいしい食事。〔p.115に指導案掲載〕【総合的な学習の時間】・マイチャレンジ。 | 【保健】・生活習慣と食生活。【総合的な学習の時間】【総合】・日本型食生活を理解する。【家庭】・食品の選択と日常食の調理の基本。 |
| | 小学校・中学校 | | 【給食導入指導】・すききらいしないでたべよう。・よくかんでたべよう。・食べ物の名前がわかる。 | ・食べ物には3つの仲間があるんだよ。・正しく箸を使うことができる。・たのしく会食しよう。 | ・さかなの名前を知ろう。・味覚の授業No.1。・豆腐のできるまで。・給食の野菜は近くの農家から。 | ・旬のものを食べよう。・味覚の授業No.2。・もったいないの心。 | ・おやつをみなおそう。・バランスのよい食事をしよう。・和食の良さを知ろう。 | ・朝ごはん食べた。・感謝して食事をしよう。・病気に負けない体を作ろう。 | ・日本食を見直し，良さを知ろう。・運動と栄養について考えよう。 |

〈 　〉内は，食に関する指導の内容を示す。
　〈食〉…食事の必要性　〈心〉…心身の健康　〈選〉…食品を選択する能力　〈感〉…感謝の心　〈社〉…社会性
　〈文〉…食文化

## 表Ⅱ-2-5 季節感，行事食をとり入れた年間献立計画（例）

| 月 | 年中行事 | 行事食等 | 旬の食材 | 献　立 |
|---|---|---|---|---|
| 4月 | 入学式 | ・入学，進級祝い献立<br>・春を感じる献立<br>・1年生の給食始め<br>・地場産物を使った献立 | ・春キャベツ，グリンピース，たけのこ，菜の花，ふき，生しいたけ，さやえんどう，新たまねぎ，にら<br>・いか，たこ，生わかめ<br>・いちご，清美オレンジ | 筍ご飯，桜えびのかき揚げ丼，ふきご飯，飛び魚のメンチカツ，鰆のごまだれ，甘鯛の照り焼き，海苔佃煮，春野菜シチュー，若竹かき玉汁，アスパラ卵サラダ，海藻サラダ，よもぎ団子 |
| 5月 | 憲法記念日<br>子どもの日<br>八十八夜<br>母の日 | ・端午の節句献立*<br>・地場産物を使った献立（お茶） | ・新じゃがいも，グリーンアスパラ，絹さや，山菜<br>・清美オレンジ，美生柑，メロン<br>・かつお，きびなご，いか，たこ，生わかめ | 中華ちまき，ピースそぼろご飯，新にんじんご飯，春キャベツのハンバーガー，手作りメロンパン，鰹の葱ソース，きすの新茶揚げ，きびなご唐揚げ，五平餅，新牛蒡の和風シチュー，新じゃがそぼろ煮，にらたまスープ，抹茶マーブルケーキ |
| 6月 | 食育月間<br>歯の衛生週間<br>入梅<br>父の日 | ・入梅（梅）*<br>・虫歯予防<br>・6月19日食育の日<br>・地場産物を使った献立（とうもろこし） | ・そらまめ，オクラ，かぼちゃ，新ごぼう<br>・あじ，かつお，きす，きびなご，たこ，かじきまぐろ<br>・メロン，スイカ，さくらんぼ，びわ | きんぴらご飯，梅じゃこご飯，ゆかりご飯，飛び魚のさつま揚げ，そら豆，旬野菜味噌汁，カミカミあえ，おかひじきあえ |
| 7月 | 七夕<br>お盆<br>土用の丑の日 | ・七夕献立*<br>・土用丑の日（うなぎ）<br>・暑さに負けない献立<br>・地場産物を使った献立（きゅうり） | ・えだまめ，とうもろこし，きゅうり，トマト，なす，ゴーヤ，ピーマン，いんげん，かぼちゃ，とうがん，オクラ<br>・あじ，うなぎ，かじきまぐろ，きびなご，とびうお<br>・すいか，プラム，冷凍みかん | うなぎご飯，七夕そうめん，じゃがと明日葉のかき揚げ，とうもろこし，枝豆，カボチャスープ，冬瓜のスープ，なすの味噌汁，コロコロソテー，ゴーヤチャンプルー，とうもろこしとトマトインド風サラダ，おかひじきあえ |
| 9月 | 敬老の日<br>十五夜<br>秋分の日 | ・お月見献立<br>・食欲の出る献立<br>・秋を感じる献立<br>・地場産物を使った献立（とうがん） | ・さつまいも，まつたけ，なす，チンゲンサイ<br>・いわし，さんま，さば<br>・巨峰，なし | 秋の香りご飯，さんまかば焼き，お魚ドック，なすと卵のグラタン，秋野菜とお魚ポトフ，冬瓜スープ，秋大根の味噌汁，小松菜とツナのあえもの，月見だんご，いがぐり坊や（揚），さつまキャラメル |
| 10月 | 運動会<br>体育の日<br>目の愛護デー | ・運動会がんばれ献立<br>・地場産物を使った献立<br>・目の愛護献立<br>・秋を感じる献立 | ・さつまいも，くり，チンゲンサイ，にんじん，しいたけ，まつたけ<br>・さんま，さけ，さば<br>・なし，かき，りんご，みかん | 菜飯，栗おこわ，舞茸ご飯，手作りリンゴジャム，鯖の干物，北海グラタン，秋刀魚の筒煮，きのこのクリームシチュー，パンプキンケーキ，ブルーベリーチーズケーキ，大学芋 |
| 11月 | 文化の日<br>七五三<br>勤労感謝の日 | ・文化の日の献立*<br>・勤労感謝の日にちなんだ献立<br>・紅葉の季節を感じる献立 | ・さつまいも，さといも，しいたけ，カリフラワー，ブロッコリー，みずな，かぶ，はくさい，しゅんぎく<br>・さけ，さば，えび，わかさぎ<br>・かき，りんご，みかん | 五穀ご飯，吹き寄せご飯，秋のきのこご飯，スパゲティきのこソース，さんまの香味だれ，アップルバーグ，魚のもみじ焼き，鯖のみそ焼き，けんちん汁，さつま芋豆乳スープ，菊花あえ，白菜の柚子あえ，スイートポテト |
| 12月 | 冬至<br>クリスマス | ・冬至献立<br>・クリスマス献立*<br>・根菜類を使った献立<br>・地場産物を使った献立<br>・あったか献立<br>・セレクト給食 | ・はくさい，だいこん，ねぎ，ブロッコリー，カリフラワー，かぶ，こまつな，れんこん，ほうれんそう，しゅんぎく，ごぼう<br>・さわら，ぶり，わかさぎ，まぐろ，たら | 茶飯，ほうとう，大根スパゲティ，鮭の柚子みそだれ，たらの香味だれ，ローストチキン，おでん，カリフラワーのクリーム煮，冬野菜のクリーム煮，かぼちゃ団子汁，大根サラダ，白菜とじゃが芋の磯和え，かぶサラダ，星のプリン |
| 1月 | 正月<br>七草<br>鏡開き<br>成人の日<br>学校給食週間 | ・行事食（正月料理）<br>・行事食（七草）<br>・給食週間にちなんだ献立<br>・地場産物を使った献立 | ・はくさい，だいこん，ねぎ，ブロッコリー，カリフラワー，かぶ，こまつな，れんこん，ほうれんそう，しゅんぎく，ごぼう<br>・さわら，ぶり，わかさぎ，たら<br>・みかん，キウイ，りんご，いよかん，いちご | 七草ごはん，黒豆ご飯，鯨の竜田揚げ，竹輪の磯辺揚げ，松風焼き，鰆の西京焼き，ぶり大根，昔カレーシチュー，すいとん，せんべい汁，チゲ風スープ，春菊のお浸し，白玉ぜんざい |
| 2月 | 節分<br>バレンタインデー | ・節分献立*<br>・かぜ予防献立<br>・地場産物を使った献立<br>・リクエスト給食 | ・はくさい，だいこん，ねぎ，かぶ，こまつな，れんこん，ほうれんそう，みずな，しゅんぎく，ごぼう<br>・さわら，ぶり，いか<br>・みかん，キウイ，いよかん，いちご，デコポン | 節分ご飯，冬野菜かき揚げ丼，いわしの蒲焼き，里芋コロッケ，大根もち，いかめし，ひかど（長崎郷土料理），白菜の昆布漬け，花野菜サラダ，チョコレートケーキ |
| 3月 | ひな祭り<br>春分の日<br>卒業式 | ・ひな祭り献立<br>・卒業リクエスト給食<br>・地場産物を使った献立（キャベツ） | ・さやえんどう，菜の花，うど，ふき<br>・ぶり，さより，わかさぎ，キングサーモン<br>・いよかん，清美オレンジ，デコポン，いちご | ひなまつり寿司，赤飯，エクレアパン，うぐいす粉揚げパン，春野菜のポトフ，うどのあえもの，菜の花あえ，ミルクゼリー苺ソース |

＊Ⅲ部に献立を掲載した。

Ⅱ 学校

# 5）献立作成および給食の提供

## （1）献立作成

献立作成に当たっては，給与栄養目標量や食品構成表に基づき，栄養豊富なものであることはもとより，次の点に配慮する必要がある。

・児童生徒が学校給食を参考に現在または将来の食事作りに生かせるよう，献立名や使用食品が明確な献立作成とする。
・地場産物や郷土に伝わる料理を積極的に取り入れ，教育に生かす。
・魅力あるおいしい給食になるよう調理技術の向上に努める。
・調理後，短時間に適温で配食する。
・家庭の食生活の指標になるよう工夫する。

国においては食文化の継承と米の自給率の向上の観点から米飯給食を推進しており，平成30年の「学校給食実施状況等調査」においては，全国平均で週3.5回となっている。一方，諸外国の料理を盛り込んだ学校給食を通して，児童生徒の国際社会に対する関心を高めるなど，多様な食の体験を積むことができるよう配慮することも大切である。

## （2）各児童生徒に応じた配食の工夫

学年・学級が同じでも，児童生徒の性，体位，活動量は異なり，個々の児童生徒にとってエネルギーや栄養素の必要量は同一ではない。このため推定エネルギー必要量によって児童生徒をグループ化し，主食の量で調節するなどの工夫を行い適切な栄養管理と児童生徒に自身の適量を学ばせる取り組みが求められる（図Ⅱ-2-4）。この際，たんぱく質，脂質はエネルギー比率で求めてあるため，範囲（たんぱく質13～20％，脂質20～30％）から外れる場合は主菜の量でも調節を行う必要がある（表Ⅱ-2-6）。

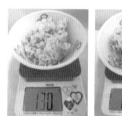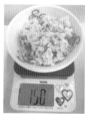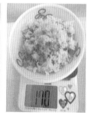

Aグループ　　Bグループ　　Cグループ

図Ⅱ-2-4　米飯の盛り付け例

表Ⅱ-2-6　エネルギーの増減によりエネルギー比率が増減する場合の例

| グループ | エネルギー<br>（kcal） | たんぱく質（g）<br>（%E） | 脂質（g）<br>（%E） |
|---|---|---|---|
| A | 550 | 20 g（15%E） | 19 g（31%E） |
| B | 600 | 20 g（13%E） | 19 g（29%E） |
| C | 650 | 20 g（12%E） | 19 g（26%E） |
| D | 700 | 20 g（11%E） | 19 g（24%E） |

範囲から外れた部分は，主菜の量も調整する。

### （3）ハイリスク者に対する個別対応および指導

身体測定の結果から，肥満（肥満度＊20％以上）や痩身（肥満度＊−20％以下），または習慣的な給食の摂取状況から「食べ足りない」や「食べ過ぎ」の児童生徒を抽出し，成長曲線から大きく外れる児童生徒は個別指導の対象となる。児童生徒本人や保護者への改善指導および食育につなげ，なるべく幼い頃からハイリスク者の改善を図る必要がある（図Ⅱ−2−5）。

＊体重の評価：18歳以上はBMIで行うが，17歳以下は肥満度で行う。

$$肥満度（\%）=\frac{（実測体重（kg）-身長別標準体重（kg））}{身長別標準体重（kg）}\times100（\%）$$

学校保健安全法第9条には児童生徒に「健康上の問題があると認めるときは，遅滞なく，当該児童生徒等に対して必要な指導を行うとともに，必要に応じ，その保護者に対して必要な助言を行うものとする」と示されている。

## 6）献立評価

給与栄養目標量や食品構成が適切であるか，児童生徒の嗜好に合っているか，または，児童生徒の体位の変化等を評価し，必要に応じて給食計画の変更や改善を行う。

### （1）給与栄養目標量と摂取量の評価

提供した給食が集団および個々の児童生徒にどの程度摂取されているかを検証するために摂取量調査を行う必要がある。集団の摂取量については料理ごとの残量調査で把握し，残量が多ければ，量や味付け等を改善し，残量がない場合は提供量が不足していないかを検証する必要がある。

また，個々の児童生徒が推定エネルギー必要量に対して，どの程度摂取したのかを調べるためには，あらかじめ料理別のでき上がり重量100g当たりの栄養価を算出しておき，個々の児童生徒の料理別の摂取量（配食量−残食量）に当てはめることで把握することができる。図Ⅱ−2−6のとおり，摂取不足による痩身や過剰摂取で肥満の児童生徒については個別指導につなげるが，体重が適正範囲の児童生徒に対しては，家庭における食事の状況や活動量を把握したうえで必要に応じて偏食や食べ過ぎ等，食育の観点から改善指導を行う。また，児童生徒の成長に伴い，4月と9月では身長・体重が変化するので，給与栄養目標量の見直しを行い栄養管理に反映させる。

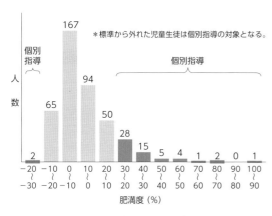

図Ⅱ−2−5 児童の肥満度分布例

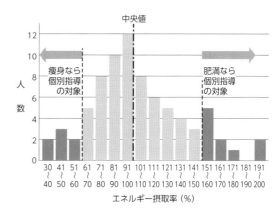

図Ⅱ−2−6 エネルギー摂取の評価例

## （2）児童生徒の満足度

　学校給食は「おいしい給食を安全」に提供することが大前提であり，児童生徒に支持されない給食は，食に関する教材としても使用できない。そのため定期的に嗜好調査を実施し，児童生徒の満足度や希望を把握して，献立に反映させることが大切である。その際，単に児童生徒の嗜好のみで判断するのではなく，教育的視点を忘れないようにしたい。

## （3）食に関する指導の評価

　児童生徒や保護者，教職員，地域の人びとの食に関する変容を数値で評価することは難しい面もあるが，成果を説得力のある数値で評価することは大切である。

　「食に関する指導の手引―第二次改訂版―」（文部科学省，平成31年3月）では，食育の推進に対する評価は，子どもや子どもを取り巻く環境の変化の評価である成果指標（アウトカム）と活動（実施）状況の評価である活動指標（アウトプット）とについて，全体計画作成時に盛り込み，PDCAサイクルを回していくよう求めている（図Ⅱ-2-7）。

　栄養管理に関しては次の活動指標を例示している。

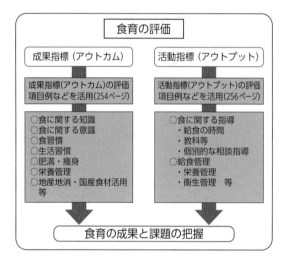

**図Ⅱ-2-7　食育の評価の基本的な考え方**
（文部科学省：食に関する指導の手引―第二次改訂版―，
p.252，平成31年3月）

・「学校給食摂取基準」を踏まえた，栄養管理及び栄養指導ができたか。
・「学校給食摂取基準」及び食品構成等に配慮した献立の作成，献立会議への参画・運営ができたか。
・食事状況調査，嗜好調査，残食量調査等が実施できたか。

　これらを4段階等で評価をし，教職員で共通理解を図るとともに，次年度の計画策定に生かすことが大切である。また，積極的に保護者や地域住民に公開して，共通理解を図り，学校・家庭・地域が連携した学校給食の充実や食育の推進に取り組むことが大切である。

# 3 事　業　所

　事業所給食は，単に食事を提供するだけではなく，利用者の健康管理という視点をもち，利用者の健康維持・増進，QOL（quality of life）の向上を目的とした給食を提供および管理する施設であることが強く求められている。

　対象者は，20歳前後から60歳代まで年齢層が幅広いのが特徴といえる。また，職種や就業状態も多彩であり，食事への考え方も異なることから幅広い対応が求められている。

　事業所給食の利用者の中には，生活習慣病などの健康上の問題を抱えて働く人も増加傾向にある。一方，健康に対する関心が高い利用者もおり，提供するメニューの栄養価表示，健康に留意したメニュー提供についての要望が高まっているため，ヘルシーメニュー，バランスメニュー等独自の健康メニューの提供を行う他「健康な食事・食環境」コンソーシアムが審査・認証をする，スマートミール（健康に資する要素を含む栄養バランスのとれた食事，表Ⅱ－3－1）の提供が行われている。また，自分の健康に適した食事を選ぼうという意識をもった人が利用可能な食環境であることも大切である。

　一方，環境保全について関心が高い利用者も多く，自然環境保護の達成目標であるSDGs（持続可能な開発目標）につながるサステナブルシーフードを使用したメニューや，ヴィーガンメニューの提供についても要望されている。利用者が食事に対して求めるニーズは，他にも，料理の種類の豊富さ，味（おいしさ），量，トレンド，ブーム，価格など，複雑化している。食堂のレイアウトや雰囲気についても，リラックスできる空間づくり，音楽，色彩などに気を遣う施設が増加しており，孤食者への配慮，ランチ会議・打ち合わせ可能なスペースを設けるなど，サービス向上に努めている。また，営業レストランとは異なり，特定多数の人が利用するため，営業レストランとの競合・差別化を図るため，フェアやイベントなどを取り入れ，集客率アップ，顧客満足度の向上につなげている。ときには宴会なども行われ，設営，メニュー作成から実施まで幅広く対応している。

　これらの根底にあるのは，安心・安全な食事の提供であり，衛生管理の徹底であることはいうまでもない。「大量調理施設衛生管理マニュアル」（厚生労働省通知）をはじめ，当該施設の状況に合った衛生管理基準を作成するなど，衛生管理の徹底を図るとともに，定期的な衛生に関する研修会の実施による従業員教育，専門家による巡回指導，施設ごとの自己点検などを行い，効果的で効率的な衛生管理を推進する。

### 表Ⅱ－3－1　スマートミール*の基準

| スマートミールの基準 | | ちゃんと<br>450〜650 kcal 未満 | しっかり<br>650〜850 kcal |
|---|---|---|---|
| | | 栄養バランスを考えて「ちゃんと」食べたい女性や中高年男性向け | 栄養バランスを考えて「しっかり」食べたい男性や身体活動量の高い女性向け |
| 主食 | 飯，パン，めん類 | （飯の場合）150〜180 g（目安） | （飯の場合）170〜220 g（目安） |
| 主菜 | 魚，肉，卵，大豆製品 | 60〜120 g（目安） | 90〜150 g（目安） |
| 副菜 | 野菜，きのこ，海藻，いも | 140 g 以上 | 140 g 以上 |
| 食塩相当量 | | 3.0 g 未満 | 3.5 g 未満 |

＊健康づくりに役立つ栄養バランスのとれた食事。つまり一食の中で，主食・主菜・副菜が揃い，野菜がたっぷりで食塩のとり過ぎにも配慮した食事のこと。

＊厚生労働省の「生活習慣病予防その他の健康増進を目的として提供する食事の目安」等に基づき基準を設定している。

（「健康な食事・食環境」認証制度ホームページ，https://smartmeal.jp/smartmealkijun.html）

# 1）給食の運営管理

## （1）運営形態と食数管理

　現在の事業所給食の営業は，受託給食会社が90％以上を占める。施設側には栄養士・管理栄養士は在籍していないことが多く，受託給食会社の栄養士・管理栄養士に栄養管理から給食管理業務すべてが任されている。そのため献立作成は，主に受託給食会社の栄養士・管理栄養士または主任調理員が考案し，過去の売り上げを見ながら食数を予測し提供している。

　複数定食またはアラカルトを組み合わせて選択するカフェテリア方式で食事を提供している場合は，営業時間内は，利用者が豊富なメニューの中から自由に料理を選択できるように，各料理の食数を予測し作成しておかなければならない。食数の予測，準備については，過去に提供した料理について，早く完売したメニュー，売れ残りがあったメニューなどの売れ行きの記録をもとに行う。例えば，主菜を3種類提供する施設の場合，その施設の適正食数を決めるには以下のように行う。まず，食堂の利用者の人数を把握する。次に，主菜3種（A・B・C）を各々同食数準備し，営業終了後，各料理の残食数を記録しておき，これを次回に反映させる。すなわち，残食数の少ない料理の食数は多めに，残食数の多い料理は少なめに準備する。

　このような方法で食数を調整することにより，適正食数を把握でき，顧客満足度を上げ，かつ無駄のない食数管理が可能となる。

## （2）食材料管理

### ① 食材料費

　委託給食の場合，事業者（施設側）が設備費や管理費，食材料費の一部負担をしているため，一般の飲食店などに比べると1食の売値は割安だが，食材料費としては300円～700円というように幅がある。売値のうち，食材料にかける費用は委託契約方法によって異なる。契約内容にもよるが，「単価制」では売値の40～48％，「管理費制」では食材料原価がそのまま売値（100％）となることが多く，「補助金制」の場合は50～60％程度を占める。

- ・単価制……食堂利用者が支払う代金（売値）は，委託給食会社の営業収益となり，運営に要する食材料費，人件費，経費，利益を委託給食会社が負担する方式。
- ・管理費制……食堂利用者が支払う代金（売値）は，食材料費相当額のみとなり，運営に要する人件費や経費，利益の相当額を企業（施設側）が負担する方式。
- ・補助金制……ベースは単価制契約。福利厚生施策の一環として，企業（施設側）が一定額または売上の一定割合等を補助金として負担する方式。

　仕入れに関しては，指定業者を決め，一括購入して各施設への納品を実施しているところが多い。仕入れ業者を決め一括購入することは，コストダウンにつながる。また，生鮮食品をはじめ，食材によっては個々に業者より仕入れている場合もある。

### ② 食材料の使用方針

　手間や費用の面を考え，冷凍野菜，冷凍食品，カット野菜を多用している。加熱前までの調理工程を省略することができ，安定した仕入れ，効率的な調理ができ，多彩なメニュー提供につながっている。また，半加工食品も活用することが多く，セントラルキッチンにて調理・加工した食材を仕入れ，提供することもある。給食会社によっては，独自にセントラルキッチンを有し，それぞれの施設に見合った料理を調理・加工し，提供している。また，台風など突発的な事態による献立変更に備え，非常食として缶詰，レトルト食品，乾物類などをストックしておく。一方，安全面に関する問題が発生

した国や地域の食材は，安全性が確認されるまで一切使用しないなど，徹底を図っている。

## （3）給食システムと施設設備

　給食システムはクックサーブ方式のほか，人件費を抑えかつ定食，うどん・そば，アラカルトなど多種類のメニュー提供を可能にするため，クックチル方式や新調理システムなど多岐にわたる。そのため，これらの方式に必要な急速冷却機器，再加熱機器，真空調理機などを備えている施設も増えている。また多種類の料理を行うため，スチームコンベクションオーブンなどの複合調理機も多用されている。配食スペースも，定食用，アラカルト用，めん類用といくつかのレーンを設けたり，サラダバーなどのアイランドを設け，利用者が自由に盛り付けできるようにするなどの工夫がなされている。また，営業時間中，常に食事を適温で提供するため，保温・保冷設備が充実している。

## （4）支払いシステム

　支払いシステムに関しては，食券対応が多い。しかし，最近の傾向としては，食堂利用者が現金を持たずに利用できるよう，オートレジシステム，提供カウンターでのセルフ決済システム（給与天引き，プリペイドカードなど）を導入している施設が増えてきている。オートレジでは，食器にチップが組み込まれており，販売価格のほか，それぞれの料理のエネルギーを主とした栄養価も登録されているため，利用者は食べた料理の栄養価を知ることができ，健康管理につなげることができる。

- ・オートレジシステム……IC タグを付けた食器をトレーごと台に置くだけで一括精算できるシステム。メニューが多様な食堂でも，スピーディーかつミスのない決済ができる（IC カード，電子マネー，磁気カードに対応）。
- ・セルフ決済システム……各メニューの提供場所にカードリーダーを設置し，喫食者が自らカードを読ませて決済する仕組み。短時間に多くの人が利用する大規模食堂に適する（IC カード，磁気カードに対応）。

　近年はキャッシュレス決済システムのひとつとして，個人端末を活用した QR コード決済を導入している施設もある。

# 2）アセスメントと栄養計画

　利用者の中には，栄養が不足または過剰傾向の人がいる。利用者が食事をとるかとらないか，何を食べるかを自由に決定できない場合には，提供する食事が原因でその人を不健康にする可能性があることを忘れてはならない。

　事業所においては，個々人に対する詳細なアセスメントを行うことは困難であることが多いため，食堂利用者の全体像を把握し栄養管理につなげていく。

## （1）集団のアセスメントと栄養計画

　利用者の把握は，栄養管理に必要なアセスメントとして年1回実施する。調べる内容は，①職種，②年齢，③性別，④身長，⑤体重である。特に④・⑤については，健康管理部門など他の部門との連携を図ることが必要となる。

　事業所の人員は，20歳前後から60歳前後，基本的には"健康な者"を対象とするが，健康上の問題を抱えた者（半健康人）も多く含まれている。近年の労働状況は量だけでなく，質も変化し作業密度が高い。また，精神的なストレスの誘因となる頭脳労働主体の業務が増加している。交替制勤務による睡眠時間のズレや食事時間などの生活リズムの変調，作業環境が肉体におよぼす影響などにより精神的に疲労し，それによる食欲不振やストレスを原因とする胃潰瘍などが増えているのも実状である。

対象者の健康状態の把握については，企業の健康管理室，医務室などと連携をとることが重要である。また，健康診断結果などの情報が得られる場合は，その情報を活用し，提供する食事内容に配慮して献立作成を行う。

調べた利用者の構成をもとに，給与栄養目標量を算定する。算定に際しては，『日本人の食事摂取基準（2020年版）』を参考にする。まず，身体活動レベルを振り分け，人員構成表を作成する。労働作業の機械化，デジタル化が進んでいるため，身体活動レベルとしては「ふつう（II）」が多くなっている。また近年は，個人対応の重要性が指摘されており，施設によっては複数の給与栄養目標量を算定する場合もある。例えば，利用者の構成に偏りがあり，中高年と20歳代との年齢層に大きく分かれている施設では，1日の目標量を2種類（中高年対象と20歳代対象）算定し，これをもとに1食の給与栄養目標量を決定する。1食当たりの配分については，利用者の構成，食生活の特徴などに合わせて決定するが，おおむね1/3とすることが多い。1食当たりの給与栄養目標量の例を表II－3－2に示す。

## （2）食品構成の作成手順および注意点

以下の手順で食品構成を考えていく。

① 穀類エネルギー比が45～50％となるよう，主食としての穀類の重量を決める。

### 表II－3－2 1食当たりの給与栄養目標量

| 基準栄養素等 | （単位） | 650 kcal | 850 kcal | カフェテリア |
|---|---|---|---|---|
| エネルギー | （kcal） | 650 | 850 | 650～850 |
| たんぱく質 | （%E） | 15 ～ 20 | | |
| 脂　　質 | （%E） | 20 ～ 25 | | |
| 炭 水 化 物 | | 55 ～ 65 | | |
| カルシウム | （mg） | 230 以上 | | |
| 鉄 | （mg） | 3.2 を下回らず 3.7 付近 | | |
| ビタミン A | （μgRAE） | 160 を下回らず 950 未満 | | |
| ビタミン B₁ | （mg） | 0.32 を下回らず 0.49 付近 | | |
| ビタミン B₂ | （mg） | 0.35 を下回らず 0.56 付近 | | |
| ビタミン C | | 35 以上 | | |
| 食 物 繊 維 | （g） | 6 ～ 9 | | |
| 食塩相当量 | （g） | 2.5 未満 | 3 未満 | |

### 表II－3－3 食品構成表

| | | | 650 kcal | 850 kcal |
|---|---|---|---|---|
| | | | 使用量（g） | |
| 主食 | | 精白米 | 80 | 120 |
| | | パン類 | 2 | 2 |
| | | めん類 | 8 | 8 |
| | | その他の穀類・堅果類 | 10 | 15 |
| 主菜 | 魚介類 | 生物 | 25 | 25 |
| | | 塩蔵・缶詰 | 5 | 5 |
| | | 水産練り製品 | 5 | 5 |
| | 肉　類 | 生物 | 20 | 30 |
| | | その他加工品 | 5 | 10 |
| | 卵　類 | | 10 | 10 |
| | 乳　類 | 牛乳 | 10 | 10 |
| | | その他の乳類 | 10 | 10 |
| | 豆・豆製品 | | 10 | 20 |
| 副菜 | 野菜類 | 緑黄色野菜 | 50 | 50 |
| | | 漬物 | 5 | 5 |
| | | その他の野菜 | 80 | 80 |
| | 海藻類 | | 2 | 2 |
| | いも類 | じゃがいも類 | 20 | 20 |
| | | こんにゃく類 | 10 | 10 |
| | 果物類 | | 5 | 5 |
| 調味料 | | 砂　糖 | 2 | 2 |
| | 油　脂 | 動物性 | 1 | 1 |
| | | 植物性 | 4 | 4 |
| | み　そ | | 8 | 8 |

② 主菜となる魚介類，肉類，卵類，豆・豆製品などについて重量を決める。その際，1回の使用量，およびある一定期間の使用頻度をもとに算出する。また，たんぱく質エネルギー比20％までは許容範囲とし，動物性たんぱく質比は55％を超えないように配慮する。

③ 副菜となる野菜類（緑黄色野菜・淡色野菜），海藻類，いも類，果物類については，ビタミン類，ミネラル類，食物繊維の給与栄養目標量を考慮し，あわせて1食の使用量をおよそ200gとする。

1食当たり650および850 kcalの食品構成を表II－3－3に示す。

# 3）献立作成

作成した食品構成表をもとに，それぞれの施設での食事提供に合わせた形で献立の作成を行う。給与栄養目標量を基準値としたうえで喫食者の嗜好なども加味し，管理栄養士・栄養士と調理師とで，提供する1か月～2週間前までに作成する。予定献立作成終了後は，給食委員会などの決済を受けて実施する。

## （1）献立作成のポイント

① 物価の変動に注意し，定められた金額で作成すること。

② 喫食者に必要な栄養量が提供できるよう配慮し，同時に，減塩を考慮するとともに不足しがちなカルシウム，食物繊維などが多い食品をとり入れたメニューにすること。

③ 和風，洋風，中華をとり混ぜた内容であること。

④ 食材が重ならない，続かないよう工夫すること。

⑤ 煮る，揚げる，焼く，炒めるなどの調理方法を工夫し，重ならないようにすること。

⑥ 喫食者の嗜好を満足させるよう工夫すること（残菜を調べておくと，喫食者の嗜好を知るきっかけとなる）。

⑦ 季節感をとり入れたメニューにすること。

⑧ 喫食者はサンプルの料理をメニュー選択の参考にしている。赤，緑，黄色を上手に組み合わせ，彩りを考えたメニューにすること。

⑨ 調理作業が円滑であるよう，調理手順や調理時間を考えた献立にし，調理員の人数，勤務体制を考慮しながら，調理機器，設備を考慮したメニューにする。

⑩ 売価に対する商品価値（市場価格との関係）が適正かを考えること。

なお，献立名を明記する際や，献立の特徴を表記する際には，下記の点に注意が必要である。

・加工肉を使用している際は，その旨明記する。

・アレルギー物質がわかるよう，献立名にとり入れる。

  例：ポークのチーズはさみフライ（アレルギー物質：チーズ＝乳製品・乳）

・誇張した内容や表現にならないよう注意し，またエビデンスの確認を行う。

  例：このメニューは風邪予防に効果がある→このメニューには抗酸化作用がある食材を使用しているため，風邪予防に期待されている

## （2）定食（単一・複数）の献立作成

1食の単位で食品構成表を網羅することは難しい。1週間・1か月などの期間の平均で食品構成に見合った食品の摂取ができるよう献立を作成する。

## （3）カフェテリア方式の献立作成

主菜の使用食材，料理様式，調理法を組み合わせて献立作成を行う。料理の組み合わせ例を表Ⅱ-3-4に示す。献立作成については，主要な食品の提供量（目安量：表Ⅱ-3-5参照）を決め，献立に反映させる。主食・主菜・副菜と複数から選べる献立作成基準を表Ⅱ-3-6に示す。また，1食当たりの給与栄養目標量については，任意で選んだ料理が給与栄養目標量に近づくよう配慮する。

表Ⅱ-3-4　料理の組み合わせ例

|  | 月 | 火 | 水 | 木 | 金 |
|---|---|---|---|---|---|
| 和食 | 肉<br>煮る | 魚<br>焼く | 肉<br>揚げ | 魚<br>揚げ | 卵<br>炒め |
| 洋食 | 魚<br>揚げ | 卵<br>炒め | 豆<br>焼く | 肉<br>煮る | 肉<br>揚げ |
| 中華 | 豆<br>炒め | 肉<br>揚げ | 魚<br>煮る | 野菜<br>焼く | 魚<br>焼く |

表Ⅱ-3-5　食品の提供量(例)

| 食品 | | 目安量 (g) |
|---|---|---|
| ごはん | 小 | 160 |
| | 普通 | 200 |
| | 大 | 250 |
| パスタ（乾めん） | 小 | 80 |
| | 普通 | 100 |
| 肉（生） | | 60～100 |
| 魚（生） | | |
| 野菜 | 主菜 | 50 |
| | 副菜 | 70 |
| | 汁物 | 30 |

表Ⅱ-3-6　A事業所の献立作成基準

| 料理区分 | | | 種類 | 主な内容 | 量設定 |
|---|---|---|---|---|---|
| カフェテリア | 主食 | 定番 | 1 | 白飯，雑穀御飯 | 小・普通・大 |
| | | 日替わり | 1 | 味付け飯 | |
| | 主菜 | 日替わり | 4 | 肉，魚，卵，豆腐類　野菜 | |
| | 副菜 | 定番 | 3 | 納豆，サラダ，和え物 | |
| | | 日替わり | 4 | デザート　など | |
| | 味噌汁 | 日替わり | 1 | | |
| | 汁物 | 日替わり | 1 | | |
| パスタ | | 日替わり | 1 | | 小・普通 |
| 和めん | | 定番 | 1 | かけうどん・そば | |
| | | 日替わり | 1 | | |
| 中華めん | | 定番 | 1 | しょうゆ，味噌，塩 | |
| | | 日替わり | 1 | | |
| 丼 | | 日替わり | 1 | | |
| カレー | | 定番 | 1 | | 小・普通・大 |
| | | 日替わり | 1 | | |
| 定食 | | 日替わり | 2 | 主菜＋副菜＋主食＋汁物 | 650 kcal / 850 kcal |

## （4）健康を意識した食事の献立作成

　生活習慣病の予防や，貧血など女性に多くみられる症状，疲労の緩和などを目的に，健康を意識した食事を提供することが多い。また，食事の提供のほかにも，特定健康診査・特定保健指導の実施，栄養情報の発信（卓上に置くチラシ類，ポスター掲示等），食事展の開催などによる正しい栄養情報の発信を実施する。企業の健康管理室との情報交換，連携が重要である。

　具体的には，以下のようなものがある。

- ・定食の場合……メタボリックシンドローム対策，エネルギーコントロールをした食事（650 kcal 定食など）。
- ・カフェテリア方式の場合……
  - ・野菜を十分に摂取できる料理〔1皿で180 g 以上（1日の野菜の目標摂取量350 g）など〕。
  - ・油脂を控えた料理，薄味を基本とした料理（柑橘類や香辛料，香味野菜を活用した料理など）。
  - ・ビタミン類を多く摂取できる料理（緑黄色野菜が主となる料理など）。

　栄養バランスがとれた組み合わせ表示をするなど，利用者が自分の体調や意識にもとづき適正に選択できるようにする。

## （5）特別企画（イベント）食の献立作成

　特別企画（イベント）食を提供する目的は，季節感，年間の行事，利用者への感謝などである。一定期間ごとにテーマを決めて計画し，提供する。通常は原価が高く使用が難しい食材を旬の時期に安価で提供する（通常は冷凍を使用しているが，鮮魚を使用する）など，さまざまな工夫をしている。

## （6）食物アレルギーのある利用者への対応

　事業所給食の場合，アレルギー対応用の厨房がある施設はほとんどない。厨房内でのコンタミネーション（混入）が避けられない状況である。また，調味料をはじめ加工食品の使用頻度も高く，特定

原材料の7品目をはじめアレルギー物質が含まれている食材も数多くある。アレルギー物質の表示を実施するために，製品規格書を取り寄せて確認する。また，仕入れの状況により，使用食材の規格変更やメーカーの変更があるため，常に製品規格書のチェックが必要である。また，コンタミネーションの可能性がある場合には，あらかじめポスター掲示などを行う。

① ポスター掲示による対応

例1：めん類を提供する際，"うどん"と"そば"を同一の釜で茹でている場合，コンタミネーションがあるということを表示する。

表示例：「同じ釜で茹でています。」「うどんは，そばと同一の釜で茹でています。」など。

例2：アレルギー対応用厨房がない場合，コンタミネーションがある旨の表示を行う。

表示例：「この厨房では，小麦粉を扱っています。」など。

② メニュー表示による対応……献立名にアレルギー物質が含まれる食材を記載する。

表示例：「ポークのチーズはさみフライ」（チーズ），「えび入り野菜のオイスター炒め」（えび），「いか入りかき揚げ」（いか）など。

### （7）原産地表示への対応

米トレーサビリティ法（正式法律名：米穀等の取引等に係る情報の記録及び産地情報の伝達に関する法律）にもとづき，平成23年7月1日より，米・米加工品の産地情報伝達が義務づけられている。「国産米」などの表示を実施する。

## 4）献立評価

### （1）給与栄養目標量と実施給与量

予定献立表に訂正があった場合には赤字で訂正し，実施献立表を作成する。また，1か月ごとに栄養出納表を作成し，食品構成および給与栄養目標量と実施給与量を比較して献立の評価を行う。「栄養管理報告書」（東京都の名称）については，健康増進法施行細則にもとづき，都道府県の設定月に合わせて作成し所轄保健所へ提出することが義務づけられている。

カフェテリア方式の場合は，主食，主菜，副菜を定食の形式に組み合わせて栄養出納表を作成する。肉料理・魚料理，和食・洋食・中華がバランスよくなるよう，管理栄養士・栄養士が組み合わせ，作成する。

### （2）検　　食

検食は，食事提供前の安全確認，提供された給食の評価（量，盛り付け方，味，色彩，温度など）や，内容の向上を図るために毎食実施する。検食は，施設により適切な者が行う。また，実施した結果を検食簿に記録し，給食内容に反映させる。

### （3）利用者の満足度評価

評価にもとづいた計画の見直しを行うために，喫食者に満足度調査を定期的に行う。実施回数については，事業所の給食担当者と打ち合わせを行い，年に1回（例：人事異動のあと，5月に実施）など，回数を決めて行うことが多い。アンケート内容は，味付け，ボリューム，提供温度などの質問項目とする。結果については，すみやかに食堂利用者にフィードバックを行い，満足度アップにつなげている。また，大がかりな組織だった評価ではないが，普段より残菜をチェックすることで，喫食者の満足度を知る手がかりとする。そのほか，顧客満足度調査，コミュニケーションボード等の設置など，多方面からのアプローチを試み，結果をその後の給食運営につなげる。

**高齢者施設**

　令和3年度介護報酬の改定において，施設系サービスにおける栄養ケア・マネジメントの充実をはかるべく，栄養マネジメント加算は廃止され，「入所者の栄養状態の維持及び改善を図り，自立した日常生活を営むことができるよう，各入所者の状態に応じた栄養管理を計画的に行わなければならない」ことが規定された。食事提供に当たり対象者の特性理解は重要である。

　高齢者の栄養状態に影響を及ぼす主な要因は，身体的要因，精神的要因と社会的要因などがあげられる。高齢者の身体状況や栄養状態は個人差が大きく，栄養課題のひとつとして低栄養状態があげられる。特に，要介護状態の高齢者や後期高齢者は，活動量や食欲の低下，認知力の低下，食事介助，義歯の不適合などがみられ，低栄養状態のリスクが高い状況にある。

　高齢者を対象に給食を提供する施設は，これらの特性を十分理解したうえで献立を作成し，食事を提供するとともに，個々人の身体状態や栄養状態，認知症関連の徴候・症状や摂食・嚥下機能などの課題について早期に把握・評価し，これらの情報に基づいて，個別に栄養ケアを行う必要がある。

　高齢者施設は，介護保険法や老人福祉法に基づいて運営され，対象者，通所や入所などの利用方法，管理栄養士・栄養士の配置規定が異なる。また，高齢者のための住居として位置づけられている「サービス付き高齢者住宅」や「住宅型有料老人ホーム」などの施設もある。

　高齢者が生活する場は，自宅以外に，施設や高齢者向けの住宅など多様である。施設や在宅にかかわらず，高齢者に食事を提供する施設においては，個々人の食事摂取状況を含めた栄養状態の把握をすることや，栄養ケア・マネジメントの実施が望まれる。

## 1）給食の運営管理

### （1）給食の運営

　給食の運営は，直営方式と委託給食会社への外部委託方式の2つに大きく分かれる。外部委託する場合の契約方法は，各施設の運営方針や状況により異なる。委託内容は，受託側と委託（施設）側の双方で意向の確認を行い決定することから，施設によってさまざまである。

### （2）運営管理

　給食の運営を業務委託する場合には，委託（施設）側と受託側のお互いの経営理念の理解と協力が不可欠である。そのため，日々の業務を通して，両者が適切に評価し合い，共通の目標に向かって，協働で問題解決や質の改善活動にあたるなど，相互理解を深める努力が必要となる。

　給食費のコスト管理は，運営管理においても重要である。しかし，食材料の価格は，天候や災害，そのほかにも経済状況や不測の事態等により影響を受けて価格が高騰するなど不安定なため，管理が難しい面もある。

　委託給食会社の強みのひとつに，食材料の一括購入などで安価に購入できるといった点があるが，契約単価の食材料費を検討する場合は，食材料の価格変動を踏まえ十分に話し合う必要がある。コスト管理は重要であるが，食材料コストの管理を最優先し，結果的に食事の質が低下し，摂取量が低下することのないよう，総合的に評価する視点が必要になる。

　高齢者施設では，行事食や個々人の摂食・嚥下機能に合わせた調理形態の設定など，食事内容に特に配慮を行う必要があることから，献立表の作成は委託（施設）側が行い，その後の作業工程表や発

注票の作成からは受託側が行うという形での業務分担もみられる。

献立表の作成を受託側に依頼する場合には，施設側は，施設の献立計画や作成基準について提示し，理解を得ることが必要となる。施設側は，献立内容について，作成基準の遵守について確認し，また，給食委員会等を設置し，献立内容やサービス方法に関し相談する場を設ける役割がある。

## （3）給食費

食費は，食材料費，労務費や水光熱費などの直接費と間接費からなり，価格は各施設で異なり幅がある。国は，居宅介護の食費との整合性を踏まえて，平成17年の介護保険制度改正時に，基本食事サービス費を廃止し，介護保険施設入居者の食費を介護保険給付の対象外として，全額を利用者の自己負担とした。現在の介護保険施設の食費の基準費用額は，日額1,445円（令和3年8月施行）である。

# 2）アセスメントと栄養計画

## （1）高齢者の栄養状態と栄養ケア・マネジメント

高齢者の低栄養状態は，生命予後に影響を及ぼし，また要介護状態を引き起こす要因のひとつである。要介護状態の高齢者に低栄養状態の者が多く出現していることは，広く知られており，高齢者の低栄養状態は，免疫機能の低下や感染症の誘発を引き起こすなど，高齢者の自立した生活を困難にすることが指摘されている。

そのほか，食事中に，認知症に伴う行動・心理状態が出現することにより，栄養状態の低下を引き起こして体重減少をきたすなどの報告もあり，近年，認知症高齢者特有の食事中の徴候・症状と低栄養状態との関連が報告されている。

介護保険施設では，平成17年から栄養ケア・マネジメントが介護報酬として評価（栄養マネジメント加算）されており，管理栄養士により，高齢者の低栄養状態の予防・改善と利用者の自己実現を目的とした栄養ケア・マネジメントが実施されている。

施設入所者が認知機能や摂食・嚥下機能の低下等により食事の経口摂取が困難になった場合でも，自分の口から食べる楽しみを得られるように，多職種協働で支援が行われている。その他，医師の食事箋による治療食（療養食加算）の提供も行われている。

令和3年度の介護報酬の改定では，施設系サービスにおける栄養ケア・マネジメントの充実をはかるべく，栄養マネジメント加算は廃止され，栄養マネジメント強化加算が新設された。

さらに，多職種連携における管理栄養士の関与の強化として，看取りへの対応に係る加算と褥瘡対応に係る加算に関与する専門職として管理栄養士が明記されるなど，管理栄養士による支援の充実が求められている。

## （2）栄養ケア・マネジメントの手法

喫食者のアセスメントと栄養管理の方法として，管理栄養士により実施されている栄養ケア・マネジメントの手法について表Ⅱ-4-1に示す。

**表Ⅱ-4-1　栄養ケア・マネジメントの手法**

| 栄養ケア・マネジメント | 栄養スクリーニング，栄養アセスメント，栄養ケア計画，モニタリング，評価と，サービスの評価と継続的な品質改善から構成されていて，対象者個々人について記録に残している。 |
|---|---|
| 栄養スクリーニング | 低栄養状態についての関連要因を含め，リスクを判定し，低栄養状態のおそれのある者を把握する。食事提供にかかわる主なスクリーニング項目は，主食や副食の食事摂取量や栄養補給法などである。 |
| 栄養アセスメント | 低栄養状態のリスクがある者の程度を評価・判定する。この場合，臨床検査や身体計測値のほかに，摂食・嚥下機能の把握と，摂食・嚥下機能に応じた調理形態の調整などの食事の個別化ニーズの把握などが行われる。その他，食事に関する満足感や食事時の留意事項など，食事提供に関する内容は重要なアセスメント項目である。 |
| 栄養ケア計画の作成 | 具体的で実行可能なケア内容について，サービスにかかわる職種間で協議し決定し，文書化する。食事に関しては，栄養補給と具体的な食事内容を記載する。栄養ケア計画は，計画通りに実施されているかどうかを必ず確認し，計画上の問題点は直ちに修正し，修正内容を実行する。 |
| モニタリング | 栄養状態の再アセスメントを行うために定期的に実施する。モニタリング期間は，栄養状態や用いている指標によって適切な期間を定めて実施する。 |
| 評　価 | 目標に照らし合わせて行われ，目標が達成できていない場合は，計画の修正や続行などについて関係者間で協議し決定する。 |
| サービスの評価と継続的な品質活動 | 各施設で評価項目を検討し，その評価項目の目標達成割合などの結果に基づいて，サービス方法や連携方法などの修正や改善をはかり，継続的なサービスの品質改善活動を行う。 |

## （3）給与栄養目標量

　給与栄養量の目標設定は，対象者の性・年齢階級・身体活動レベル別（表Ⅱ-4-2）に人員構成を確認し，『日本人の食事摂取基準』をもとに定期的に算出する。給食を提供するにあたり，集団を対象とした基準を設定するが，高齢者施設入居者は身体状況や栄養状態について個人差が多いことから，栄養ケアが実施されており，栄養アセスメントの結果をふまえた個別対応がなされている。

　給与エネルギー目標量の設定例を表Ⅱ-4-3に示す。対象者の性・年齢階級・身体活動レベル別人員構成に基づき，推定エネルギー必要量を確認し，エネルギー量の幅が1日当たり±200 kcal 以内になるように給与エネルギー目標量を設定する。その他，推定平均必要量・推奨量が策定されている栄養素は，推定平均必要量を下回る人の割合を減らすように設定し，目標量が策定されている栄養素は，目標量を逸脱した摂取量の人をできるだけ少なくするなど，『日本人の食事摂取基準』を活用するうえでの基本的な考え方に沿って計画する。

**表Ⅱ-4-2　性・年齢階級・身体活動レベル別の人員構成例（人）**

| 性別<br>身体活動レベル | 男性<br>Ⅰ（低い） | 女性<br>Ⅰ（低い） |
|---|---|---|
| 50～64歳 | 1 | 2 |
| 65～74歳 | 8 | 2 |
| 75歳～ | 11 | 54 |
| 小計 | 20 | 58 |
| 合計 | 78 | |

表Ⅱ-4-3　給与エネルギー目標量の設定（1日当たり）（例）

| 推定エネルギー必要量（kcal/日） | 対象者人数（人） | 該当対象者・身体活動レベル | 給与エネルギー目標量（kcal/日） | 給与エネルギー目標量と推定エネルギー必要量との差（kcal/日） |
|---|---|---|---|---|
| 1,400 | 54 | 75歳以上女性・Ⅰ | 1,400 | ± 0 |
| 1,550 | 2 | 65〜74歳女性・Ⅰ | 1,600 | ＋ 50 |
| 1,650 | 2 | 50〜64歳女性・Ⅰ | 1,600 | － 50 |
| 1,800 | 11 | 75歳以上男性・Ⅰ | 1,800 | ± 0 |
| 2,050 | 8 | 65〜74歳男性・Ⅰ | 2,100 | ＋ 50 |
| 2,200 | 1 | 50〜64歳男性・Ⅰ | 2,100 | － 100 |

## （4）食品構成

　食品構成は，献立作成基準を検討・確認し，対象者に必要な給与栄養目標量を満たすように配慮して作成する。まず，設定した給与栄養目標量のエネルギー産生栄養素バランスを決定し，対象者特性に応じた献立作成の基本的な条件設定を行う。

　具体的には，穀類は，給与エネルギー目標量および炭水化物エネルギー比率から使用量を決定する。食品の種類の内訳に関しては，対象者の嗜好への考慮が必要となる。例えば，パンは8枚切を使用し2回/週，麺は嗜好調査の結果を踏まえ2〜3回/月，米は炊き上がり倍率2.4倍とし，1回の分量を60〜70gとするなど，一定期間の摂取頻度を考慮して決定する。同様に，魚介類・肉類・卵類，豆類・大豆製品，野菜の使用量，油脂類とその他の食品について，条件設定を行う。動物性食品，植物性食品の使用量の決定例は，魚介類や肉類は，60g/食をそれぞれ3日で3回ずつ，野菜類は，緑黄色野菜とその他の野菜の摂取量を決定し，おおむね350g以上/日を目標とする。果物は60g/食/日，牛乳は200g/食/日，いも類は50g/食として，5回程度/週とするなど，動物性たんぱく質と植物性たんぱく質量を算出し確認しながら，献立作成の条件とともに，それぞれの食品群について使用量を決定す

表Ⅱ-4-4　食品構成例

| 食品群分類 | 使用量（g） |
|---|---|
| 穀　　類 | 350 |
| い　も　類 | 35 |
| 砂糖・甘味料類 | 10 |
| 豆　　類 | 40 |
| 種　実　類 | 1.5 |
| 野　菜　類 | 280 |
| 緑黄色野菜 | 110 |
| 果　実　類 | 80 |
| きのこ類 | 10 |
| 藻　　類 | 8 |
| 魚　介　類 | 68 |
| 肉　　類 | 55 |
| 卵　　類 | 30 |
| 乳　　類 | 160 |
| 油　脂　類 | 5 |
| 菓　子　類 | 23 |

る。その他の食品については，総エネルギー量および食品の使用実績を踏まえて使用量を決定し，エネルギー源となる食品の使用量は，偏りのないように注意する。食塩摂取に関連のある調味料類や加工食品類は，過去の使用実績や施設特性に応じて，食塩相当量の目標範囲内に収まるように調整する。具体例を表Ⅱ-4-4に示す。

## （5）調理形態の設定

　介護保険施設では，平成27年度の介護報酬改定から，ミールラウンド（多職種による食事場面の観察）や，カンファレンスなどの取り組みプロセス，および咀嚼能力などの口腔機能を踏まえた経口維持のための支援が評価されることとなり，管理栄養士が中心となって，利用者に対し，多職種協働で口腔・栄養管理が実施されている。

　調理形態の設定は，安心で安全な食事摂取と，栄養状態の改善の面から非常に重要であり，高齢者の咀嚼・嚥下機能をアセスメントし，個々人の口腔機能や摂食・嚥下機能に合わせた調理形態に調整する必要がある。一方，それぞれの調理形態について，食材の大きさや物性，とろみの具合等，作業

Ⅱ
高齢者施設

の標準化が求められる。

　主食は，主要なエネルギーとたんぱく質の供給源になることから，食種の設定が重要になる。米飯は，通常の米と水の割合よりも水分量を増やして，やや軟らかめの炊きあがりのものとする。さらに，この飯では硬いが全粥では軟らかすぎるという対象者に対しては，水分量をさらに増やして特に軟らかい炊きあがりの飯を用意することで，飯の味わいや栄養摂取の面からも評価できるものとなる。

　副食も，通常の食事である常食のほか，この常食を一口サイズに切ったものや，歯茎で押しつぶせる硬さの軟菜食，舌と口蓋で潰せる硬さのマッシュ食，調理により食塊状に調整されているムース食，流動性がありとろみを加えたミキサー食やペースト食など，咀嚼や摂食・嚥下機能の低下がみられる場合でも，安全においしく食事が摂取でき，楽しめる工夫を行う。具体例を表Ⅱ－4－5に示す。

表Ⅱ－4－5　展開例

| 名　　称 | 常　　食 | 軟　菜　食 | マッシュ食 | ムース食 |
|---|---|---|---|---|
| 献立内容 | ご飯 | 軟らかご飯 | とろみかゆ | かゆゼリー |
| | 麩とわかめのみそ汁 | 麩とあおさのみそ汁 | 麩とあおさのみそ汁（とろみ付け） | 麩とわかめのみそ汁のムース |
| | おろし納豆 | おろし納豆 | 煮豆腐（絹ごし豆腐）のみぞれ煮 | 煮豆腐（絹ごし豆腐） |
| | 野菜炒め（キャベツ，もやし，たまねぎ，にんじん，しいたけ，ベーコン，絹さや） | 野菜炒め（キャベツ，たまねぎ，にんじん，えのきたけ，シーチキン，絹さや〔彩り〕） | 野菜炒め（キャベツ，たまねぎ，にんじん，えのきたけ，シーチキン，絹さや〔彩り〕） | 野菜炒め（加工済みムース食材：キャベツムース，たまねぎムース，にんじんムース，やわらかえんどうムース） |
| | メロン | メロン | メロンゼリー | 加工済みムース食材：メロンムース |
| 調理形態の内容 | ・常食を一口サイズに切った料理。<br>・スプーンにのる大きさが目安。 | ・歯茎で押しつぶせる硬さ。歯の欠損がある方でも食べることが可能。<br>・食材の硬さに配慮し，調理方法や食材を変更する。 | ・舌と口蓋でつぶせる程度の硬さ。軟菜食を包丁やフードカッターで細かくした後，すりつぶす。<br>・食材によってはムース食と同様の内容となる。 | ・軟菜食をミキサーにかけて，凝固剤で固めたり食材変更する。<br>・調理により食塊状に調整した状態。<br>・加工済みソフト食を利用する場合もある。 |

＊一口サイズ食は，常食を一口サイズにカットする。デザートスプーンなどの小スプーンにのる大きさが目安。
＊ミキサー食，ペースト食は，軟菜食をミキサーにかける。でき上がりの濃度によってとろみ剤を使用し，まとまりやすくする。

　調理形態の分類については，これまで，施設によって嚥下食の基準や調理形態の名称がさまざまで，転院や退院時に，調理形態についての情報提供が適切に行われていないことが少なくなかった。そのような状況を受け，日本摂食嚥下リハビリテーション学会が，国内の病院・施設・在宅医療および福祉関係者が共通して使用できることを目的とし，食事（嚥下調整食）およびとろみについて，分類段階を平成25年に示した（令和3年改訂）。各高齢者施設では，施設の調理形態をこの改訂された「嚥下調整食分類2021」の分類にあてはめ，職員間の調理形態に関する共通理解や，他施設間の連携のツールとして活用している（表Ⅱ－4－6）。

| 名　称 | 形　態 | 目的・特色 | 主食の例 | 必要な咀嚼能力 |
|---|---|---|---|---|
| 嚥下訓練食品0j | ・均質で，付着性・凝集性・かたさに配慮したゼリー<br>・離水が少なく，スライス状にすくうことが可能なもの | ・重度の症例に対する評価・訓練用<br>・少量をすくってそのまま丸呑み可能<br>・残留した場合にも吸引が容易<br>・たんぱく質含有量が少ない | | （若干の送り込み能力） |
| 嚥下訓練食品0t | ・均質で，付着性・凝集性・かたさに配慮したとろみ水（原則的には，中間のとろみあるいは濃いとろみ*のどちらかが適している） | ・重度の症例に対する評価・訓練用<br>・少量ずつ飲むことを想定<br>・ゼリー丸呑みで誤嚥したりゼリーが口中で溶けてしまう場合<br>・たんぱく質含有量が少ない | | （若干の送り込み能力） |
| 嚥下調整食1j | ・均質で，付着性，凝集性，かたさ，離水に配慮したゼリー・プリン・ムース状のもの | ・口腔外で既に適切な食塊状となっている（少量をすくってそのまま丸呑み可能）<br>・送り込む際に多少意識して口蓋に舌を押しつける必要がある<br>0jに比し表面のざらつきあり | おもゆゼリー，ミキサー粥のゼリー　など | （若干の食塊保持と送り込み能力） |
| 嚥下調整食2-1 | ・ピューレ・ペースト・ミキサー食など，均質でなめらかで，べたつかず，まとまりやすいもの<br>・スプーンですくって食べることが可能なもの | ・口腔内の簡単な操作で食塊状となるもの（咽頭では残留，誤嚥をしにくいように配慮したもの） | 粒がなく，付着性の低いペースト状のおもゆやかゆ | （下顎と舌の運動による食塊形成能力および食塊保持能力） |
| 嚥下調整食2-2 | ・ピューレ・ペースト・ミキサー食などで，べたつかず，まとまりやすいもので不均質なものも含む<br>・スプーンですくって食べることが可能なもの | | やや不均質（粒がある）でもやわらかく，離水もなく付着性も低い粥類 | （下顎と舌の運動による食塊形成能力および食塊保持能力） |
| 嚥下調整食3 | ・形はあるが，押しつぶしが容易，食塊形成や移送が容易，咽頭でばらけず嚥下しやすいように配慮されたもの<br>・多量の離水がない | ・舌と口蓋間で押しつぶしが可能なもの<br>・押しつぶしや送り込みの口腔操作を要し（あるいはそれらの機能を賦活し），かつ誤嚥のリスク軽減に配慮がなされているもの | 離水に配慮した粥　など | 舌と口蓋間の押しつぶし能力以上 |
| 嚥下調整食4 | ・かたさ・ばらけやすさ・貼りつきやすさなどのないもの<br>・箸やスプーンで切れるやわらかさ | ・誤嚥と窒息のリスクを配慮して素材と調理方法を選んだもの<br>・歯がなくても対応可能だが，上下の歯槽堤間で押しつぶすあるいはすりつぶすことが必要で舌と口蓋間で押しつぶすことは困難 | 軟飯・全粥　など | 上下の歯槽堤間の押しつぶし能力以上 |

＊本表を使用するにあたっては必ず「嚥下調整食学会分類2021」の本文を熟読されたい。

＊上記0tの「中間のとろみ・濃いとろみ」については，学会分類2021（とろみ）を参照されたい。

　本表に該当する食事において，汁物を含む水分には原則とろみを付ける。【Ⅰ-9項】

　ただし，個別に水分の嚥下評価を行ってとろみ付けが不要と判断された場合には，その原則は解除できる。

　＊『日本摂食嚥下リハビリテーション会誌25（2）：135-149, 2021』または日本摂食嚥下リハビリテーション学会ホームページ：『嚥下調整食学会分類2021』を必ずご参照ください。

# 3）献立作成

## （1）献立作成の手順

　高齢者は個人差が大きいことから，すべての対象者にとって望ましい範囲を設定するために，集団を対象とした給与栄養目標量は，栄養アセスメントの結果と，対象集団の『日本人の食事摂取基準』の各指標について，推定平均必要量や推奨量，目標量の数値を参考に検討する。給与栄養目標量の設定は，対象となる高齢者の年齢階級別に推定エネルギー必要量を算出し，給与エネルギー目標量を設定し，給与エネルギー目標量に対する栄養素量を算出する。その後，献立計画を立てる。

献立計画は，食事提供を行ううえでの基本事項を定めるものであり，施設の入所者特性に応じた調理形態の設定，間食（おやつ）を含めた食事の回数や食事ごとの栄養比率の配分，そのほか，食事時間や提供方法，食品構成，施設のイベントに合わせたイベント食や行事食，サイクル献立の期間の設定などを定める。

　要介護者が入居する高齢者施設では，特に，季節に合わせたイベント食や行事食の意義は大きい。行事食は，外出機会が少なく，単調になりがちな生活に変化をもたらす。季節の移り変わりを感じることや，旬の食材を味わうことで，食欲増進や喫食量の増加につながることが期待できる。

　食品群別荷重平均栄養成分表と食品構成は，対象者特性や嗜好などを考慮し，施設の献立計画を踏まえ実状に合わせて作成する必要がある。特に，主食や主菜は，主要なエネルギーおよびたんぱく質の補給源になることから，低栄養状態の改善や健康の維持を目的とした高齢者への食事提供に際し，これらの設定は重要であり，食品構成の設定時には配慮が必要となる。食品構成を用いた献立作成は，栄養や食品のバランスが整い，栄養価計算を行わなくてもおよその栄養価が把握できる利点がある。

## （2）予定献立の作成

　予定献立の作成は，まず，主要なエネルギーおよびたんぱく質源である主食や主菜から検討をはじめる。まず，主食の種類を決定し，次いで，主食に見合った主菜を組み合わせる。主菜で用いる肉類，魚類，卵類，豆・豆製品などの食材と，調理法や調理様式（和食，洋食，中華等）について，1日2食を和食，1回を洋食，中華，パン食とするなど，一定期間内に振り分けて基本メニューを作成し，献立内容のバランスを確認する。副菜は，主菜に見合った内容とし，主菜に不足する栄養素を補う内容を中心に検討する。献立全体のバランスや使用量などを組み合わせて献立を完成させ，栄養価計算を行って給与栄養目標量と比較し，できる限り1日の献立もこれらの値に近くなるように調整を繰り返す。展開献立は，この基本メニューをもとに，食種ごとに同様に作成する。

　医師の食事箋による治療食の提供が行われる（療養食加算の対象となる）場合は，各疾病のガイドラインや施設の療養指針等により栄養ケアが行われている。

## （3）献立作成上の確認事項

　以下に，主な献立作成上の確認事項の例をあげる。

- ・一定期間の給与栄養目標量が満たされている。
- ・調理様式や食材が，対象者の嗜好や食習慣に合っている。
- ・食材の確保や施設設備や作業能力など，生産能力に適した無理のない内容である。
- ・季節感を取り入れ，彩りの配慮，旬の食材の使用や味に変化をもたせている。
- ・食材の取り扱いや調理法が，衛生的で安全である。
- ・限られた予算内で工夫がされている。

## （4）献立の設計品質

　献立作成者は，献立の設計品質について，調理従事者や他職種に対し，共通理解が得られるような働きかけが必要である。調理従事者に対しては，設計品質に関する内容を単に献立や調理作業書に示すだけではなく，日々の業務を通して，対象者状況やニーズについて随時情報提供することで，目標とする品質の共通認識が行え，食事内容の品質の向上につながることが期待できる。

　また，他職種に対しても，日々の献立は，栄養価，安全性や作業効率の視点だけではなく，対象者の満足度を高めるために，味付けや彩りなど喫食者の嗜好などに配慮して設計品質を設定し，工夫していることを伝えることで，対象者に対する配膳や食事中の声掛けの内容が，より食事が楽しみになり，喫食を促す内容になることが期待できる。

# 4）献立評価

## （1）嗜好と摂取量の評価

　高齢者施設では，対象者の嗜好や満足度を定期的に調査，分析して，栄養管理に反映させている。嗜好面の満足度は，食事摂取状況調査や聞き取り，嗜好調査などで把握することができる。喫食率の向上は，顧客満足とともに栄養状態の向上に関連することからも，随時調査を行い，栄養ケアや献立作成に活用する。

　摂取量の評価は，個々人の食事摂取量のデータから摂取栄養量を算出し，個別の栄養ケア計画に反映させている。集団全体の残食量の料理別評価は，その集団の嗜好の傾向を把握することができる。

　栄養状態の評価は，臨床検査や臨床診査の結果から，個々人の栄養状態を把握し，適切な栄養量の確保ができているかについて評価する。

　介護保険施設で導入されている栄養ケア・マネジメントでは，個々人の栄養状態を定期的に把握して必要量を算出し，栄養ケア計画に基づいて個別に食事提供がなされている。

　個別対応は，主に主食の盛り付け量や主菜の分量，付加食品，間食（おやつ）や飲料等で調整している。過不足がないかを定期的にモニタリングし，個々人の栄養状態の評価が行われている。

## （2）給与栄養量の評価

　提供した食事内容が適切であったかどうかを評価するために，給与栄養目標量と給与栄養量，食品構成と食品群別給与量に関して，一定期間の値について対比し，栄養素や食品群の充足状況について評価する。適正に実施できているかを確認し，必要に応じて献立作成時に調整を行う。差が大きい場合には，原因を分析し改善する必要がある。

## （3）経済的評価

　日ごとの食材料費の差は，変化に富む献立を作成すれば必然的に生じるものであるが，一定期間内で適正範囲に調整する必要がある。そのため，1か月間など一定期間の合計食材料費から1日当たりの平均値を算出し，食材料費の日額と対比して評価する。

　また，利用者に食事摂取量の低下や，摂食・嚥下障害がある場合などは，付加食品や咀嚼・嚥下機能に適した調整食の提供が行われることから，当然コストもかかる。しかし，これらのコストがかかったとしても，合併症の出現，再入院日数，検査回数や服薬数などを含め，栄養状態の改善の効果や効率などについて総合的に評価することが望まれる。

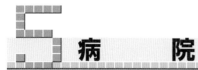

# 5 病　　院

　病院における食事計画・献立計画は，患者の栄養管理の一端であり，患者の治療支援としても，また患者満足度を高めることにより，病院評価の要因としても影響の大きな部分である。栄養管理は入院基本料にその実施が条件となっており，入院診療計画，院内感染防止対策，医療安全体制，褥瘡対策とならび重要視されている。栄養管理体制として，患者個々に応じた栄養状態，摂食機能状態に配慮した栄養管理計画書を作成し，多職種により栄養管理が実施される。

　病院の対象特性上，経口摂取でなく経腸栄養管理，静脈栄養管理においても，栄養管理は実施されなければならない。患者の栄養評価後の栄養投与法の基準を図Ⅱ−5−1に示す。多くの病院では，救命救急を除けば，経口摂取（食事）をしている患者が8割程度おり，食事・献立管理はきわめて重要である。患者の栄養状態をスクリーニングし，栄養診断から栄養ケアプランを作成し，実施，評価，再プランニングを繰り返し，治療支援を行っていくが，どれほど正確な評価とプランニングがあっても，食事が適正に給与されなければ改善は見込めない。

　さらに，慢性疾患，生活習慣病，術後食等では，適切な食事は教材として栄養食事指導に欠かせない。精度管理，教育貢献度が高い食事・献立管理が望まれる。

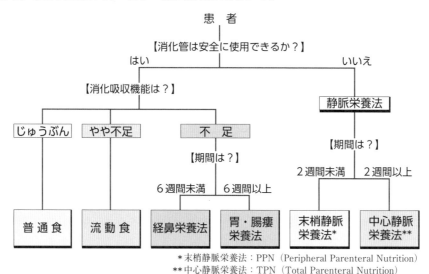

＊末梢静脈栄養法：PPN（Peripheral Parenteral Nutrition）
＊＊中心静脈栄養法：TPN（Total Parenteral Nutrition）

図Ⅱ−5−1　栄養管理の選択法

## 1）給食の運営管理

### （1）運営形態

　病院における管理栄養士の業務が，患者の栄養アセスメント，栄養診断，栄養ケアプランへ大きくシフトするようになってから，給食経営管理は委託化が進み，給食経営専門の会社によって運営されることが多くなっている。

　しかし，その内容については，常に病院サイドに責任があり，協力して運営に当たる必要がある。直営と委託に関するメリット，デメリットはよく語られるが，どのような運営形態が望ましいかは，病院ごとの目標設定によっても異なるため一概には決められない。いずれにしても目標は，患者にとっ

て適切な栄養補給が達成され，おいしいという満足感を満たし，QOL向上により治療効果を上げることである。これらの目標がひとつでも達成されない場合は，運営形態についても検討されなければならない。

## （2）食材料管理

食材料管理は，委託契約の中に含まれる場合もあるが，安定した食事の提供には，きわめて重要である。イベント食（行事食）や変化に富んだ献立作成では，ある程度の日差が生じるが，あまり大きな差を生じることは，入院期間の異なる患者の評価に影響する。月単位での実行単価が安定することが望ましい。また，食材料は入札など病院で指定された方法で購入されるが，近隣施設や運営共同体施設によって単価調査などを実施し，購入単価の検討および妥当性を明らかにしておくことが求められる。

また，入院時食事療養費および入院時生活療養費の標準負担額については，平成27年度以前では，食材料費相当額の260円とされていることから，1食の食材料費の目安は260円以下とならないことが望ましい。さらに28年度では，調理費相当額の負担が加味され360円となり，平成30年度には，460円と段階的に引き上げられたため，食材料の質については，評価が厳しくなると予想される。

無駄のない購入計画を可能にするためには，「生鮮品・在庫品管理簿」を活用する。近年災害対策として非常食管理を含め在庫管理を行うが，非常食の賞味期限・消費期限を考慮し，日常の献立によって非常食が一定数保管される方法を選択する病院が多い。非常食の価格は安くない。特に無駄が生じないよう，防災の日の啓発献立として活用するのもよい。

食材料の衛生管理では，生産地を明らかにすること，輸送状況・輸送温度の確認と記録，洗浄，保管，保存検食等は「大量調理施設衛生管理マニュアル」に従う。同マニュアルは食中毒等の事故状況により，しばしば改正されるので，最新版を確認する。

## （3）給食システムと施設設備

施設設備は，給食システム（クックサーブ方式，クックチル方式，新調理システムなど）が多岐にわたるため，必要な面積，調理機器，配膳に要する温冷配膳車の有無など異なる点が多い。施設の特性，患者の嗜好と評価により，最も適した給食システムを採用することもマネジメントとしては重要である。

給食の目的が患者の治療支援が可能な食事提供であり，嗜好が満たされQOL向上に寄与すること，衛生管理を基本とし，安全な食事が提供できることにあることを重点項目とする。調理スタッフの技術力や構成から，ある程度マニュアル化された調理レシピを可能にするためには，高性能なスチームコンベクションオーブン，半調理食品の加工や急速冷却用のブラストチラー，再加熱調理機を備えていることが望ましい。

# 2）アセスメントと栄養計画

## （1）個人・集団のアセスメントと栄養計画

病院における栄養評価は，すべて個人を対象として実施すべきものであり，疾病，体位，栄養管理目標により患者の数だけ存在するといってもいい。これは個々の栄養管理計画によって示されている。しかし，作成された食事計画数分（患者数分）の給与栄養目標量を設定し，献立を作成し，調理し，配膳を行うことは非効率的である。もちろん，個別の対応が必要な場合は実施する意味があるが，ある程度の患者は集約することが可能である。これを適正にマネジメントする方法が「約束食事箋」，「治

療食指針」等の名称で院内に整備されている基準である。いかにこの食事基準が各疾病を網羅し，成分栄養管理として効率良く構成されているかが，病院給食管理の良し悪しを決定する。

特定給食施設として給与栄養目標量の設定をする際，最新版の『日本人の食事摂取基準』に応じた荷重平均栄養量を使用（年2回以上作成）するのが一般的だが，現在は電子カルテ管理において個々の必要栄養量を決定している病院も少なくない。統計処理により給与栄養目標量の設定をすることも可能であり，より望ましい。

このように基準は病院ごとに設定されるが，一般常食においても，どの程度の種類の設定をしておけば，許される誤差範囲の中で食事を提供できるか検討しなければならない。おおむね1,400～2,200 kcal までを 200 kcal きざみで設定すると，日本人ではほとんど適応する食事が存在する。

さらに，適正に目標栄養量の設定に合った食事が給与できているか，定期的評価が必要である。

① 一般常食

一般常食は，主食形態に準じて設定されており，常食，軟食，五分がゆ，三分がゆ，流動食に分類されている（表Ⅱ-5-1）。一般常食の主食の調整は全がゆと重湯（おもゆ）の配合割合で作成することが多いが，高齢者や嚥下に問題のある患者では，固形物と流動物が分離しやすいため注意が必要である。また，常食からかゆ食へと展開するにしたがい，食事として給与可能なエネルギー，栄養素は低くなるため，分がゆを継続摂取し，不足が問題となる場合は，経口栄養補助食品の使用や静脈栄養の適用も視野に入れて検討する。すでに「約束食事箋」のレベルで補助食品等の指示がある場合は，その通りに給与する。

### 表Ⅱ-5-1 一般常食（食事基準）の例

| 食種 | | エネルギー (kcal) | たんぱく質 (g) | 脂質 (g) | 炭水化物 (g) | 食塩相当量 (g) |
|---|---|---|---|---|---|---|
| 常食 | 1,200 kcal（ハーフ） | 1,200 | 50 | 30 | 180 | 7 |
| | 1,400 kcal | 1,400 | 60 | 40 | 200 | 7 |
| | 1,600 kcal | 1,600 | 65 | 40 | 235 | 7 |
| | 1,800 kcal | 1,800 | 70 | 45 | 270 | 7 |
| | 2,000 kcal | 2,000 | 75 | 45 | 305 | 7 |
| | 2,200 kcal | 2,200 | 85 | 55 | 330 | 7.5 |
| 全がゆ食 | 1,100 kcal（ハーフ） | 1,100 | 50 | 30 | 150 | 7 |
| | 1,600 kcal | 1,600 | 70 | 45 | 225 | 7 |
| | 1,900 kcal | 1,900 | 80 | 55 | 265 | 7 |
| パン食 | （全 量） | 1,850 | 80 | 65 | 230 | 7.5 |
| | （ハーフ） | 1,350 | 55 | 50 | 170 | 6 |
| めん食 | （全 量） | 1,750 | 75 | 45 | 240 | 7.5 |
| | （ハーフ） | 1,150 | 55 | 30 | 165 | 6 |
| PY-12～15* | （2,000 kcal） | 2,000 | 75 | 50 | 310 | 7 |
| | （2,350 kcal） | 2,350 | 85 | 55 | 360 | 7 |
| ムース食・ソフト食 | | 1,500 | 65 | 35 | 225 | 7 |
| 五 分 が ゆ 食 | | 1,200 | 60 | 35 | 150 | 7 |
| 三 分 が ゆ 食 | | 1,200 | 50 | 35 | 160 | 7 |
| 流 動 食 | | 700 | 20 | 15 | 115 | 6 |

＊小児 12 歳～15 歳

② 特別治療食

特別治療食は、「約束食事箋」、「治療食指針」で設定されており、根拠は、各医学会のガイドラインの推奨する栄養療法と栄養基準となっている。ガイドラインに変更があった場合は、「約束食事箋」の改定を行う。変更がない場合も、5年に一度は確認を行うことが必要である。特別治療食は、「成分栄養管理」または「疾病別栄養管理」として作成されており、成分栄養管理が主流である。この場合も、主な対象疾病の表記をする（表Ⅱ-5-2）など、使用するすべてのメディカルスタッフにわかりやすい「約束食事箋」となるよう配慮する。

特別治療食は、疾病によっては使用する食品が異なり、限定されるため、食種ごとの荷重平均成分表を用いて栄養素表記を行う。脂肪制限で脂肪含有量5%以下の魚を使用する場合などには、一般食で使用する魚の種類とは異なるため、個別の荷重平均成分表が必要となる。

表Ⅱ-5-2 成分栄養管理と疾病別栄養管理

| 成分栄養分類 | 疾病別分類 | ポイント |
|---|---|---|
| エネルギーコントロール | 糖尿病 | 食物繊維、食塩、炭水化物比率、3食比率 |
| | 脂質異常症 | 脂質エネルギー比率、コレステロール、食物繊維、食塩 |
| | 高血圧 | 食塩、カリウム、食物繊維 |
| | 心疾患 | 食塩、水分 |
| | 高尿酸血症 | プリン体、水分、アルコール |
| | 肝臓病 | 脂質エネルギー比率、食物繊維、アルコール |
| エネルギー・たんぱく質コントロール | 糖尿病性腎症 | 食塩、カリウム、リン、水分 |
| たんぱく質コントロール | 慢性腎臓病 | 食塩、カリウム、リン、水分 |
| | 肝硬変非代償期 | BCAA比率、LES、鉄 |
| 脂質コントロール | 膵 炎 | 脂質比率、アルコール |
| | 胆石症・胆嚢炎 | 脂質配分、コレステロール、食物繊維 |

## （2）食品構成

食品構成表は、「約束食事箋」で設定した食種ごとに荷重平均成分表を用いて、食品の使用量の設定を行うものである。近年、コンピュータによって献立管理をするため、食品構成表の必要性を疑問視する専門家も多いが、食品構成表の設定は、献立の骨組みを決定し、栄養食事指導の教材としての役割を明確化するうえで重要である。食品構成表を用いて献立を作成し、成分表により詳細のチェックを行い、微調整をすることが適切である。また、食品構成表からの作成献立と「約束食事箋」の栄養成分との誤差範囲がどの程度生じるかなど、日々の献立評価を行い、食品や料理の妥当性を理解した献立マネジメントを行わなければならない。

さらには、変化に富んだ献立作成を目標にすると、食品構成通りの計画を日々実行することは難しくなるため、おおむね週単位での評価が達成されるように計画する。常食食品構成表の例を示す（表Ⅱ-5-3）。

## 表Ⅱ−5−3　常食食品構成例（1,900 kcal）

| | | 給与量 (g) | エネルギー (kcal) | 水分 (g) | たんぱく質 (g) | 脂質 (g) | 糖質 (g) | 食物繊維 (g) | カルシウム (mg) | 鉄 (mg) | ナトリウム (mg) | カリウム (mg) | ビタミンA (μgRAE) | ビタミンB₁ (mg) | ビタミンB₂ (mg) | ナイアシン (mg) | ビタミンC (mg) |
|---|---|---|---|---|---|---|---|---|---|---|---|---|---|---|---|---|---|
| 魚介類 | 生 | 70.0 | 102 | 50.5 | 13.4 | 4.7 | 0.1 | 0.0 | 16 | 0.4 | 108 | 255 | 97 | 0.04 | 0.13 | 3.9 | 1 |
| | 塩, 生干し, 乾燥 | 10.0 | 15 | 7.1 | 2.0 | 0.7 | 0.1 | 0.0 | 2 | 0.1 | 56 | 33 | 2 | 0.02 | 0.02 | 0.8 | 0 |
| | 水産練り製品 | 5.0 | 6 | 3.6 | 0.6 | 0.1 | 0.6 | 0.0 | 2 | 0.0 | 37 | 5 | 0 | 0.00 | 0.00 | 0.0 | 0 |
| 獣鳥肉類 | | 70.0 | 118 | 49.0 | 13.4 | 6.6 | 0.3 | 0.0 | 4 | 0.5 | 82 | 230 | 8 | 0.22 | 0.15 | 4.4 | 4 |
| 卵類 | | 30.0 | 39 | 20.8 | 3.2 | 2.6 | 0.2 | 0.0 | 11 | 0.4 | 56 | 31 | 27 | 0.02 | 0.10 | 0.1 | 0 |
| 豆類 | 豆腐 | 30.0 | 23 | 25.8 | 2.1 | 1.4 | 0.4 | 0.1 | 39 | 0.4 | 3 | 37 | 0 | 0.02 | 0.01 | 0.0 | 0 |
| | その他の大豆製品 | 30.0 | 60 | 20.2 | 4.0 | 4.4 | 0.8 | 0.6 | 68 | 0.9 | 8 | 59 | 0 | 0.02 | 0.03 | 0.1 | 0 |
| | みそ | 18.0 | 35 | 7.9 | 2.2 | 1.1 | 3.7 | 0.9 | 17 | 0.7 | 854 | 68 | 0 | 0.01 | 0.02 | 0.3 | 0 |
| 乳類 | 乳 | 210.0 | 141 | 183.5 | 6.9 | 8.0 | 10.1 | 0.0 | 231 | 0.0 | 86 | 315 | 80 | 0.08 | 0.32 | 0.2 | 2 |
| | 乳製品 | 10.0 | 7 | 8.3 | 0.3 | 0.1 | 1.2 | 0.0 | 12 | 0.0 | 4 | 16 | 3 | 0.00 | 0.01 | 0.0 | 2 |
| 藻類 | | 7.0 | 4 | 4.4 | 0.4 | 0.0 | 1.4 | 1.1 | 26 | 0.5 | 96 | 171 | 10 | 0.01 | 0.02 | 0.1 | 1 |
| 野菜 | 緑黄色野菜 | 150.0 | 42 | 136.5 | 2.7 | 0.3 | 7.1 | 3.9 | 102 | 1.7 | 50 | 537 | 422 | 0.08 | 0.15 | 1.2 | 50 |
| | その他の野菜 | 180.0 | 47 | 164.9 | 2.2 | 0.2 | 9.5 | 3.6 | 45 | 0.5 | 50 | 430 | 9 | 0.00 | 0.02 | 1.6 | 25 |
| | 野菜漬け物 | 20.0 | 11 | 14.4 | 0.4 | 0.0 | 1.6 | 0.5 | 8 | 0.2 | 335 | 49 | 7 | 0.01 | 0.00 | 0.1 | 3 |
| 果物 | 柑橘類 | 30.0 | 12 | 26.5 | 0.3 | 0.0 | 2.9 | 0.3 | 6 | 0.1 | 0 | 43 | 8 | 0.03 | 0.01 | 0.1 | 12 |
| | その他の果物 | 50.0 | 27 | 42.3 | 0.4 | 0.1 | 7.3 | 0.7 | 5 | 0.2 | 1 | 113 | 2 | 0.03 | 0.01 | 0.2 | 17 |
| 穀類 | 米飯 | 600.0 | 1,008 | 360.0 | 15.0 | 1.8 | 222.6 | 1.8 | 18 | 0.6 | 6 | 174 | 0 | 0.12 | 0.06 | 1.2 | 0 |
| | パン類 | 30.0 | 90 | 9.8 | 2.6 | 2.6 | 13.2 | 0.6 | 11 | 0.2 | 131 | 35 | 0 | 0.03 | 0.01 | 0.4 | 0 |
| | その他の穀類 | 3.0 | 11 | 0.4 | 0.4 | 0.1 | 2.2 | 0.1 | 1 | 0.0 | 3 | 4 | 0 | 0.00 | 0.00 | 0.0 | 0 |
| いも類 | | 30.0 | 28 | 22.7 | 0.5 | 0.0 | 5.9 | 0.5 | 3 | 0.2 | 1 | 112 | 1 | 0.02 | 0.01 | 0.3 | 7 |
| 油脂 | 植物油 | 13.0 | 96 | 1.9 | 0.2 | 10.2 | 0.4 | 0.1 | 5 | 0.1 | 55 | 5 | 1 | 0.00 | 0.00 | 0.1 | 0 |
| | 動物脂 | 2.0 | 15 | 0.3 | 0.0 | 1.6 | 0.0 | 0.0 | 0 | 0.0 | 15 | 1 | 10 | 0.00 | 0.00 | 0.0 | 0 |
| 調味料 | 砂糖類 | 5.0 | 18 | 0.3 | 0.0 | 0.0 | 4.5 | 0.0 | 0 | 0.0 | 21 | 0 | 0 | 0.00 | 0.00 | 0.0 | 0 |
| | 食塩 | 1.5 | 0 | 0.0 | 0.0 | 0.0 | 0.0 | 0.0 | 1 | 0.0 | 570 | 2 | 0 | 0.00 | 0.00 | 0.0 | 0 |
| | しょうゆ | 20.0 | 14 | 13.4 | 1.5 | 0.0 | 1.4 | 0.0 | 6 | 0.3 | 1,140 | 78 | 0 | 0.01 | 0.03 | 0.3 | 0 |
| | その他の調味料 | 15.0 | 18 | 10.3 | 0.5 | 0.2 | 2.1 | 0.2 | 3 | 0.1 | 328 | 11 | 2 | 0.02 | 0.05 | 0.1 | 0 |
| 特殊食品 (ビタミン・ミネラルJ) | | 18.0 | 12 | 15.8 | 0.1 | 0.0 | 3.2 | 0.0 | 14 | 0.9 | 2 | 12 | 18 | 0.12 | 0.13 | 1.4 | 58 |
| 合計 | | 1,657.5 | 1,999 | 1,200.6 | 75.3 | 46.8 | 302.8 | 15.0 | 656 | 9.0 | 4,098 | 2,826 | 707 | 0.91 | 1.29 | 16.9 | 182 |

# 3）献立作成

## （1）献立計画の留意点

献立計画の立案に当たっては，下記の諸点に留意する。

① 「約束食事箋」の食品構成を週単位で達成しているか。

② 対象患者の年齢構成，地域特性など，嗜好に配慮しているか。

③ 平均在院日数に応じたサイクルメニューを採用し，季節，食材の旬などを考慮し，実施献立を作成しているか。

④ 調理・配食システムで可能な献立となっているか。温冷配膳車で配膳する際の食器配分等に配慮しているか。

⑤ 調理担当者の技術に見合って，配膳時間を守ることが可能な献立となっているか。

⑥ 食材料費の範囲内での予定献立となっているか。

⑦ 行事食・イベント食は，祝日，七夕，月見，花見などのほか，病院ごとに行われる退院祝いや出産祝いなどが企画されているか。

## （2）献立作成の手順

サイクルメニューを採用している場合は，基本サイクル献立から実施献立を作成するのが一般的であるが，季節，食材，食材料費，前後の料理の重複の防止を見直す。

① 主食の決定………白米，玄米，雑穀米，パン類，めん類（うどん・そば・そうめん・スパゲッティ・中華めん）

② 主菜の決定………肉，魚，卵，大豆製品

③ 副菜の決定………野菜，たんぱく源＋野菜，そのほか

④ 副々菜の決定……野菜，たんぱく源＋野菜，そのほか

⑤ 果物・乳製品・デザートの有無

以上5点の要素を日ごとの重複がないよう組み合せて，「約束食事箋」の食品構成を達成する。

## （3）選択食の献立作成

① 選択食は，朝昼夕の3食すべてで実施する場合と，昼食と夕食など実施食を限定している場合がある。また主菜のみの選択や主菜，副菜，副々菜などすべてを選択する場合（オール選択方式）がある。それぞれ病院の選択食実施の目的に合わせて計画する。その際，選択した患者の摂取エネルギー量や栄養素量が等しくなり，「約束食事箋」に示される食品構成を逸脱しないように計画する。

② 主菜の選択は嗜好に考慮し，肉と魚，魚と卵，肉と大豆製品など異なる食材の組み合わせにすることで，希望を反映しやすい。魚と魚の選択で調理法を変える場合は，治療や症状で魚を選びたくない場合，さらに1品献立を追加しなければならないので，工夫が必要である。

③ 調理機器，調理技術，調理作業量，食器，配膳方法それぞれにおいて無理のない献立となるよう配慮する。

## （4）展開食の献立作成

病院の給食管理において，多種類の食種を同時刻に調整し配膳をするため，各食種に共通させることのできる献立を活用して「約策食事箋」を達成するために，変更の必要な献立を作成していくことを「献立の展開」と呼ぶ。この展開が適切に行われれば，食材ならびに労力の無駄を省き，合理的な給食運営ができる。また，適切な展開を行うためには，食種に対応する疾病や症状の特徴を明らかに

することが必要である。

① 一般食から分がゆ食への展開

a．一般食を全がゆ食，五分がゆ食へと展開することは，形態を軟弱にすることになるため，硬い食材の調理法や切り方などを変更する。同じ食材でも，酵素処理などにより提供を可能にする方法もある。

b．全がゆ食では，常食で用いられるフライ類などの揚げ物や刺激物は，他の献立に変更する必要がある。長期療養型高齢者施設で，歯に問題があり軟食を用いる場合は，素材によるが，天ぷらなどを共通に使用できることもある。

c．五分がゆ食，三分がゆ食は，常食から展開が少なくなるが，この食種から，術後食や摂食嚥下障害等の訓練食への展開が検討されることが多いため，それらも考慮して献立計画を立てる。

d．刻み食は，適応が減っており，ムース食などまとまりの良い提供方法が推奨されている。

e．常食からかゆ食へと展開するにしたがい，エネルギー量や栄養素量が不足する傾向があるため，食事摂取基準を達成するよう，栄養補助食品等の付加も検討する。

具体的な展開例を表Ⅱ−5−4に示す。

**表Ⅱ−5−4　一般食から分がゆ食への展開ポイント例**

| | 常食 | 全がゆ食 | 五分がゆ食 | 三分がゆ食 |
|---|---|---|---|---|
| 主食1 | 米飯 | 全がゆ | 五分がゆ | 三分がゆ |
| 主食2 | 食パン | 常食と同じ | フレンチトースト | 五分がゆと同じまたはパンがゆ |
| 汁物 | みそ汁 | 常食と同じ | 具によりみそスープのみ | みそスープ |
| 主菜1常食が肉 | とんかつキャベツ粉吹きいも | 豚肉のピカタボイルキャベツ粉吹きいも | はんぺんピカタボイルキャベツ粉吹きいも | 五分がゆと同じマッシュポテト |
| 主菜2常食が魚 | 金目煮魚焼きねぎ添え | 常食と同じとうがん含め煮添え | 常食と同じ全がゆと同じ | 常食と同じ全がゆと同じ |
| 副菜 | れんこんとこんにゃくの炒め煮 | かぼちゃの含め煮 | 全がゆと同じ | 全がゆと同じまたはマッシュ |
| 小付け | なすのぬか漬け | 常食と同じ | なすの煮びたし | 五分がゆと同じ |
| 果物等 | キウイフルーツ | 常食と同じ | 常食と同じ | 白桃缶またはゼリー |

② 一般食から治療食への展開

a．エネルギーコントロール食は，一般常食からの展開を基本にする。食形態が全がゆの場合は，全がゆ食から展開する。複数の展開食が難しい場合，形態に問題のない場合も，全がゆ食から展開することが多い。

b．エネルギーコントロール食は，一般食から炭水化物量や調味料の調整などで，栄養食事指導内容と一致するように献立を展開させる。基準となる食品構成が「糖尿病食事療法のための食品交換表」に対応するよう計画されているのが一般的であり，「交換表」の表配分，使用単位に配慮した展開とする。

c．ナトリウムコントロール食の場合は，指示食塩相当量に合うよう献立の展開を行う。調味料を減塩調味料にすることも一法だが，献立としておいしさを失わないように配慮する。

また，みそ汁，すまし汁などを削除すれば計画がしやすいが，特に高齢者は唾液の分泌量が減少し，食べにくさが増していることが多いので，半量でも献立計画に入れることが望ましい。配膳時は汁椀の大きさを変えたりして不自然な配膳とならないよう配慮する。

　d．たんぱく質コントロール食では，たんぱく源の食品を減らすだけでは，不自然な献立となる場合もあるので，食事としての組み合わせ，食べやすさにも配慮する。低たんぱく食品，エネルギー強化食品も多数商品化されている。活用しつつ，栄養食事指導時の参考献立として適切か評価し，より良い献立を作成する。

　e．たんぱく質コントロール食では，同時に減塩と指示エネルギー量の調整が必要となる。エネルギー指示量が高い場合は，調理への油脂の活用，MCT（中鎖脂肪酸）ゼリーなどの付加を行うが，献立が常に揚げ物に限定されていると食べにくく喫食率を下げることにもなるので，食べやすくする工夫も忘れてはならない。

　f．脂質コントロール食では，一般食から展開する場合，調理法，使用食材の脂質含有量などに変更点がある。脂肪量の低い分がゆ食から展開させる場合が多い。また，魚や肉の脂肪含有量は消費者の嗜好に沿って変化しているので，『食品成分表』改訂時には確認が必要である。

　g．特定の疾病用の献立は，すでに作成された常食，分がゆ食，治療食の献立から，適応する献立，食材を選択して構成していく。例えば，がん治療中の食欲不振食などは，特定の形態や成分にとらわれず構成する食種となる。

　具体的な展開例を表Ⅱ−5−5に示す。

**表Ⅱ−5−5　一般食から治療食への展開ポイント例**

| | 常　食 | 全がゆ食 | エネルギー制限 (1,200 kcal) | 減塩 6 g | 脂肪制限 (20 g) | たんぱく質制限 (40 g) |
|---|---|---|---|---|---|---|
| 主食1 | 米飯 200 g | 全がゆ 300 g | 米飯 100 g | 常食と同じ | 米飯 200 g | 低たんぱくご飯 200 g |
| 主食2 | 食パン 90 g | 常食と同じ | 食パン 60 g | 常食と同じ | 常食と同じ クロワッサン・バターロールは食パンへ | 低たんぱくパン |
| 汁　物 | みそ汁 | 常食と同じ | 常食と同じ 減塩付加の場合1/2 | 常食の 1/2 | 常食と同じ | 常食の 1/2 |
| 乳製品 | | | | | 牛乳⇒ヨーグルト | カルシウムせんべい付加，献立によってはヨーグルト可 |
| 主菜1 常食が肉 | とんかつ キャベツ 粉吹きいも | 豚肉のピカタ ボイルキャベツ 粉吹きいも | 軟菜と同じ ボイル野菜 （粉吹きいも⇒ブロッコリー） | 常食と同じ 減塩ソース・レモン | 豚ひれ肉照焼き とりむね肉・ささみ使用 | 常食と同じ 肉の量調整 |
| 主菜2 常食が魚 | 金目煮魚焼き ねぎ添え | 常食と同じ とうがん含め煮添え | 金目鯛 60 g 常食と同じ | 金目照焼き 常食と同じ | 金目鯛⇒たら・かれい等へ変更 | 減塩と同じで魚の量を調整 |
| 副　菜 | れんこんとこんにゃくの炒め煮 | かぼちゃの含め煮 | 常食と同じ | 常食と同じ | 全がゆと同じ | 常食と同じ |
| 小付け | なすのぬか漬け | 常食と同じ | 常食と同じ | 五分がゆと同じ | 常食と同じ | 揚げなす しょうが 減塩しょうゆ |
| 果物等 | キウィフルーツ | 常食と同じ | 常食と同じ | 常食と同じ | 常食と同じ | 常食と同じ カリウム制限の場合三分がゆと同じ MCTゼリー付加 |

# 4）献立評価

食事摂取基準・給与栄養目標量・食品構成の妥当性評価を行う。

## （1）給与栄養目標量と実施給与栄養量の評価

集団評価としては，毎月の対象患者の年齢構成・性別により，一般常食の給与栄養目標量および食品構成に対して，実施献立が適正な給与栄養量であったかを実施後に栄養出納表で評価する。病院で設定した食事摂取基準（治療食指針）が食品構成・献立の基準となるが，対象患者の変化に対応して適切な実施がなされたかを確認するためには，毎月必要な業務となる。

個人評価としては，個々の栄養管理計画に示された投与栄養量に準じた給食が実施されているかを喫食量調査（看護記録を含む）および栄養状態評価（SGA*・ODA**）を活用し評価する。喫食状況に問題があれば，食事の形態，内容，嗜好面から早期修正を図る。NST活動との連携が図れるシステムを構築しておく。

> *SGA……subjective global assessment，主観的包括的評価。
> 問診，面接，簡単な身体計測から得られる情報による評価。主に栄養スクリーニングの際に用いられる。
> **ODA……objective data assessment，客観的栄養データ評価。
> 血液・尿生化学的検査等によって得られる情報による評価。主に栄養アセスメントの際に用いられる。

## （2）検　食

検食は，配膳前に食事提供の適正を評価するため，病院管理検食*，医学管理検食**，栄養管理検食***が実施されているが，管理者や医師による献立への意見も記載されているため，参考とし献立計画に反映させる。

> *病院管理検食……総合的管理面の適否。病院長，事務部長等管理者が担当。
> **医学管理検食……治療方針上の適否。栄養管理委員長等医師が担当。
> ***栄養管理検食……栄養管理の総合的適否。管理栄養士部門長等が担当。

## （3）患者の満足度

### ① 嗜好調査

定期的な嗜好調査を実施することで患者の嗜好を把握し献立に反映することで，患者の喫食率を向上させることができる。嗜好調査は，全体評価のほか具体的な料理評価，味の好み，希望する料理等を把握する。嗜好調査結果と対応については，院内掲示などを利用して患者やスタッフに公開し還元する。結果の公開は，栄養部門の姿勢を示し，患者の理解を得られる点でも推奨される。

### ② 残食調査

個々の喫食状況，残食の状況は診療録に記載され，栄養評価の基礎情報とされる。加えて全体の残食を調査し献立を評価することで，より良い献立へと改善していく。喫食率の低い献立および料理については変更を行う。

# スポーツ選手に提供する献立の考え方

　企業，学校等の合宿所，寮などでスポーツ選手（以下，選手と記載）を対象に食事を提供する場面が増えてきている。ここでは，献立作成の基本的な手順に従って，選手を対象とする際の留意点について解説する。

## 1. 栄養計画

　栄養計画における給与栄養目標量の設定は，スポーツ選手において留意すべき点として重要なポイントである。計画にあたっては，通常収集する情報に加え，チームの指導者，チームのスタッフ（医師やトレーナー等）や選手本人ともよく情報交換を行う必要がある。種目の特性（どのような体力が必要か，練習の特徴，1回の試合時間），ポジションや階級（重量階級制の有無など），どのような体格が望ましいのか，年間の試合のスケジュール，トレーニングのスケジュール（年間，1週間単位，1日単位），選手の競技歴，そのチームの選手の課題（特に体格や体力），競技レベル（全国大会に出場するのか，国際大会レベルか）についての情報収集が必要である。あわせて，練習以外の時間の身体活動量も1日のエネルギー必要量に大きく影響する。練習時間が長くても，それ以外の時間にほとんど動かなければ1日の総エネルギー消費量が必ずしも多くない場合もある。サプリメントの摂取の有無，補食の状況も，給与栄養目標量の設定には重要である。

　『日本人の食事摂取基準』は基本的な考え方として重要であるが，年代や身体活動レベル別に設定されている数値よりは，各栄養素の必要量の設定根拠を熟読し，エネルギー必要量の増加に伴う各種栄養素の必要量の増加や体格の違いを考慮する必要がある。現時点で，スポーツ選手のための食事摂取基準として明確なものはないが，スポーツ栄養の専門書や競技団体別に作成されている食事のガイドラインでは，各栄養素等の必要量について説明されているものもある。それらを参考に身体づくりのための栄養補給，練習によるエネルギー消費量や疲労の回復，試合にむけたコンディショニングなどを考慮する必要がある。一方で複数のサプリメントの摂取などにより，上限量を超える栄養素の摂取をしている選手がいる場合もある。上限量を超えた摂取が疑われる場合には，指導者やチームのスタッフとともに，必要性や安全性を検討する必要がある。

　栄養教育計画においては，指導者や選手自身がトレーニングや試合のスケジュール，減量や増量に合わせて食事を調整する独自の方法をもっていることがあるので，まず，それらを把握することが必要である。指導者や選手が考える方法に栄養学的に疑問がある場合も，一般的な栄養学からすぐに反論するのではなく，競技特性を考慮しても本当に問題があるのかよくディスカッションをすること，スポーツ選手のサポート経験の豊富な栄養士と情報交換をする方がよい。また，目標とする栄養補給をするために，提供している献立から，適切に食事を選択し，量を調整するために，各献立の内容の情報提供や助言をする。提供している食事から補給できない部分について，他の食事や補食，場合によってはサプリメントの使用なども含めた情報提供も必要である。

| | |
|---|---|
| **ステップ1**<br>栄養計画 | ① アセスメント……競技特性の把握（種目の特性，ポジションや階級，望ましい体格，試合やトレーニングのスケジュール，競技歴，チームの課題，サプリメントの使用，補食。<br>② 給与栄養目標量の設定……練習量やトレーニング内容に合わせた目標量設定。<br>③ 栄養教育計画……これまでの食事調整方法の把握，提供している食事の調整方法，サプリメントや補食の活用。 |
| **ステップ2**<br>食事計画 | ① 食事内容の決定……体重差，種目差，減量・増量の考慮，試合前・トレーニングの多い時期などの考慮。<br>② 献立形態……調理場の運営用方法，調理担当者の状況把握。<br>③ 配食・配膳形態……練習時間と食事時間に応じた衛生管理。 |
| **ステップ3**<br>献立作成 | ① 献立の構成……個別の調整がしやすい配慮。<br>② 期間献立……サイクルメニューの場合は，試合や練習に合わせた微調整ができるようにする。<br>③ 指示書……調理担当者によっては，わかりやすい調理工程の提示。 |
| **ステップ4**<br>献立評価 | 目標とした体格，体力を得るために適切だったか，試合時のパフォーマンスへの影響。 |
| **ステップ5**<br>生産管理の評価 | ① 実施状況の把握。<br>② 指導者，スタッフ，選手との連携。 |

**図　献立作成手順上，スポーツ選手を対象としたときに考慮すべき点**

## 2. 食事計画

### ① 供食方式

　種目等により異なるが，同一種目であっても体重差が倍以上あることもある。ポジション等により同一チーム内でも練習量や練習内容，目標とする体格が異なる場合もある。減量中と増量中の選手が混在することも多い。大学等では，複数の種目の選手が同じ寮に在住していることもある。多くの場合，単一の献立での対応は難しく，ビュッフェ方式や単一の献立でも摂取量の調整ができるような工夫が必要である。減量や増量にかかわらず，どの選手にとってもエネルギー摂取量を調整しながら，他の必要な栄養素が不足しないように摂取できることも重要である。特に体重調整が重要な時期には，主菜や副菜の選択が可能であることが望ましい。食事の提供に際しては，練習時間により全員が同じ時間に食事ができないこともあるし，トレーニングのスケジュールによっては日によって食事時刻が異なることもある。チームのスタッフとの連携を密にして食事時刻を把握し，衛生管理や適温での提供にも気をつける必要がある。

## ② 運営方法

　運営方法はさまざまであり，調理担当者まで管理できる場合もあるが，寮などの管理者が調理をする場合や選手自身が調理をする場合などもある。大学等の種目別の寮では，施設が小さく十分な調理設備が整っていない場合もある。調理場の状況や誰が調理するかの差は大きい。

## 3. 献立計画

### ① 献立の構成

　基本的には一般的な献立計画と同様であるが，各選手が個別に適切に食事を選ぶ，あるいは調整する必要がある場合が多い。献立作成では，個別の調整がしやすいような工夫が必要である。必要に応じて，選択式の副菜や補食の提供，量を調整しやすい工夫が必要である。また，対象とする選手が，1回にどのくらいの食事量を食べることができるかも考慮する必要がある。1回に多くの食事量がとれないような選手では，エネルギーや栄養素の密度の高い料理の選択や，補食を提供する工夫なども必要である。

### ② 期間献立の作成

　試合やトレーニングのスケジュールにより食事を調整する必要があるため，サイクルメニューとする際には，試合やトレーニングに合わせた微調整が必要である。特に，リーグ戦での勝ち残り具合，練習試合などにより，食事時間の変更や補食・弁当などの追加が生じることも多い。変更が入りそうな時期について情報を共有し，臨機応変に対応できるよう準備することが望ましい。

　試合前やトレーニング量が多い時期など，ストレスが強い時期，疲労がたまる時期もあり，通常では問題ない料理法でも胃腸の負担になる場合がある。チームのスタッフとの綿密な情報交換により，食材や調理方法の選択をする。

### ③ 指示書としての献立作成

　一般的な献立作成とほぼ同様である。調理担当者の力量に合わせたレシピや調理工程計画の作成が必要である。献立作成や食材提供のみを担当し，調理の専門家でない者が調理を担当する場合は，わかりやすい調理工程の表示や調理の技術指導が必要な場合もある。

## 4. 献立評価

　一般的な評価項目，すなわち，個々人の満足度，予算，調理工程，品質管理，生産管理，運営管理等に加えて，スポーツ選手の場合は，提供した食事が実際に目標とする体格や体力を得るために適切であったか，試合で十分に力を発揮できたかが重要である。指導者やチームのスタッフ，選手本人との情報交換を十分に行って，体格や体力の変化やコンディションの状況を把握し，競技力向上の目的に合った栄養補給ができたかを評価する必要がある。

## 5. 献立の品質指示と生産管理の評価

　運営方法による差が大きいが，献立に従った調理ができているか，実際の供食量・摂食量の評価が必要である。また，食事に対する考え方が栄養士，指導者，スタッフ，選手で大きく異なる場合が多い。時間をかけてコミュニケーションをとり，連携していく必要がある。

# 新調理システム

## 1）新調理システムとは

　給食運営の生産システムは，大別するとクックサーブシステム（従来方式），セントラルキッチンシステムおよび新調理システムがある。食事ごとに調理と配食を行うクックサーブシステムに対して，調理と配食（食事の提供）を別に行う新調理システムは，①クックサーブに加えて，②クックチル・クックフリーズ，③真空調理法，④外部加工品活用（アウトソーシング）という4つの調理・保存法を種々に組み合わせて運用するシステムであり，集中計画生産方式である。

　近年，クックチルシステムおよびニュークックチルシステムの導入施設が増加している。ニュークックチルシステムとは，クックチルシステムの生産工程と急速冷却までは同じであるが，急速冷却後専用食器に盛りつけて冷蔵保管した後，提供時に再加熱カート，スチームコンベクションオーブンおよび電子レンジ等で再加熱するシステムである。

　クックチルシステムはクックサーブシステムとの構成割合，ニュークックチルシステムでは，クックサーブシステムとの構成割合に加えて再加熱方法を検討しなければならない。

　いずれのシステムにおいても，労働生産性の効率化と適応メニューおよび料理の品質管理の面からの検討が必要である。

　図Ⅱ-6-1に調理システムと調理法の工程，表Ⅱ-6-1にニュークックチルシステムの再加熱方法を示した。

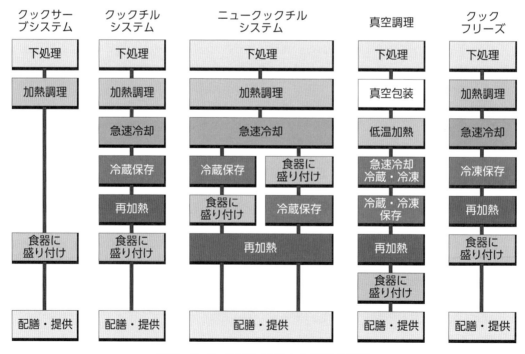

**図Ⅱ-6-1　調理システムと調理の工程**

表Ⅱ-6-1　ニュークックチルシステムの再加熱方法

| ●再加熱カート | ・熱風再加熱<br>・マイクロ波方式再加熱<br>・過熱蒸気式再加熱 | ・IH電磁誘導再加熱<br>・ヒーター再加熱 |
|---|---|---|
| ●スチームコンベクションオーブン | | |
| ●電子レンジ（スチーム機能付き含む） | | |

# 2）新調理システム導入の効果

## （1）クックチルシステム

　給食施設内でクックチルシステムを導入する目的は，HACCPによる衛生管理の向上と労働生産性の効率化など，給食運営の合理化である。クックサーブにクックチルを併用すると，以下のような効果があげられる。

① 計画生産による作業の効率化と生産性の向上……給食の調理作業では，作業内容により集中的に労力を必要とする時間帯と，比較的作業密度の低い時間帯がある。また，献立の種類や加工食品の導入割合によって調理（狭義）作業時間が異なる。事前の計画生産により作業の効率化と生産性が向上する。

② レシピおよび生産工程のマニュアル化による衛生管理（品質管理）の徹底……クックチルのレシピは，一次加熱 → 急速冷却 → チルド保存 → 再加熱による料理の品質の物理化学的変化に対応して検討しなければならない。また生産工程は，温度と時間の厳重な管理とHACCP等による衛生管理を必要とする。各工程を標準化し，マニュアル化することにより，衛生管理および品質管理が容易になる。

③ 労働環境の改善と人件費の削減……クックチル導入の目的と方法の検討によっては，熟練調理担当者の削減や1日3回食事提供施設の勤務時間の改善および日曜・祭日出勤者の削減等，種々の合理化につながる。

④ 衛生管理の向上……クックチル導入により，調理従事者の衛生意識が高まる。

⑤ 喫食者サービスの向上……メニューの多様化，選択食導入など，喫食者のニーズに対応できる。

## （2）ニュークックチルシステム

クックチルシステムの効果に加え，ニュークックチルシステムでは次のような効果がある。

① 急速冷却後，事前にチルドでの盛り付けであるため，衛生的安全性がより高い。

② 事前盛り付けが可能なので，朝食の出勤者を減らすことができる。また昼・夕食についても盛り付け作業時間帯の調整ができるため，作業の平準化につながる。

③ 再加熱カートによる場合，食器に盛り付け後にトレイメイク（配膳）してカートに入れ，器ごと再加熱するので，適時・適温で供食できる（料理によってクックサーブで調理し，後付けする場合もある）。またスチームコンベクションオーブン等による場合も器ごと再加熱するので配膳時の料理の温度低下が小さい。

④ 各料理に最適な再加熱方法（再加熱カート，スチームコンベクションオーブン等）が選択できるので，料理の品質管理が容易である。

## （3）真空調理法

クックチルシステム導入の効果に加え，真空調理法では次のような効果がある。

① 調理上の効果……素材本来の風味や旨味が逃げず，素材の酸化による食品の劣化を抑制することができる。加熱中の水分蒸発が起こらないため歩留まりがよく，ジューシーに仕上げることができる。圧力による浸透効果で，調味料や調味液が瞬時に食材組織内に浸透し，味が均一につき，料理の品質管理が容易である。

② 生産管理上の効果……レシピのマニュアル化により望ましい調理状態の再現が可能で，調理員の技術による品質のばらつきを防止できる。計画生産による作業の平準化で作業効率が向上する。必要量に応じたフィルムサイズで調理・保存ができるため，各メニューに対して1人前から調理する等の個別調理も可能となる。

# 3）新調理システムの生産管理と品質管理

新調理システムでは，厳重な衛生管理とメニュー計画および生産計画，料理の品質管理，調理工程の計数管理が求められる。

## （1）クックチルシステム

クックチルシステムとは，通常の方法で加熱調理した料理（食品）を急速冷却後，チルド（0～3℃）保存し，必要なときに再加熱して提供するシステムである。冷却方法は強制冷風（ブラストチラー）方式と，冷却水が循環するタンクにパック詰めした料理を入れタンクを回転させながら料理を冷却するタンブルチラー方式の2つに分類される。

クックチルシステムの調理工程と品質管理項目を図Ⅱ-6-2に示した。ブラストチラー方式の急速冷却と再加熱の品質管理について述べる。

① 急速冷却……クックチルシステムの衛生基準である"加熱後30分以内に冷却を開始し，90分以内に0～3℃まで冷却すること"を遵守するためには，一次加熱調理の生産単位を1回で冷却できる量としなければならない。したがってクックチルの生産計画は，一次加熱調理工程と急速冷却工程を合わせて検討しなければならない。一方，各種料理の急速冷却所要時間は，料理の成分組成，形状，重量および熱物性値等により異なる。

急速冷却所要時間は，料理の大きさと厚みが増すほど長くなり，料理の形状も関係する（図Ⅱ-6-3）。所要時間は，固形のものに比べソースなど液状のものは長くなるなど，濃度の影響もある。このことは，急速冷却の生産単位が料理によって異なることを示している。

また，各種料理の1天板の分量（高さ，重量）が多くなると急速冷却所要時間は長くなるため，1天板の重量を少なくして天板数を多くした方が効率的である。

② 再加熱の生産管理……チルドで保管された料理は供食時に再加熱する。再加熱はクックサーブ方式（配食時刻に合わせて調理する）と同様に，喫食者に適温で供食することを目標に行われる。

再加熱条件の選択は，再加熱時間や再加熱前後の料理重量の変化，すなわち料理のおいしさなどの品質に影響する。またクックチル料理としての適否に関係する。

再加熱の生産計画には，料理ごとの再加熱方法と時間，再加熱後配食までの保管方法と温度管理，配食の方法と配食作業時間などの作業工程およびクックチルシステムにおける供食システムの検討が必要になる。

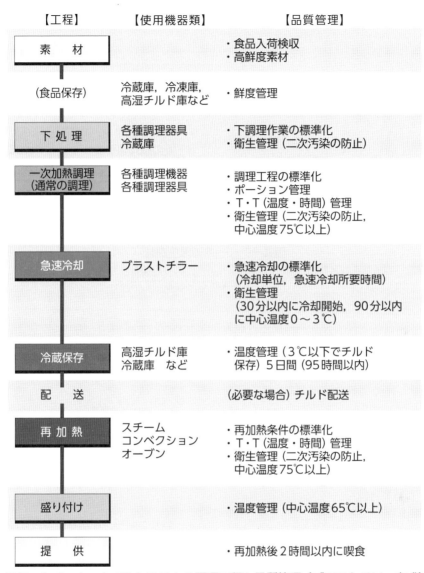

| 【工程】 | 【使用機器類】 | 【品質管理】 |
|---|---|---|
| 素　材 | | ・食品入荷検収<br>・高鮮度素材 |
| （食品保存） | 冷蔵庫，冷凍庫，<br>高湿チルド庫など | ・鮮度管理 |
| 下　処　理 | 各種調理器具<br>冷蔵庫 | ・下調理作業の標準化<br>・衛生管理（二次汚染の防止） |
| 一次加熱調理<br>（通常の調理） | 各種調理機器<br>各種調理器具 | ・調理工程の標準化<br>・ポーション管理<br>・T・T（温度・時間）管理<br>・衛生管理（二次汚染の防止，<br>　中心温度75℃以上） |
| 急速冷却 | ブラストチラー | ・急速冷却の標準化<br>　（冷却単位，急速冷却所要時間）<br>・衛生管理<br>　（30分以内に冷却開始，90分以内<br>　に中心温度0〜3℃） |
| 冷蔵保存 | 高湿チルド庫<br>冷蔵庫　　など | ・温度管理（3℃以下でチルド<br>　保存）5日間（95時間以内） |
| 配　送 | | （必要な場合）チルド配送 |
| 再　加　熱 | スチーム<br>コンベクション<br>オーブン | ・再加熱条件の標準化<br>・T・T（温度・時間）管理<br>・衛生管理（二次汚染の防止，<br>　中心温度75℃以上） |
| 盛り付け | | ・温度管理（中心温度65℃以上） |
| 提　供 | | ・再加熱後2時間以内に喫食 |

**図Ⅱ−6−2　クックチルシステムの調理工程と品質管理（ブラストチラー方式）**

殿塚婦美子 編著：改訂新版 大量調理，学建書院，2012. を改変

〈再加熱条件と再加熱時間〉

　再加熱は料理の中心温が75℃・1分間以上の加熱が必要である。75℃以上に達してから1分間加熱すると80〜95℃となり，料理によってはさらに高温になり，一次加熱における加熱温度とほぼ同じになる。

　料理の中心温が75℃に達するまでの時間は，再加熱機器の種類や加熱条件（設定温度など）により異なり，料理の品質に影響する。

　スチームコンベクションオーブンは，1天板の重量，天板数が多くなると再加熱時間は長くなるが，再加熱条件（オーブン，コンビ，スチームおよびおのおのの設定温度）により異なる。オーブンでは，設定温度が高くなると加熱時間は短くなるが，過熱になるおそれがある。コンビでは，設定温度による加熱時間の変化は小さいが，品質の差は大きい。スチームによる熱移動速度が大きくなることと加熱中に吸水されることが影響していると思われる。

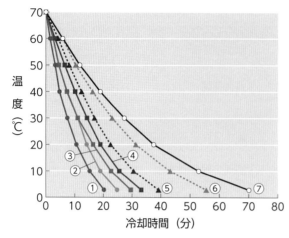

【料理名と1天板の分量　（　）は1個の重量】
① ごぼうのしぐれ煮 …… 1,944 g
② 鶏のつくね煮 ………… 1,140 g（40 g）
③ ひじき煮 ……………… 2,900 g
④ さばの塩焼き ………… 1,138 g（91 g）
⑤ ハンバーグ …………… 1,164 g（97 g）
⑥ ヒレカツ ……………… 2,440 g
⑦ ビーフストロガノフ … 2,540 g

図Ⅱ－6－3　冷却温度曲線

ブラストチラー：BQC45 型（フォスター社），冷却能力：20 kg/90 分

殿塚婦美子 編著：改訂新版 大量調理，学建書院，2012．より

図Ⅱ－6－4 に厚焼き卵の再加熱温度上昇曲線を示した。温度上昇速度は設定温度が高いほうが大きく，またオーブンに比べコンビのほうが大きい。これはスチームにより熱移動速度が大きくなるためで，スチーム 90℃の温度上昇速度はオーブン 150℃より大きい。スチームによる加熱は再加熱時間の短縮と熱効率の点からも優れている。厚焼き卵以外の料理についても，再加熱条件の違いは同様である。

〈再加熱条件と官能評価〉

一次加熱調理後，チルド保存した料理を各種の条件で再加熱したあと官能検査を行い，再加熱による品質の変動要因と再加熱条件の標準化について検討した。その結果，官能検査総合評価がほぼ普通（0）

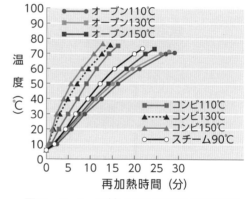

図Ⅱ－6－4　厚焼き卵の再加熱温度曲線

殿塚婦美子 編著：改訂新版 大量調理，
学建書院，2012．より

以上と評価された再加熱条件は，パネラーの 80％以上の人が再加熱条件および料理がクックチルに適していると回答しており，これらを再加熱条件と考えることができる。焼き物の再加熱条件と官能検査（総合評価）の結果を図Ⅱ－6－5 に示した。

焼き物は下調理の作業量が多く，クックチルの活用は調理作業の効率化につながる。図Ⅱ－6－5 のように多くの焼き物料理は，通常のレシピがクックチルに適用できるが，一部の料理は調理操作および調味の方法などについてクックチルによる品質の変化に対応したレシピの検討が必要である。例えば，照り焼きのたれは再加熱時にぬる，あんかけのあん・ソースは別に冷却・再加熱するなどである。

再加熱に適する条件は，図のように適用範囲が広いが，作業管理の面から最適条件の選択と許容範囲を決めておく。

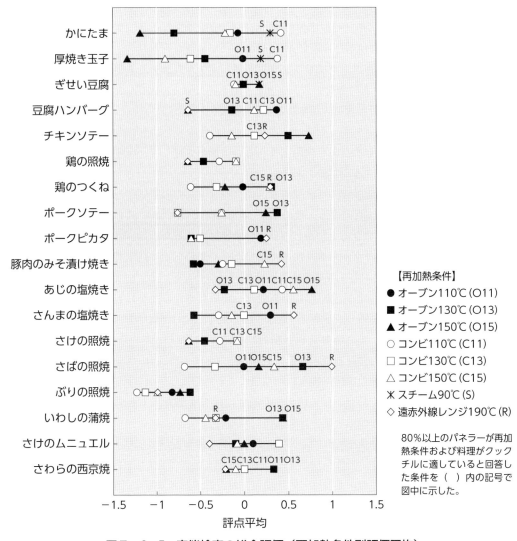

図Ⅱ-6-5　官能検査の総合評価（再加熱条件別評価平均）

殿塚婦美子 編著：改訂新版 大量調理，学建院，2012．より

**【再加熱条件】**
- ● オーブン110℃（O11）
- ■ オーブン130℃（O13）
- ▲ オーブン150℃（O15）
- ○ コンビ110℃（C11）
- □ コンビ130℃（C13）
- △ コンビ150℃（C15）
- ＊ スチーム90℃（S）
- ◇ 遠赤外線レンジ190℃（R）

80%以上のパネラーが再加熱条件および料理がクックチルに適していると回答した条件を（　）内の記号で図中に示した。

## （2）ニュークックチルシステム

先に述べたように，ニュークックチルシステムの調理工程は，クックチルシステムと同様であるが，急速冷却後またはチルド保存後，専用食器に盛り付けてから再加熱を行う。再加熱方法には表Ⅱ-6-1のような方法がある。いずれの再加熱システムも，サブシステム（調理）を考慮する必要がある。

① 再加熱カート……厨房スペース，施設設備等の観点からは，大・中規模の新施設向きである。運営の合理化と適温サービス面で最適である。再加熱カートは種類も多く機種による機能性も異なるので，適応メニュー，料理の品質管理の面から充分に検討することが必要である。機種により食器の材質等も異なり，専用食器が指定されることが多い。

また再加熱カートの庫内加熱条件は一定であるため，適応メニューの検討とともに盛り付け重量，料理の形状，厚さ，熱伝導の異なる各種料理のレシピについて，再加熱カートの能力に合わせてマニュアル化する必要がある。

② スチームコンベクションオーブン／電子レンジ……小・中規模施設やサテライトキッチンでの再加熱に向いている。調理システムの改善等においてニュークックチルシステムの導入が容易である。ホテルパンによる再加熱と併用でき，料理によって最適な再加熱方法が選択できるので対応性が広い。すなわちニュークックチルシステムとクックチルシステムを組み合わせることができる。再加熱カートシステムの補助システムとしても活用できる。電子レンジは小規模パントリーや少人数，遅刻食，時間差食に活用されることが多い。

## （3）真空調理

真空調理とは，鮮度管理された食品を生のままあるいは加熱処理して，調味液（調味料）と一緒に真空包装し，袋ごと低温加熱する調理法である。

真空調理法は，食品を真空包装することにより，袋（パック）内の空気とともに食材料の空気が抜け，代わりに調味料が食材料に浸透する。その結果，熱伝導性が高くなり95℃以下の低温加熱でも望ましい状態に仕上げることができる。しかしパックのまま加熱するため，焼き色などを付ける場合は，真空包装する前や再加熱後パックから取り出した後に行う必要がある。真空調理の基本工程と品質管理項目を図Ⅱ−6−6に示した。各工程の要点と品質管理について述べる。

① 下処理……真空調理における下処理は，品質管理（おいしさ）の面からも重要な工程である。あくやクセの強い食品の湯通し，下ゆで，食品表面の焼き色付け，食品表面の殺菌など，食品の特性を把握し処理を行う。また熱を加えた場合は10℃以下に冷却してから真空包装をする。

② 真空包装……下処理した食品と調味液を真空包装用フィルムに入れ，真空包装機で脱気する。加熱温度や時間が異なる食品は別々に入れ，食品により真空度と脱気時間を調整する。

真空包装した後で真空調理として加熱する場合は真空度99％以上とする。食品および調理別の真空度については機種の標準値を参考に検討する。

③ 加熱調理……食品と調味液を入れ，真空パックした袋を湯煎器（スービークッカー）か，スチームコンベクションオーブンで低温加熱する。調理温度と時間は，食品や仕上がり状態，保存時間に応じて設定する。食品の中心温度（調理温度）は，基本的には厚生労働省の衛生基準75℃・1分間以上，または同等以上の加熱を行うが，真空調理では75℃以下の低温調理（58〜95℃）を長時間行うことが多いため，加熱時間を長くして75℃・1分間と同等の殺菌効果が得られるようにする。野菜，果実は，食感に関係するセルロースを軟化させるために，90〜95℃に設定する。

真空調理の加熱は，品質管理（おいしさ）を前提に，加熱殺菌できる設定温度と時間の標準（マニュアル）化を行わなければならない。各施設において細菌検査の実施など，自主的な衛生管理が重要となる。

④ 急速冷却……加熱後の食品は，細菌が増殖しやすい温度帯（10〜60℃）を速やかに通過させるために90分以内に食品の中心温度が3℃以下になるように急速冷却を行う。ブラストチラー（強制冷風）に比べて氷水チラーは，冷却効率が高いので多く用いられる。

一般に急速冷却の時間は，1回の冷却量が多くなると長くなるが，1パックの分量の影響が大きい。すなわち同重量冷却する場合，1パックの分量を少なくしてパック数を多くした方が冷却時間は短い。

冷水チラーによる冷却は，食品の種類（料理）ごとに効率化，生産性を含めて90分以内に3℃以下に冷却することのできる1回の冷却単位（1パックの分量）を標準化する。

⑤ 再加熱……チルド保存しておいた真空パック袋を，スービークッカーあるいはスチームコンベクションオーブンで再加熱する。食品の中心温度を1時間以内に一次加熱と同じ温度帯に上げる。

加熱温度の設定を一次加熱よりも高く設定する方法もあるが,品質管理の面から加熱温度の制御が必要である。

　再加熱後は,袋から食品を取り出し,サラマンダーなどで余分な水分を飛ばしたり,焼き色付けなどを行う。衛生的に安全で美味しく提供するための標準化が必要である。

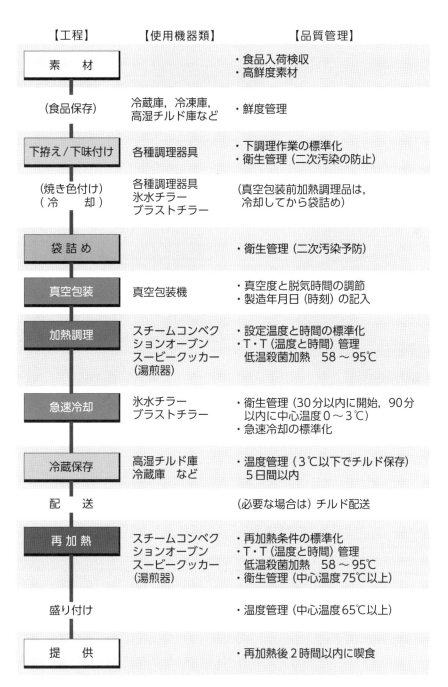

【工程】 　　　　　　　【使用機器類】　　　　　　　　　　　【品質管理】

素　材
・食品入荷検収
・高鮮度素材

（食品保存）　　　　冷蔵庫，冷凍庫，　　　　・鮮度管理
　　　　　　　　　　高湿チルド庫など

下拵え／下味付け　　各種調理器具　　　　　・下調理作業の標準化
　　　　　　　　　　　　　　　　　　　　　・衛生管理（二次汚染の防止）

（焼き色付け）　　　各種調理器具　　　　　（真空包装前加熱調理品は，
（冷　　却）　　　　氷水チラー　　　　　　　冷却してから袋詰め）
　　　　　　　　　　ブラストチラー

袋 詰 め
・衛生管理（二次汚染予防）

真空包装　　　　　　真空包装機　　　　　　・真空度と脱気時間の調節
　　　　　　　　　　　　　　　　　　　　　・製造年月日（時刻）の記入

加熱調理　　　　　　スチームコンベク　　　・設定温度と時間の標準化
　　　　　　　　　　ションオーブン　　　　・T・T（温度と時間）管理
　　　　　　　　　　スービークッカー　　　　低温殺菌加熱　58〜95℃
　　　　　　　　　　（湯煎器）

急速冷却　　　　　　氷水チラー　　　　　　・衛生管理（30分以内に開始，90分
　　　　　　　　　　ブラストチラー　　　　　以内に中心温度0〜3℃）
　　　　　　　　　　　　　　　　　　　　　・急速冷却の標準化

冷蔵保存　　　　　　高湿チルド庫　　　　　・温度管理（3℃以下でチルド保存）
　　　　　　　　　　冷蔵庫　など　　　　　　5日間以内

配　　送　　　　　　　　　　　　　　　　　（必要な場合は）チルド配送

再 加 熱　　　　　　スチームコンベク　　　・再加熱条件の標準化
　　　　　　　　　　ションオーブン　　　　・T・T（温度と時間）管理
　　　　　　　　　　スービークッカー　　　　低温殺菌加熱　58〜95℃
　　　　　　　　　　（湯煎器）　　　　　　・衛生管理（中心温度75℃以上）

盛り付け　　　　　　　　　　　　　　　　　・温度管理（中心温度65℃以上）

提　　供
・再加熱後2時間以内に喫食

**図Ⅱ-6-6　真空調理の基本工程と品質管理**

殿塚婦美子　編著：改訂新版　大量調理,　学建書院,　2012.　を改変

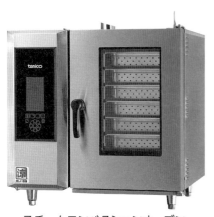
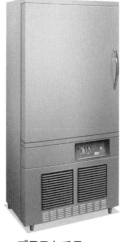
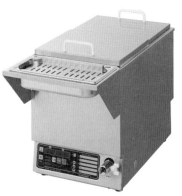

**スチームコンベクションオーブン**
W：860 × D：790 × H：820
（タニコー株式会社　TGSC-6DCL）

**ブラストチラー**
W：840 × D：880 × H：1682
（タニコー株式会社　QXF-012SFSV1）

**スービークッカー**
W：350 × D：735 × H：420
（ニチワ電気株式会社　SCW-350D）

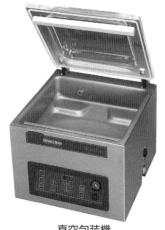
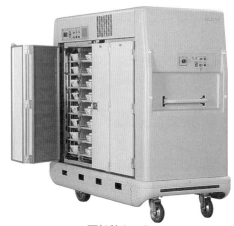

**真空包装機**
W：480 × D：610 × H：440
（ニチワ電気株式会社　BOXER42XLⅡ）

**再加熱カート**
W：2040 × D：855 × H：1755
（ニチワ電気株式会社　CD1332SP-N）

**スチームコンベクションオーブン** …… 予備加熱，一次加熱調理および再加熱に使用。オーブンモード，スチームモード，スチームを加えた自動加湿オーブンモードがある。機種，加熱条件により熱伝達率が異なり，加熱条件の標準化が必要。T・T（温度と時間）管理が容易である。

**ブラストチラー** …… 加熱調理後の急速冷却，真空調理の真空包装前の食品および加熱調理後に使用。庫内の強制冷風により加熱直後の料理を効率よく急速冷却できる。料理により冷却速度が異なるので90分以内に冷却することのできる分量を標準化する。

**スービークッカー** …… 真空調理の一次加熱および再加熱に使用。48 〜 98℃の範囲で適温制御できる。循環ポンプにより湯槽内の温度を均一に保ち，加熱むらがない。調理能力の目安は，パックのサイズや食品によるが，湯槽内容量42L型に水20Lを入れた場合，10 〜 15kg（水の50 〜 75％）。

**真空包装機** …… 真空調理に使用。真空度は使用目的，食品により設定する。加熱調理の真空度は99％。真空包装袋に食品と調味液を入れ，セッティングするとポンプが作動し，袋内の空気および食品の空気を抜き同時に真空パックする。真空パックすることで食品に調味料がよく浸透する。

**再加熱カート** …… 保冷ゾーンと加熱ゾーンに仕切られている。冷菜は0 〜 10℃の設定で提供できる。温菜は提供する時間に合わせて再加熱することができる。盛り付けられた料理が75℃・1分間以上に達する時間は，料理の形状，盛り付け量によって異なるので，これらの標準化が必要である。

**図Ⅱ−6−7　新調理システムにかかわる機器類** （W：幅，D：奥行，H：高さ　単位はmm）

# 対象者施設別献立例

1．ここでは，各施設で実際に実施されている献立を示した。
2．各施設の施設設備，調理員数および食材料費などは，それぞれ標準的な条件によるものである（食材料費の目安は第Ⅱ部に記した）。
3．食品重量は総使用量を喫食者数で除し，1人分正味重量として示した。
4．調理器具ならびに料理に添えられる飾り（食用を目的としない）は括弧（　）でくくり，重量に拠らず「本」「個」「枚」などで示した。
5．食品名の表記は，基本的に『日本食品標準成分表2020年版（八訂）』に準じた。
6．献立による給与栄養量の評価指標として，下表に示すエネルギーおよび栄養素量を各献立の下に記した。

　基本的にPFC比率（≒エネルギー産生栄養素バランス）は示すこととしたが，離乳食については，エネルギーの充足を主眼に献立が作成され，PFCは副次的な要素であること，病院における，たんぱく質制限食，脂質制限食については，『食事摂取基準』に示された目標とする比率との比較が意味をなさないことから，これを割愛した。

| 施設 | 区分 | 栄養素項目 | | | |
|---|---|---|---|---|---|
| 保育所 | 幼 児 食 | E（エネルギー）<br>K（カリウム）<br>VA（ビタミンA）<br>VB₂（ビタミンB₂）<br>食塩（食塩相当量） | PFC（比率）*<br>Ca（カルシウム）<br>VB₁（ビタミンB₁）<br>VC（ビタミンC）<br>食繊（食物繊維） | <br>Fe（鉄）<br> | |
| | 離 乳 食 | E<br>食塩 | P（たんぱく質） | F（脂質） | |
| 学 校 | | E<br>Ca<br>VA<br>食塩 | PFC*<br>Mg（マグネシウム）<br>VB₁<br>食繊 | <br><br>VB₂ | <br>Fe<br>VC |
| 事 業 所 | | E<br>Ca<br>VA<br>食塩 | PFC*<br>Mg<br>VB₁<br>食繊 | <br>Fe<br>VB₂ | <br><br>VC | VD（ビタミンD） |
| 高齢者施設 | | E<br>Ca<br>VA<br>食塩 | PFC*<br>Fe<br>VD<br>食繊 | <br><br>VB₁ | <br><br>VB₂ | VC |
| 病 院 | | E<br>K<br>VA<br>食塩 | PFC*<br>Ca<br>VB₁<br>食繊 | <br>P（リン）<br>VB₂ | <br>Fe<br>VC |
| 新調理システム | ニュークックチル | E<br>食塩<br>VA | PFC*<br>K<br>VB₁ | <br>Ca<br>VB₂ | <br>P<br>VC |
| | クックチル | E<br>食塩 | P | F | |

*PFC：たんぱく質4 kcal/g，脂質9 kcal/gで計算し，炭水化物については，C%＝100％－（P％＋F％）とした。

# 1 保 育 所

## 1）四季の献立：幼児食

### 春 1

| | 料理名 | 食品名 | 1人分正味重量(g) |
|---|---|---|---|
| 午前のおやつ | 牛乳 | 牛乳 | 100 |
| 昼食 | ご飯 | 精白米 | 50 |
| | さわらのマヨネーズ焼き | さわら　生 | 50 |
| | | 食塩 | 0.2 |
| | | 清酒 | 1 |
| | | マヨネーズ | 6 |
| | | パン粉(乾) | 2 |
| | | 粉パセリ | 0.1 |
| | はるさめとたけのこ炒め | 緑豆はるさめ(乾) | 6 |
| | | 青ピーマン | 3 |
| | | 赤ピーマン | 3 |
| | | たけのこ(水煮) | 7 |
| | | ベーコン | 5 |
| | | 食塩 | 0.1 |
| | | 上白糖 | 0.4 |
| | | こいくちしょうゆ | 1 |
| | | ごま油 | 1 |
| | こまつなとえのきのすまし汁 | こまつな | 10 |
| | | えのきたけ | 6 |
| | | こいくちしょうゆ | 0.3 |
| | | 食塩 | 0.3 |
| | | 水/かつお節 | 100/0.3 |
| | | 昆布 | 0.1 |
| | 果物 | バナナ | 60 |
| 午後のおやつ | わかめおにぎり | 精白米 | 30 |
| | | 炊き込みわかめの素 | 0.6 |
| | 麦茶 | 麦茶/水 | 0.3/100 |

E…581kcal　PFC…16:14:70

| 食塩 1.6g | Fe 1.8mg | VB₂ 0.41mg |
|---|---|---|
| K 809mg | VA 81μg | VC 24mg |
| Ca 150mg | VB₁ 0.24mg | 食繊 2.1g |

### 春 2

| | 料理名 | 食品名 | 1人分正味重量(g) |
|---|---|---|---|
| 午前のおやつ | 牛乳 | 牛乳 | 100 |
| 昼食 | たけのこご飯 | 精白米 | 50 |
| | | 水/かつお節 | 70/0.3 |
| | | 食塩 | 0.15 |
| | | こいくちしょうゆ | 1 |
| | | 本みりん | 1 |
| | | たけのこ(ゆで) | 12 |
| | | 油揚げ | 3 |
| | 肉団子スープ煮 | 豚ひき肉 | 50 |
| | | 食塩 | 0.08 |
| | | たまねぎ | 10 |
| | | パン粉(乾) | 1 |
| | | はくさい | 30 |
| | | にんじん | 5 |
| | | たまねぎ | 15 |
| | | さやえんどう | 3 |
| | | 緑豆はるさめ(乾) | 4 |
| | | 水 | 130 |
| | | 食塩 | 0.4 |
| | | こいくちしょうゆ | 1 |
| | 高野豆腐となのはなの卵とじ | 凍り豆腐 | 3 |
| | | 水/かつお節 | 10/0.05 |
| | | 上白糖 | 0.8 |
| | | こいくちしょうゆ | 0.8 |
| | | 本みりん | 0.8 |
| | | なばな/鶏卵 | 10/10 |
| | 果物 | バナナ | 30 |
| | | いちご | 30 |
| 午後のおやつ | 焼きそば | 蒸し中華めん | 50 |
| | | 豚かたロース肉 | 9 |
| | | にんじん(皮つき) | 3 |
| | | キャベツ | 13 |
| | | たまねぎ | 9 |
| | | もやし | 9 |
| | | 調合油 | 0.4 |
| | | 焼きそばソース | 3.5 |
| | | 中濃ソース | 1.5 |
| | 麦茶 | 麦茶/水 | 0.3/100 |

E…583kcal　PFC…20:14:66

| 食塩 1.8g | Fe 2.6mg | VB₂ 0.50mg |
|---|---|---|
| K 880mg | VA 145μg | VC 55mg |
| Ca 210mg | VB₁ 0.58mg | 食繊 5.2g |

### 春 3

| | 料理名 | 食品名 | 1人分正味重量(g) |
|---|---|---|---|
| 午前のおやつ | 牛乳 | 牛乳 | 100 |
| 昼食 | ご飯 | 精白米 | 50 |
| | から揚げ | 若鶏もも肉 | 58 |
| | | こいくちしょうゆ | 3 |
| | | 本みりん | 1 |
| | | しょうが | 0.4 |
| | | りんご | 2 |
| | | かたくり粉 | 4 |
| | | 調合油 | 3 |
| | アスパラガス入り野菜炒め | にんじん(皮つき) | 5 |
| | | キャベツ | 20 |
| | | スイートコーン | 5 |
| | | アスパラガス | 5 |
| | | ベーコン | 5 |
| | | 食塩 | 0.1 |
| | | こいくちしょうゆ | 1 |
| | | 調合油 | 0.3 |
| | じゃがいももとたまねぎのみそ汁 | じゃがいも | 20 |
| | | たまねぎ | 10 |
| | | 水/煮干し | 100/0.3 |
| | | 淡色辛みそ | 2 |
| | 果物 | バレンシアオレンジ | 50 |
| 午後のおやつ | よもぎ団子 | 白玉粉 | 20 |
| | | 水 | 20 |
| | | よもぎ(ゆで・葉) | 0.25 |
| | | きな粉 | 2 |
| | | 上白糖 | 2 |
| | | 食塩 | 0.1 |
| | | こしあん | 10 |
| | 麦茶 | 麦茶/水 | 0.3/100 |

E…565kcal　PFC…18:15:67

| 食塩 1.4g | Fe 2.1mg | VB₂ 0.32mg |
|---|---|---|
| K 700mg | VA 106μg | VC 40mg |
| Ca 165mg | VB₁ 0.27mg | 食繊 4.6g |

## 春 4

| | 料理名 | 食品名 | 1人分正味重量(g) |
|---|---|---|---|
| 午前のおやつ | 牛乳 | 牛乳 | 100 |
| 昼食 | グリンピースご飯 | 精白米 | 50 |
| | | 清酒 | 1 |
| | | 食塩 | 0.07 |
| | | グリンピース | 18 |
| | 豆腐の野菜あんかけ | 木綿豆腐 | 70 |
| | | 水/かつお節 | 40/0.2 |
| | | 食塩 | 0.08 |
| | | 豚ひき肉 | 25 |
| | | 調合油 | 0.2 |
| | | たまねぎ | 10 |
| | | にんじん | 6 |
| | | 青ピーマン | 3 |
| | | 本みりん | 2 |
| | | 上白糖 | 3 |
| | | こいくちしょうゆ | 2.5 |
| | | かたくり粉 | 2 |
| | じゃがいもとニラ炒め | じゃがいも | 35 |
| | | にら | 3 |
| | | ベーコン | 5 |
| | | 食塩 | 0.1 |
| | | 調合油 | 1 |
| | かぶとかぶの葉のみそ汁 | かぶ | 16 |
| | | かぶ(葉) | 3 |
| | | 水/煮干し | 100/0.3 |
| | | 淡色辛みそ | 2 |
| | 果物 | いちご | 30 |
| 午後のおやつ | シュガートースト | 食パン | 30 |
| | | マーガリン | 4 |
| | | グラニュー糖 | 3 |
| | 麦茶 | 麦茶/水 | 0.3/100 |

E…568kcal　PFC…18:16:66

| | | |
|---|---|---|
| 食塩 1.5g | Fe 2.8mg | $VB_2$ 0.34mg |
| K 774mg | VA 106μg | VC 44mg |
| Ca 225mg | $VB_1$ 0.49mg | 食繊 8.1g |

## 夏 1

| | 料理名 | 食品名 | 1人分正味重量(g) |
|---|---|---|---|
| 午前のおやつ | 牛乳 | 牛乳 | 100 |
| 昼食 | ご飯 | 精白米 | 50 |
| | 白身魚の南蛮漬け | ホキ | 50 |
| | | 食塩 | 0.05 |
| | | こしょう | 0.01 |
| | | かたくり粉 | 5 |
| | | 調合油 | 5 |
| | | たまねぎ | 15 |
| | | にんじん(皮つき) | 5 |
| | | 青ピーマン | 5 |
| | | 調合油 | 0.3 |
| | | 清酒 | 3 |
| | | 上白糖 | 3 |
| | | 穀物酢 | 3 |
| | | こいくちしょうゆ | 3 |
| | ひじきの中華和え | 干しひじき | 2 |
| | | きゅうり | 4 |
| | | にんじん(皮つき) | 4 |
| | | もやし | 10 |
| | | ロースハム | 5 |
| | | 上白糖 | 0.1 |
| | | 食塩 | 0.02 |
| | | 穀物酢 | 1 |
| | | こいくちしょうゆ | 1 |
| | | ごま油 | 1 |
| | | ごま | 1 |
| | なすとチンゲンサイのみそ汁 | なす | 12 |
| | | チンゲンサイ | 10 |
| | | 水/煮干し | 100/0.3 |
| | | 淡色辛みそ | 3 |
| | 果物 | メロン | 60 |
| 午後のおやつ | バナナケーキ | バナナ | 20 |
| | | ホットケーキミックス粉 | 20 |
| | | 上白糖 | 3 |
| | | 鶏卵 | 10 |
| | | 牛乳 | 10 |
| | 麦茶 | 麦茶/水 | 0.3/100 |

E…555kcal　PFC…18:12:70

| | | |
|---|---|---|
| 食塩 1.8g | Fe 1.8mg | $VB_2$ 0.38mg |
| K 1,027mg | VA 187μg | VC 30mg |
| Ca 228mg | $VB_1$ 0.24mg | 食繊 3.6g |

## 夏 2

| | 料理名 | 食品名 | 1人分正味重量(g) |
|---|---|---|---|
| 午前のおやつ | 牛乳 | 牛乳 | 100 |
| 昼食 | 夏野菜カレーライス | 精白米 | 50 |
| | | 若鶏もも肉(皮つき) | 50 |
| | | たまねぎ | 20 |
| | | にんじん | 10 |
| | | かぼちゃ | 40 |
| | | なす | 20 |
| | | さやいんげん | 8 |
| | | 有塩バター | 3 |
| | | 調合油 | 0.4 |
| | | 水 | 50 |
| | | カレールーA社製 | 2 |
| | | カレールーB社製 | 8 |
| | | 牛乳 | 4 |
| | 切干しだいこんサラダ | 切干しだいこん | 2 |
| | | キャベツ | 15 |
| | | きゅうり | 6 |
| | | にんじん(皮つき) | 4 |
| | | 上白糖 | 0.08 |
| | | 食塩 | 0.02 |
| | | 穀物酢 | 1 |
| | | こいくちしょうゆ | 1 |
| | | ごま油 | 1 |
| | レタスと卵のスープ | レタス | 12 |
| | | 鶏卵 | 8 |
| | | こいくちしょうゆ | 0.8 |
| | | 食塩 | 0.1 |
| | | 水/昆布 | 100/0.1 |
| | 果物 | すいか | 60 |
| 午後のおやつ | 白桃ゼリー | もも(缶詰) | 15 |
| | | 寒天ゼリーの素 | 13 |
| | | 水 | 64 |
| | サラダせんべい | ソフトせんべい | 10 |
| | 麦茶 | 麦茶/水 | 0.3/100 |

E…581kcal　PFC…16:14:70

| | | |
|---|---|---|
| 食塩 1.9g | Fe 1.9mg | $VB_2$ 0.40mg |
| K 957mg | VA 362μg | VC 38mg |
| Ca 180mg | $VB_1$ 0.26mg | 食繊 4.9g |

## 夏 3

| | 料理名 | 食品名 | 1人分正味重量(g) |
|---|---|---|---|
| 午前のおやつ | 牛乳 | 牛乳 | 100 |
| 昼食 | ロールパン | ロールパン | 40 |
| | 鶏肉のトマト煮 | 若鶏もも肉(皮つき) | 55 |
| | | 調合油 | 0.5 |
| | | たまねぎ | 40 |
| | | トマトケチャップ | 8 |
| | | トマトホール(缶詰) | 25 |
| | | マッシュルーム(水煮) | 8 |
| | | 有塩バター | 2 |
| | | 上白糖 | 0.2 |
| | | 食塩 | 0.05 |
| | | 粉パセリ | 0.05 |
| | もやしサラダ | もやし | 20 |
| | | きゅうり | 6 |
| | | にんじん | 3 |
| | | 焼きちくわ | 6 |
| | | 上白糖 | 0.08 |
| | | 食塩 | 0.02 |
| | | 穀物酢 | 1 |
| | | こいくちしょうゆ | 1 |
| | | 調合油 | 0.5 |
| | とうがんとベーコンのスープ | とうがん | 22 |
| | | ベーコン | 4 |
| | | こいくちしょうゆ | 0.8 |
| | | 食塩 | 0.2 |
| | | 水/昆布 | 100/0.1 |
| | 果物 | バナナ | 60 |
| 午後のおやつ | 梅おかかおにぎり | 精白米 | 30 |
| | | 梅干し | 1 |
| | | かつお(削り節) | 2 |
| | | 焼きのり | 0.4 |
| | 枝豆 | えだまめ | 10 |
| | 麦茶 | 麦茶/水 | 0.3/100 |

E…555kcal　PFC…21:18:61

| | | |
|---|---|---|
| 食塩 2.0g | Fe 2.1mg | VB₂ 0.39mg |
| K 954mg | VA 125μg | VC 35mg |
| Ca 169mg | VB₁ 0.31mg | 食繊 4.3g |

## 夏 4

| | 料理名 | 食品名 | 1人分正味重量(g) |
|---|---|---|---|
| 午前のおやつ | 牛乳 | 牛乳 | 100 |
| 昼食 | ご飯 | 精白米 | 50 |
| | 豆腐チャンプルー | 木綿豆腐 | 60 |
| | | 豚かたロース肉 | 30 |
| | | もやし | 20 |
| | | にら | 9 |
| | | 調合油 | 2 |
| | | 清酒 | 1 |
| | | 食塩 | 0.28 |
| | | こいくちしょうゆ | 1 |
| | きゅうりとしらすの中華和え | きゅうり | 20 |
| | | ミニトマト | 13 |
| | | しらす干し | 4 |
| | | 淡色辛みそ | 1 |
| | | 上白糖 | 1 |
| | | こいくちしょうゆ | 1 |
| | | ごま油 | 0.5 |
| | | ごま | 1 |
| | なるととこまつなのすまし汁 | なると | 10 |
| | | こまつな | 10 |
| | | こいくちしょうゆ | 0.8 |
| | | 食塩 | 0.2 |
| | | 水/かつお節 | 100/0.6 |
| | | 昆布 | 0.1 |
| | 果物 | ぶどう | 50 |
| 午後のおやつ | フルーツ白玉ポンチ | 白玉粉 | 20 |
| | | 水 | 20 |
| | | 温州みかん(缶詰) | 10 |
| | | パインアップル(缶詰) | 15 |
| | | 黄桃(缶詰) | 15 |
| | | 上白糖 | 5 |
| | | 水 | 40 |
| | 麦茶 | 麦茶/水 | 0.3/100 |

E…564kcal　PFC…17:13:70

| | | |
|---|---|---|
| 食塩 1.5g | Fe 2.7mg | VB₂ 0.32mg |
| K 736mg | VA 119μg | VC 18mg |
| Ca 236mg | VB₁ 0.42mg | 食繊 3.0g |

## 秋 1

| | 料理名 | 食品名 | 1人分正味重量(g) |
|---|---|---|---|
| 午前のおやつ | 牛乳 | 牛乳 | 100 |
| 昼食 | ご飯 | 精白米 | 50 |
| | さけのねぎみそ焼き | しろさけ | 50 |
| | | 根深ねぎ | 10 |
| | | 上白糖 | 1 |
| | | こいくちしょうゆ | 1 |
| | | 本みりん | 2 |
| | | 淡色辛みそ | 2 |
| | | ごま油 | 0.2 |
| | だいこんのそぼろ煮 | だいこん(皮つき) | 30 |
| | | 豚ひき肉 | 15 |
| | | 水/かつお節 | 10/0.1 |
| | | 本みりん | 1 |
| | | こいくちしょうゆ | 2 |
| | | かたくり粉 | 1 |
| | | 水 | 1 |
| | なめことほうれんそうのみそ汁 | なめこ | 6 |
| | | ほうれんそう | 8 |
| | | にんじん(皮つき) | 3 |
| | | 水/煮干し | 100/0.3 |
| | | 淡色辛みそ | 3 |
| | 果物 | 温州みかん | 70 |
| 午後のおやつ | スイートポテト | さつまいも | 60 |
| | | 上白糖 | 6 |
| | | 有塩バター | 3 |
| | | 卵黄 | 6 |
| | | 乳脂肪クリーム | 4 |
| | | レモン果汁 | 0.02 |
| | | 卵黄 | 2 |
| | | 本みりん | 0.2 |
| | 麦茶 | 麦茶/水 | 0.3/100 |

E…564kcal　PFC…19:13:68

| | | |
|---|---|---|
| 食塩 1.4g | Fe 2.3mg | VB₂ 0.43mg |
| K 1,021mg | VA 232μg | VC 49mg |
| Ca 201mg | VB₁ 0.44mg | 食繊 3.6g |

## 秋 2

| | 料理名 | 食品名 | 1人分正味重量(g) |
|---|---|---|---|
| 午前のおやつ | 牛乳 | 牛乳 | 100 |
| 昼食 | ロールパン | ロールパン | 40 |
| | パンプキングラタン | かぼちゃ | 60 |
| | | 鶏ひき肉 | 30 |
| | | 薄力粉 | 5 |
| | | 有塩バター | 3 |
| | | 牛乳 | 40 |
| | | プロセスチーズ(ピザ用) | 6 |
| | | 食塩 | 0.08 |
| | | 粉パセリ | 0.05 |
| | 三色パリパリサラダ | キャベツ | 20 |
| | | きゅうり | 6 |
| | | にんじん | 6 |
| | | ワンタンの皮 | 2 |
| | | 調合油 | 1 |
| | | 上白糖 | 0.08 |
| | | 食塩 | 0.02 |
| | | 穀物酢 | 1 |
| | | こいくちしょうゆ | 1 |
| | | 調合油 | 1 |
| | おおきなかぶのスープ | かぶ(皮つき) | 22 |
| | | かぶの葉 | 4 |
| | | にんじん(皮つき) | 3 |
| | | 水/昆布 | 120/0.1 |
| | | こいくちしょうゆ | 0.8 |
| | | 食塩 | 0.2 |
| | | かたくり粉 | 2 |
| | | 水 | 2 |
| | | 鶏卵 | 5 |
| | 果物 | バナナ | 60 |
| 午後のおやつ | 焼きおにぎり | 精白米 | 30 |
| | | 本みりん | 1 |
| | | こいくちしょうゆ | 1 |
| | | ごま油 | 0.5 |
| | 麦茶 | 麦茶/水 | 0.3/100 |

E…583kcal　PFC…16:16:68

| 食塩 1.6g | Fe 1.7mg | VB₂ 0.45mg |
|---|---|---|
| K 1,037mg | VA 383μg | VC 55mg |
| Ca 262mg | VB₁ 0.26mg | 食繊 5.0g |

## 秋 3

| | 料理名 | 食品名 | 1人分正味重量(g) |
|---|---|---|---|
| 午前のおやつ | 牛乳 | 牛乳 | 100 |
| 昼食 | 野菜あんかけ焼きそば | 蒸し中華めん | 90 |
| | | 豚かたロース肉 | 40 |
| | | はくさい | 65 |
| | | にんじん(皮つき) | 10 |
| | | たまねぎ | 12 |
| | | たけのこ(水煮) | 6 |
| | | 青ピーマン | 5 |
| | | 調合油 | 2 |
| | | 本みりん | 4 |
| | | 上白糖 | 1 |
| | | 食塩 | 0.15 |
| | | こいくちしょうゆ | 4 |
| | | かたくり粉 | 3 |
| | | 水 | 3 |
| | さつまいもの天ぷら | さつまいも | 30 |
| | | 薄力粉 | 6 |
| | | 鶏卵 | 3 |
| | | 食塩 | 0.08 |
| | | 水 | 6 |
| | | 調合油 | 4 |
| | しめじとほうれんそうのみそ汁 | ぶなしめじ | 10 |
| | | ほうれんそう | 8 |
| | | 水/煮干し | 100/0.3 |
| | | 淡色辛みそ | 3 |
| | 果物 | りんご | 60 |
| 午後のおやつ | きな粉おはぎ | 精白米 | 4 |
| | | もち米 | 16 |
| | | 水 | 32 |
| | | きな粉 | 2 |
| | | 上白糖 | 3 |
| | | 食塩 | 0.01 |
| | 麦茶 | 麦茶/水 | 0.3/100 |

E…556kcal　PFC…17:12:71

| 食塩 1.7g | Fe 1.9mg | VB₂ 0.47mg |
|---|---|---|
| K 957mg | VA 154μg | VC 32mg |
| Ca 194mg | VB₁ 0.49mg | 食繊 7.4g |

## 秋 4

| | 料理名 | 食品名 | 1人分正味重量(g) |
|---|---|---|---|
| 午前のおやつ | 牛乳 | 牛乳 | 100 |
| 昼食 | ご飯 | 精白米 | 50 |
| | ひじきハンバーグ | 鶏ひき肉 | 40 |
| | | 木綿豆腐 | 20 |
| | | 干しひじき | 1 |
| | | たまねぎ | 20 |
| | | パン粉(乾) | 3 |
| | | 牛乳 | 3 |
| | | 鶏卵 | 4 |
| | | 食塩 | 0.12 |
| | | 本みりん | 1 |
| | | 上白糖 | 2 |
| | | こいくちしょうゆ | 3 |
| | | 水 | 1 |
| | | かたくり粉 | 1 |
| | | 調合油 | 2 |
| | れんこんのごま和え | れんこん | 30 |
| | | にんじん(皮つき) | 3 |
| | | さやいんげん | 2 |
| | | マヨネーズ | 4 |
| | | 上白糖 | 1 |
| | | 淡色辛みそ | 1 |
| | | ごま | 1 |
| | こまつなとごぼうのみそ汁 | ごぼう | 5 |
| | | こまつな | 10 |
| | | 水/煮干し | 100/0.3 |
| | | 淡色辛みそ | 3 |
| | 果物 | 甘がき | 60 |
| 午後のおやつ | チヂミ | 薄力粉 | 13 |
| | | 鶏卵 | 5 |
| | | あさつき | 6 |
| | | 干しさくらえび | 1 |
| | | 食塩 | 0.2 |
| | | 水 | 13 |
| | | ごま油 | 1 |
| | | 調合油 | 1 |
| | 麦茶 | 麦茶/水 | 0.3/100 |

E…560kcal　PFC…18:16:66

| 食塩 1.7g | Fe 2.5mg | VB₂ 0.34mg |
|---|---|---|
| K 833mg | VA 151μg | VC 65mg |
| Ca 238mg | VB₁ 0.25mg | 食繊 4.4g |

## 秋 5

| | 料理名 | 食品名 | 1人分正味重量(g) |
|---|---|---|---|
| 午前のおやつ | 牛乳 | 牛乳 | 100 |
| 昼食 | ご飯 | 精白米 | 50 |
| | なすと豚肉みそ炒め | なす | 45 |
| | | 豚かたロース肉 | 40 |
| | | たまねぎ | 35 |
| | | にんじん(皮つき) | 5 |
| | | さやいんげん | 5 |
| | | 調合油 | 1 |
| | | 淡色辛みそ | 6 |
| | | 上白糖 | 1 |
| | | 本みりん | 1 |
| | | 清酒 | 1 |
| | 厚焼き卵 | 鶏卵 | 30 |
| | | 上白糖 | 0.3 |
| | | こいくちしょうゆ | 0.3 |
| | | 食塩 | 0.1 |
| | | 本みりん | 1 |
| | | 水/かつお節 | 12/0.05 |
| | | 調合油 | 1 |
| | こまつなとはくさいのすまし汁 | こまつな | 10 |
| | | はくさい | 10 |
| | | 水/かつお節 | 100/0.3 |
| | | 昆布 | 0.1 |
| | | 食塩 | 0.2 |
| | | こいくちしょうゆ | 0.8 |
| | 果物 | バナナ | 60 |
| 午後のおやつ | じゃがバター | じゃがいも | 70 |
| | | 有塩バター | 2 |
| | | 食塩 | 0.2 |
| | 麦茶 | 麦茶/水 | 0.3/100 |

| E…557kcal | | PFC…18:16:66 | |
|---|---|---|
| 食塩 1.7g | Fe 2.6mg | VB₂ 0.47mg |
| K 1,103mg | VA 186μg | VC 35mg |
| Ca 183mg | VB₁ 0.49mg | 食繊 5.5g |

## 冬 1

| | 料理名 | 食品名 | 1人分正味重量(g) |
|---|---|---|---|
| 午前のおやつ | 牛乳 | 牛乳 | 100 |
| 昼食 | ご飯 | 精白米 | 50 |
| | 肉豆腐 | 豚かたロース肉 | 45 |
| | | 調合油 | 1 |
| | | 清酒 | 1 |
| | | 木綿豆腐 | 45 |
| | | はくさい | 35 |
| | | たまねぎ | 15 |
| | | しらたき | 12 |
| | | にんじん | 5 |
| | | さやいんげん | 2 |
| | | 本みりん | 3 |
| | | 上白糖 | 2 |
| | | こいくちしょうゆ | 6 |
| | | 水/かつお節 | 10/0.05 |
| | さつまいも甘煮 | さつまいも | 40 |
| | | 上白糖 | 2 |
| | だいことわかめのみそ汁 | だいこん(皮つき) | 15 |
| | | 乾燥わかめ | 0.3 |
| | | 水/煮干し | 100/0.3 |
| | | 淡色辛みそ | 3 |
| | 果物 | 温州みかん | 70 |
| 午後のおやつ | りんごの包み揚げ | ぎょうざの皮 | 10 |
| | | りんご | 30 |
| | | 上白糖 | 2 |
| | | レモン果汁 | 0.2 |
| | | かたくり粉 | 0.1 |
| | | 調合油 | 3 |
| | 麦茶 | 麦茶/水 | 0.3/100 |

| E…595kcal | | PFC…16:15:69 | |
|---|---|---|
| 食塩 1.5g | Fe 2.4mg | VB₂ 0.35mg |
| K 894mg | VA 141μg | VC 46mg |
| Ca 238mg | VB₁ 0.56mg | 食繊 4.9g |

## 冬 2

| | 料理名 | 食品名 | 1人分正味重量(g) |
|---|---|---|---|
| 午前のおやつ | 牛乳 | 牛乳 | 100 |
| 昼食 | ご飯 | 精白米 | 50 |
| | ぶりだいこん | ぶり | 40 |
| | | だいこん(皮つき) | 25 |
| | | しょうが | 0.4 |
| | | 本みりん | 2 |
| | | 上白糖 | 2 |
| | | こいくちしょうゆ | 4 |
| | | 水/かつお節 | 20/0.1 |
| | ほうれんそうの白和え | ほうれんそう | 25 |
| | | にんじん(皮つき) | 3 |
| | | 木綿豆腐 | 15 |
| | | ごま | 2 |
| | | 上白糖 | 1 |
| | | こいくちしょうゆ | 1 |
| | えのきとあさつきのすまし汁 | えのきたけ | 12 |
| | | あさつき | 2 |
| | | 食塩 | 0.2 |
| | | こいくちしょうゆ | 0.8 |
| | | 水/かつお節 | 100/0.6 |
| | | 昆布 | 0.1 |
| | 果物 | バナナ | 60 |
| 午後のおやつ | お好み焼き | キャベツ | 8 |
| | | もやし | 3 |
| | | ゆでさくらえび | 1 |
| | | プロセスチーズ(ピザ用) | 5 |
| | | 薄力粉 | 15 |
| | | 鶏卵 | 5 |
| | | 食塩 | 0.08 |
| | | 調合油 | 2 |
| | | マヨネーズ | 4 |
| | | お好み焼きソース | 4 |
| | | あおのり | 0.02 |
| | 麦茶 | 麦茶/水 | 0.3/100 |

| E…550kcal | | PFC…19:15:66 | |
|---|---|---|
| 食塩 1.7g | Fe 2.6mg | VB₂ 0.43mg |
| K 978mg | VA 194μg | VC 28mg |
| Ca 230mg | VB₁ 0.30mg | 食繊 3.6g |

| 冬 3 | | |
|---|---|---|
| | 料理名 | 食品名 | 1人分 正味重量 (g) |
| 午前のおやつ | 牛乳 | 牛乳 | 100 |
| 昼食 | ご飯 | 精白米 | 50 |
| | ポークピカタ | 豚かたロース肉 | 40 |
| | | 清酒 | 1 |
| | | 食塩 | 0.2 |
| | | こしょう | 0.01 |
| | | 脱脂粉乳 | 2 |
| | | 牛乳 | 4 |
| | | 鶏卵 | 11 |
| | | 薄力粉 | 5 |
| | | 調合油 | 1 |
| | | トマトケチャップ | 3 |
| | 三色きんぴら | にんじん(皮つき) | 10 |
| | | ごぼう | 17 |
| | | 青ピーマン | 7 |
| | | 調合油 | 0.5 |
| | | 水/かつお節 | 8/0.01 |
| | | 本みりん | 1 |
| | | 上白糖 | 1 |
| | | こいくちしょうゆ | 2 |
| | | ごま | 1 |
| | こまつなとはくさいのすまし汁 | こまつな | 10 |
| | | はくさい | 10 |
| | | 食塩 | 0.2 |
| | | こいくちしょうゆ | 0.8 |
| | | 水/かつお節 | 100/0.6 |
| | | 昆布 | 0.1 |
| | 果物 | りんご | 60 |
| 午後のおやつ | もちもちチーズパン | 白玉粉 | 12 |
| | | 水 | 12 |
| | | ホットケーキミックス粉 | 17 |
| | | パルメザンチーズ | 5 |
| | | 食塩 | 0.2 |
| | | 牛乳 | 12 |
| | 麦茶 | 麦茶/水 | 0.3/100 |

E…586kcal PFC…17:14:69

| 食塩 1.7g | Fe 1.8mg | VB₂ 0.44mg |
| K 726mg | VA 186μg | VC 17mg |
| Ca 293mg | VB₁ 0.44mg | 食繊 3.5g |

| 冬 4 | | |
|---|---|---|
| | 料理名 | 食品名 | 1人分 正味重量 (g) |
| 午前のおやつ | 牛乳 | 牛乳 | 100 |
| 昼食 | ご飯 | 精白米 | 50 |
| | 筑前煮 | 若鶏もも肉(皮つき) | 50 |
| | | 調合油 | 1 |
| | | さといも | 40 |
| | | たけのこ(水煮) | 10 |
| | | にんじん(皮つき) | 12 |
| | | こんにゃく | 12 |
| | | ごぼう | 12 |
| | | さやいんげん | 4 |
| | | 本みりん | 3 |
| | | 上白糖 | 1 |
| | | こいくちしょうゆ | 4 |
| | | 水/かつお節 | 10/0.05 |
| | きゅうりのおかか和え | きゅうり | 25 |
| | | かつお(削り節) | 1 |
| | | こいくちしょうゆ | 0.5 |
| | さつまいもとたまねぎのみそ汁 | さつまいも | 20 |
| | | たまねぎ | 10 |
| | | 水/煮干し | 100/0.3 |
| | | 淡色辛みそ | 3 |
| | 果物 | バナナ | 60 |
| 午後のおやつ | すいとん | 薄力粉 | 15 |
| | | だいこん(皮つき) | 18 |
| | | にんじん(皮つき) | 7 |
| | | 根深ねぎ | 4 |
| | | 油揚げ | 5 |
| | | こいくちしょうゆ | 1 |
| | | 食塩 | 0.2 |
| | | 水/かつお節 | 100/0.5 |
| | 麦茶 | 麦茶/水 | 0.3/100 |

E…561kcal PFC…17:11:72

| 食塩 1.6g | Fe 2.2mg | VB₂ 0.34mg |
| K 1,234mg | VA 208μg | VC 29mg |
| Ca 193mg | VB₁ 0.28mg | 食繊 5.6g |

| 冬 5 | | |
|---|---|---|
| | 料理名 | 食品名 | 1人分 正味重量 (g) |
| 午前のおやつ | 牛乳 | 牛乳 | 100 |
| 昼食 | ロールパン | ロールパン | 40 |
| | クリームシチュー | 鶏もも肉(皮つき) | 35 |
| | | じゃがいも | 50 |
| | | たまねぎ | 30 |
| | | にんじん(皮つき) | 15 |
| | | グリンピース(冷凍) | 3 |
| | | 調合油 | 1 |
| | | 清酒 | 1 |
| | | 薄力粉 | 5 |
| | | 牛乳 | 50 |
| | | 有塩バター | 2 |
| | | 脱脂粉乳 | 5 |
| | | 食塩 | 0.4 |
| | | 水 | 50 |
| | 切干しだいこんサラダ | 切干しだいこん | 2 |
| | | キャベツ | 15 |
| | | きゅうり | 6 |
| | | にんじん(皮つき) | 4 |
| | | こいくちしょうゆ | 1.5 |
| | | 穀物酢 | 1 |
| | | 上白糖 | 0.08 |
| | | ごま油 | 1 |
| | | 食塩 | 0.02 |
| | 果物 | 温州みかん | 70 |
| 午後のおやつ | みそ焼きおにぎり | 精白米 | 30 |
| | | 淡色辛みそ | 2 |
| | | 本みりん | 1 |
| | | 上白糖 | 1 |
| | 麦茶 | 麦茶/水 | 0.3/100 |

E…573kcal PFC…18:16:66

| 食塩 1.7g | Fe 1.7mg | VB₂ 0.49mg |
| K 999mg | VA 284μg | VC 50mg |
| Ca 294mg | VB₁ 0.33mg | 食繊 8.3g |

# 2) 四季の献立：離乳食

## 6～7か月 （月）

| | 料理名 | 食品名 | 1人分正味重量(g) |
|---|---|---|---|
| 午後のおやつ | おかゆ | 精白米 五分かゆ | 40 |
| | 豆腐とこまつなのだし煮 | 木綿豆腐 | 25 |
| | | こまつな | 8 |
| | | にんじん(皮つき) | 5 |
| | | 水/かつお節 | 10/0.05 |
| | | かたくり粉 | 0.3 |
| | キャベツのみそ汁 | キャベツ | 10 |
| | | 淡色辛みそ | 1 |
| | | 水/かつお節 | 40/0.2 |

## 6～7か月 （火）

| | 料理名 | 食品名 | 1人分正味重量(g) |
|---|---|---|---|
| 午後のおやつ | きな粉かゆ | 精白米 五分かゆ | 40 |
| | | きな粉 | 1 |
| | しらすとブロッコリー和え | しらす干し | 8 |
| | | ブロッコリー | 10 |
| | | にんじん(皮つき) | 5 |
| | | 水/かつお節 | 3/0.02 |
| | チンゲンサイのすまし汁 | チンゲンサイ | 5 |
| | | 水/かつお節 | 40/0.2 |

## 6～7か月 （水）

| | 料理名 | 食品名 | 1人分正味重量(g) |
|---|---|---|---|
| 午後のおやつ | パンかゆ | 食パン | 10 |
| | | 牛乳 | 20 |
| | | 水 | 7 |
| | | 有塩バター | 1 |
| | キャベツと黄身和え | キャベツ | 10 |
| | | 鶏卵 | 5 |
| | | 水/かつお節 | 5/0.02 |
| | トマトスープ | トマト | 15 |
| | | 水/かつお節 | 40/0.2 |

## 6～7か月 （木）

| | 料理名 | 食品名 | 1人分正味重量(g) |
|---|---|---|---|
| 午後のおやつ | おかゆ | 精白米 五分かゆ | 40 |
| | 豆腐の野菜あんかけ煮 | 木綿豆腐 | 25 |
| | | にんじん(皮つき) | 5 |
| | | たまねぎ | 10 |
| | | 水/かつお節 | 10/0.05 |
| | | かたくり粉 | 0.3 |
| | こまつなのすまし汁 | こまつな | 5 |
| | | 水/かつお節 | 40/0.2 |

## 6～7か月 （金）

| | 料理名 | 食品名 | 1人分正味重量(g) |
|---|---|---|---|
| 午後のおやつ | おかゆ | 精白米 五分かゆ | 40 |
| | かれいのおろし煮 | まがれい | 10 |
| | | にんじん(皮つき) | 8 |
| | | 水/かつお節 | 10/0.05 |
| | | かたくり粉 | 0.3 |
| | かぼちゃのみそ汁 | かぼちゃ | 10 |
| | | 淡色辛みそ | 1 |
| | | 水/かつお節 | 40/0.2 |

## 7～8か月 春

| | 料理名 | 食品名 | 1人分正味重量(g) |
|---|---|---|---|
| 昼食 | 七倍かゆ | 精白米 全かゆ | 68 |
| | 肉じゃが煮 | じゃがいも | 6 |
| | | 若鶏ささ身 | 10 |
| | | にんじん(皮つき) | 4 |
| | | たまねぎ | 4 |
| | | 上白糖 | 0.2 |
| | | こいくちしょうゆ | 0.4 |
| | | 水/かつお節 | 24/0.1 |
| | キャベツの磯和え | キャベツ | 10 |
| | | あおのり | 0.04 |
| | | こいくちしょうゆ | 0.4 |
| | かぶのみそ汁 | かぶ(皮つき) | 8 |
| | | 淡色辛みそ | 1 |
| | | 水/かつお節 | 50/0.2 |
| | 果物 | いちご | 10 |
| 午後のおやつ | おかゆ | 精白米 全かゆ | 68 |
| | 豆腐とツナのみそ煮 | 木綿豆腐 | 16 |
| | | にんじん(皮つき) | 5 |
| | | まぐろ缶詰 | 8 |
| | | 水/かつお節 | 16/0.07 |
| | | 淡色辛みそ | 1 |
| | こまつなソテー | こまつな | 16 |
| | | 食塩 | 0.1 |
| | | 調合油 | 1 |
| | はくさいのすまし汁 | はくさい | 8 |
| | | こいくちしょうゆ | 0.4 |
| | | 水/かつお節 | 50/0.2 |

| | E | P | F | 食塩 |
|---|---|---|---|---|
| 月 | 40kcal | 2.6g | 1.2g | 0.1g |
| 火 | 33kcal | 3.3g | 0.5g | 0.3g |
| 水 | 57kcal | 2.6g | 2.5g | 0.2g |
| 木 | 39kcal | 2.4g | 1.3g | 0.0g |
| 金 | 36kcal | 2.7g | 0.3g | 0.2g |

**7～8か月**　E…149kcal　PFC…21:6:73

| | | |
|---|---|---|
| 食塩 0.6g | Fe 1.1mg | VB₂ 0.07mg |
| K 327mg | VA 110μg | VC 22mg |
| Ca 62mg | VB₁ 0.08mg | 食繊 2.1g |

## 7〜8か月　夏

| 料理名 | 食品名 | 1人分正味重量(g) |
|---|---|---|
| 七倍かゆ | 精白米　全かゆ | 68 |
| 豆腐と青菜のミルク煮 | 絹ごし豆腐 | 20 |
| | ほうれんそう | 8 |
| | 牛乳 | 40 |
| | 食塩 | 0.1 |
| だいこんの市松煮 | だいこん(皮つき) | 12 |
| | にんじん(皮つき) | 4 |
| | こいくちしょうゆ | 0.4 |
| | 水/かつお節 | 16/0.07 |
| たまねぎのすまし汁 | たまねぎ | 8 |
| | こいくちしょうゆ | 0.4 |
| | 水/かつお節 | 50/0.2 |
| 果物 | バナナ | 10 |
| しらすかゆ | 精白米　全かゆ | 68 |
| | しらす干し | 6 |
| 簡単シューマイ | 鶏ひき肉 | 16 |
| | たまねぎ | 8 |
| | 食塩 | 0.1 |
| | 薄力粉 | 0.4 |
| | かたくり粉 | 1 |
| レタスサラダにんじん入り | レタス | 8 |
| | にんじん(皮つき) | 4 |
| | こいくちしょうゆ | 0.4 |
| | 調合油 | 0.4 |
| かぼちゃのみそ汁 | かぼちゃ | 12 |
| | 淡色辛みそ | 1 |
| | 水/かつお節 | 50/0.2 |

（昼食・午後のおやつ）

E…202kcal　PFC…20:11:69

| | | |
|---|---|---|
| 食塩 0.8g | Fe 0.9mg | VB₂ 0.14mg |
| K 407mg | VA 160μg | VC 14mg |
| Ca 96mg | VB₁ 0.12mg | 食繊 1.8g |

## 7〜8か月　秋

| 料理名 | 食品名 | 1人分正味重量(g) |
|---|---|---|
| 鶏肉と野菜のあんかけうどん | うどん(ゆで) | 56 |
| | 若鶏ささ身 | 10 |
| | たまねぎ | 4 |
| | にんじん(皮つき) | 4 |
| | 食塩 | 0.08 |
| | 水/かつお節 | 40/0.2 |
| | かたくり粉 | 2 |
| さつまいも煮 | さつまいも | 16 |
| | こいくちしょうゆ | 0.3 |
| | 水/かつお節 | 24/0.1 |
| チンゲンサイソテー | チンゲンサイ | 13 |
| | 食塩 | 0.08 |
| | 調合油 | 1 |
| 果物 | なし | 10 |
| おかゆ | 精白米　全かゆ | 64 |
| 高野豆腐の卵とじ | 凍り豆腐 | 2 |
| | 上白糖 | 0.2 |
| | こいくちしょうゆ | 0.5 |
| | 水/かつお節 | 24/0.1 |
| | 卵黄 | 8 |
| グリーンポテト | じゃがいも | 14 |
| | ほうれんそう | 4 |
| | 食塩 | 0.08 |
| キャベツのみそ汁 | キャベツ | 12 |
| | 淡色辛みそ | 1 |
| | 水/かつお節 | 50/0.2 |

E…202kcal　PFC…17:11:72

| | | |
|---|---|---|
| 食塩 0.7g | Fe 1.2mg | VB₂ 0.09mg |
| K 311mg | VA 122μg | VC 18mg |
| Ca 59mg | VB₁ 0.10mg | 食繊 3.3g |

## 7〜8か月　冬

| 料理名 | 食品名 | 1人分正味重量(g) |
|---|---|---|
| 七倍かゆ | 精白米　全かゆ | 68 |
| かじきまぐろの照り焼き風 | めかじき | 15 |
| | こいくちしょうゆ | 1 |
| | 水/かつお節 | 4/0.02 |
| | 調合油 | 1 |
| | かたくり粉 | 1 |
| ブロッコリーサラダ | ブロッコリー | 12 |
| | にんじん(皮つき) | 4 |
| | こいくちしょうゆ | 0.4 |
| | 調合油 | 0.4 |
| じゃがいものみそ汁 | じゃがいも | 8 |
| | 淡色辛みそ | 1 |
| | 水/かつお節 | 50/0.2 |
| 果物 | りんご | 10 |
| チーズパンかゆ | 食パン | 24 |
| | 有塩バター | 0.5 |
| | 牛乳 | 15 |
| | 水 | 55 |
| | パルメザンチーズ | 1 |
| ささみのくずあん | 若鶏ささ身 | 10 |
| | こいくちしょうゆ | 0.5 |
| | 水/かつお節 | 16/0.07 |
| | かたくり粉 | 1 |
| ほうれんそうとにんじんのソテー | ほうれんそう | 10 |
| | にんじん(皮つき) | 4 |
| | 食塩 | 0.08 |
| | 調合油 | 0.5 |
| はくさいのスープ | はくさい | 8 |
| | 水/かつお節 | 50/0.2 |
| | 食塩 | 0.08 |

E…200kcal　PFC…24:12:64

| | | |
|---|---|---|
| 食塩 1.0g | Fe 0.8mg | VB₂ 0.13mg |
| K 387mg | VA 123μg | VC 26mg |
| Ca 56mg | VB₁ 0.10mg | 食繊 3.2g |

昼食　午後のおやつ

## 9〜11か月　春

| | 料理名 | 食品名 | 1人分正味重量(g) |
|---|---|---|---|
| 昼食 | 全かゆ | 精白米　全かゆ | 80 |
| | 鶏ひき肉のポテト焼き | 鶏ひき肉 | 15 |
| | | じゃがいも | 20 |
| | | たまねぎ | 5 |
| | | 食塩 | 0.1 |
| | | 薄力粉 | 1 |
| | | 有塩バター | 1 |
| | にんじんの甘煮 | にんじん(皮つき) | 18 |
| | | 上白糖 | 1 |
| | | 水 | 30 |
| | レタスのすまし汁 | レタス | 8 |
| | | こいくちしょうゆ | 0.6 |
| | | 水/かつお節 | 80/0.3 |
| | 果物 | いちご | 10 |
| 午後のおやつ | おかゆ | 精白米　全かゆ | 80 |
| | 高野豆腐のにんじんソース煮 | 凍り豆腐 | 3 |
| | | にんじん(皮つき) | 15 |
| | | 食塩 | 0.1 |
| | | 水/かつお節 | 10/0.05 |
| | | かたくり粉 | 1 |
| | こまつなのひたし | こまつな | 15 |
| | | こいくちしょうゆ | 0.3 |
| | | 水/かつお節 | 30/0.1 |
| | キャベツのみそ汁 | キャベツ | 15 |
| | | 淡色辛みそ | 1.5 |
| | | 水/かつお節 | 80/0.3 |

E…202kcal　PFC…16:8:76

| | | |
|---|---|---|
| 食塩 0.6g | Fe 1.2mg | VB₂ 0.09mg |
| K 402mg | VA 290μg | VC 27mg |
| Ca 70mg | VB₁ 0.11mg | 食繊 3.9g |

## 9〜11か月　夏

| | 料理名 | 食品名 | 1人分正味重量(g) |
|---|---|---|---|
| 昼食 | 全かゆ | 精白米　全かゆ | 80 |
| | かれいの含め煮 | まがれい | 20 |
| | | こいくちしょうゆ | 1 |
| | | 水/かつお節 | 20/0.1 |
| | ほうれんそうとにんじんのソテー | ほうれんそう | 12 |
| | | にんじん(皮つき) | 5 |
| | | 食塩 | 0.1 |
| | | 調合油 | 1 |
| | たまねぎのみそ汁 | たまねぎ | 8 |
| | | 淡色辛みそ | 1.5 |
| | | 水/かつお節 | 80/0.3 |
| | 果物 | ぶどう | 15 |
| 午後のおやつ | きな粉かゆ | 精白米　全かゆ | 80 |
| | | きな粉 | 0.2 |
| | 鶏肉のみそ煮 | 若鶏ささ身 | 20 |
| | | 淡色辛みそ | 1 |
| | | 水/かつお節 | 3/0.01 |
| | ブロッコリーおかか和え | ブロッコリー | 15 |
| | | にんじん(皮つき) | 5 |
| | | かつお(削り節) | 0.1 |
| | | こいくちしょうゆ | 0.3 |
| | チンゲンサイのすまし汁 | チンゲンサイ | 20 |
| | | こいくちしょうゆ | 0.6 |
| | | 水/かつお節 | 80/0.3 |

E…186kcal　PFC…28:4:68

| | | |
|---|---|---|
| 食塩 0.8g | Fe 1.0mg | VB₂ 0.18mg |
| K 474mg | VA 162μg | VC 32mg |
| Ca 53mg | VB₁ 0.11mg | 食繊 2.2g |

## 9〜11か月　秋

| | 料理名 | 食品名 | 1人分正味重量(g) |
|---|---|---|---|
| 昼食 | 全かゆ | 精白米　全かゆ | 80 |
| | 納豆とたまねぎのバター炒め | 挽きわり納豆 | 20 |
| | | たまねぎ | 10 |
| | | 食塩 | 0.1 |
| | | 有塩バター | 1 |
| | ポテトサラダ | じゃがいも | 15 |
| | | にんじん(皮つき) | 5 |
| | | きゅうり | 5 |
| | | 食塩 | 0.1 |
| | | 調合油 | 1 |
| | ほうれんそうのみそ汁 | ほうれんそう | 8 |
| | | 淡色辛みそ | 2 |
| | | 水/かつお節 | 80/0.3 |
| | 果物 | バナナ | 20 |
| 午後のおやつ | バタートースト | 食パン | 30 |
| | | 有塩バター | 1 |
| | 鶏団子煮 | 鶏ひき肉 | 20 |
| | | かたくり粉 | 0.3 |
| | | 上白糖 | 1 |
| | | こいくちしょうゆ | 1 |
| | | 水/かつお節 | 30/0.1 |
| | キャベツの磯和え | キャベツ | 12 |
| | | にんじん(皮つき) | 5 |
| | | あおのり | 0.05 |
| | | こいくちしょうゆ | 1 |
| | トマトスープ | トマト | 20 |
| | | 食塩 | 0.1 |
| | | 水/かつお節 | 80/0.3 |

E…276kcal　PFC…20:14:66

| | | |
|---|---|---|
| 食塩 1.3g | Fe 1.4mg | VB₂ 0.17mg |
| K 559mg | VA 131μg | VC 20mg |
| Ca 42mg | VB₁ 0.14mg | 食繊 5.3g |

## 9～11か月　冬1

| | 料理名 | 食品名 | 1人分正味重量 (g) |
|---|---|---|---|
| 昼食 | みそ煮込みうどん | うどん（ゆで） | 80 |
| | | 若鶏ささ身 | 15 |
| | | たまねぎ | 10 |
| | | にんじん（皮つき） | 5 |
| | | 淡色辛みそ | 3 |
| | | 水/かつお節 | 100/0.5 |
| | かぼちゃの含め煮 | かぼちゃ | 18 |
| | | 上白糖 | 1 |
| | | こいくちしょうゆ | 1 |
| | | 水/かつお節 | 30/0.1 |
| | キャベツのソテー | キャベツ | 16 |
| | | 食塩 | 0.1 |
| | | 調合油 | 1 |
| | 果物 | りんご | 20 |
| 午後のおやつ | 全かゆ | 精白米　全かゆ | 80 |
| | 豆腐の野菜あんかけ | 木綿豆腐 | 30 |
| | | たまねぎ | 5 |
| | | にんじん（皮つき） | 5 |
| | | 食塩 | 0.1 |
| | | 水/かつお節 | 40/0.2 |
| | | かたくり粉 | 2 |
| | だいこんサラダ | だいこん（皮つき） | 20 |
| | | きゅうり | 5 |
| | | こいくちしょうゆ | 1 |
| | | 調合油 | 1 |
| | こまつなのすまし汁 | こまつな | 10 |
| | | 水/かつお節 | 80/0.4 |
| | | こいくちしょうゆ | 1 |

E…246kcal　PFC…19:7:74

| | | |
|---|---|---|
| 食塩 1.3g | Fe 1.5mg | VB₂ 0.09mg |
| K 442mg | VA 160μg | VC 24mg |
| Ca 77mg | VB₁ 0.12mg | 食繊 3.8g |

## 9～11か月　冬2

| | 料理名 | 食品名 | 1人分正味重量 (g) |
|---|---|---|---|
| 昼食 | 全かゆ | 精白米　全かゆ | 80 |
| | 麻婆豆腐 | 鶏ひき肉 | 10 |
| | | 絹ごし豆腐 | 30 |
| | | たまねぎ | 10 |
| | | 上白糖 | 1 |
| | | こいくちしょうゆ | 2 |
| | | 水 | 30 |
| | | 食塩 | 0.1 |
| | | かたくり粉 | 2 |
| | にんじんのグラッセ | にんじん（皮つき） | 18 |
| | | 上白糖 | 1 |
| | | 有塩バター | 1 |
| | | 水 | 30 |
| | かぶのみそ汁 | かぶ（皮つき） | 10 |
| | | 淡色辛みそ | 2 |
| | | 水/かつお節 | 80/0.3 |
| | バナナ | | 20 |
| 午後のおやつ | 全かゆ | 精白米　全かゆ | 80 |
| | 白身魚のホイル焼き | まがれい | 20 |
| | | たまねぎ | 8 |
| | | にんじん（皮つき） | 5 |
| | | 食塩 | 0.05 |
| | | 有塩バター | 1 |
| | さつまいもの甘煮 | さつまいも | 20 |
| | | 上白糖 | 1 |
| | | 水/かつお節 | 30/0.1 |
| | チンゲンサイのすまし汁 | チンゲンサイ | 10 |
| | | こいくちしょうゆ | 0.6 |
| | | 水/かつお節 | 80/0.3 |

E…257kcal　PFC…18:7:75

| | | |
|---|---|---|
| 食塩 0.9g | Fe 1.1mg | VB₂ 0.15mg |
| K 499mg | VA 199μg | VC 16mg |
| Ca 67mg | VB₁ 0.13mg | 食繊 2.4g |

## 12か月～1歳半　春

| | 料理名 | 食品名 | 1人分正味重量 (g) |
|---|---|---|---|
| 昼食 | 軟飯 | 精白米 | 30 |
| | 鶏ひき肉のポテト焼き | 鶏ひき肉 | 15 |
| | | じゃがいも | 20 |
| | | たまねぎ | 6 |
| | | 食塩 | 0.12 |
| | | 薄力粉 | 1 |
| | | 有塩バター | 1 |
| | にんじんの甘煮 | にんじん（皮つき） | 22 |
| | | 上白糖 | 1 |
| | | 水 | 36 |
| | レタスのすまし汁 | レタス | 10 |
| | | こいくちしょうゆ | 0.8 |
| | | 水/かつお節 | 100/0.3 |
| | 果物 | いちご | 16 |
| 午後のおやつ | チーズスコーン | 薄力粉 | 8 |
| | | ホットケーキミックス粉 | 10 |
| | | 有塩バター | 4 |
| | | 鶏卵 | 4 |
| | | 上白糖 | 1 |
| | | 脱脂粉乳 | 2 |
| | | プロセスチーズ | 4 |
| | | 牛乳 | 2 |

E…294kcal　PFC…14:13:73

| | | |
|---|---|---|
| 食塩 0.6g | Fe 0.8mg | VB₂ 0.14mg |
| K 355mg | VA 213μg | VC 18mg |
| Ca 79mg | VB₁ 0.12mg | 食繊 3.4g |

| 12か月〜1歳半　夏 | | | |
|---|---|---|---|
| | 料理名 | 食品名 | 1人分正味重量(g) |
| 昼食 | 軟飯 | 精白米 | 30 |
| | かれいの含め煮 | まがれい | 24 |
| | | こいくちしょうゆ | 1 |
| | | 水/かつお節 | 24/0.1 |
| | ほうれんそうとにんじんのソテー | ほうれんそう | 14 |
| | | にんじん(皮つき) | 6 |
| | | 食塩 | 0.1 |
| | | 調合油 | 1 |
| | たまねぎのみそ汁 | たまねぎ | 10 |
| | | 淡色辛みそ | 3 |
| | | 水/かつお節 | 100/0.3 |
| | 果物 | ぶどう | 18 |
| 午後のおやつ | きな粉おはぎ | 精白米 | 3 |
| | | もち米 | 13 |
| | | きな粉 | 2 |
| | | 上白糖 | 3 |
| | | 食塩 | 0.01 |

| E…236kcal　PFC…17:4:79 | | |
|---|---|---|
| 食塩 0.7g | Fe 1.0mg | VB₂ 0.14mg |
| K 350mg | VA 94μg | VC 7mg |
| Ca 32mg | VB₁ 0.09mg | 食繊 1.6g |

| 12か月〜1歳半　秋 | | | |
|---|---|---|---|
| | 料理名 | 食品名 | 1人分正味重量(g) |
| 昼食 | 軟飯 | 精白米 | 30 |
| | 納豆とたまねぎのバター炒め | 挽きわり納豆 | 24 |
| | | たまねぎ | 12 |
| | | 食塩 | 0.12 |
| | | 有塩バター | 1 |
| | ポテトサラダ | じゃがいも | 18 |
| | | にんじん(皮つき) | 6 |
| | | きゅうり | 6 |
| | | 食塩 | 0.12 |
| | | 調合油 | 1 |
| | ほうれんそうのみそ汁 | ほうれんそう | 10 |
| | | 淡色辛みそ | 2 |
| | | 水/かつお節 | 100/0.3 |
| | 果物 | バナナ | 24 |
| 午後のおやつ | すいとん | 薄力粉 | 10 |
| | | だいこん(皮つき) | 14 |
| | | にんじん(皮つき) | 6 |
| | | 根深ねぎ | 3 |
| | | 油揚げ | 3 |
| | | こいくちしょうゆ | 2 |
| | | 食塩 | 0.16 |
| | | 水/かつお節 | 40/0.2 |

| E…259kcal　PFC…15:9:76 | | |
|---|---|---|
| 食塩 1.0g | Fe 1.6mg | VB₂ 0.15mg |
| K 561mg | VA 130μg | VC 17mg |
| Ca 46mg | VB₁ 0.13mg | 食繊 4.9g |

| 12か月〜1歳半　冬 | | | |
|---|---|---|---|
| | 料理名 | 食品名 | 1人分正味重量(g) |
| 昼食 | みそ煮込みうどん | うどん(ゆで) | 90 |
| | | 若鶏ささ身 | 18 |
| | | たまねぎ | 12 |
| | | にんじん(皮つき) | 6 |
| | | 淡色辛みそ | 4 |
| | | 水/かつお節 | 120/0.6 |
| | かぼちゃの含め煮 | かぼちゃ | 22 |
| | | 上白糖 | 1 |
| | | こいくちしょうゆ | 1 |
| | | 水/かつお節 | 36/0.2 |
| | キャベツソテー | キャベツ | 19 |
| | | 食塩 | 0.12 |
| | | 調合油 | 1 |
| | 果物 | りんご | 24 |
| 午後のおやつ | じゃこおにぎり | 精白米 | 24 |
| | | しらす干し | 4 |
| | | 炊き込みわかめの素 | 0.5 |

| E…254kcal　PFC…17:4:79 | | |
|---|---|---|
| 食塩 1.5g | Fe 0.9mg | VB₂ 0.07mg |
| K 339mg | VA 125μg | VC 20mg |
| Ca 39mg | VB₁ 0.10mg | 食繊 3.3g |

# 3) 行事の献立：幼児食

## 1月　七草かゆ

| | 料理名 | 食品名 | 1人分 正味重量(g) |
|---|---|---|---|
| 午前のおやつ | 牛乳 | 牛乳 | 100 |
| 昼食 | ご飯 | 精白米 | 50 |
| | ぶりの照り焼き | ぶり | 50 |
| | | しょうが | 1 |
| | | 上白糖 | 2 |
| | | こいくちしょうゆ | 2 |
| | | 本みりん | 4 |
| | | 上白糖 | 1 |
| | | こいくちしょうゆ | 1 |
| | | 本みりん | 1 |
| | | 水 | 7 |
| | | かたくり粉 | 0.1 |
| | | 調合油 | 1 |
| | ポテトサラダ | さつまいも | 15 |
| | | じゃがいも | 15 |
| | | マヨネーズ | 2 |
| | | 食塩 | 0.1 |
| | 生揚げのみそ汁 | ごぼう | 5 |
| | | 生揚げ | 15 |
| | | こまつな | 7 |
| | | 水/煮干し | 100/0.4 |
| | | 淡色辛みそ | 3 |
| | 果物 | 温州みかん | 70 |
| 午後のおやつ | 七草かゆ | 精白米 | 25 |
| | | せり | 1 |
| | | なずな | 1 |
| | | かぶ(皮つき) | 1 |
| | | だいこん(皮つき) | 1 |
| | | 食塩 | 0.3 |
| | 麦茶 | 麦茶/水 | 0.3/100 |

| E…552kcal | PFC…18:12:70 |
|---|---|
| 食塩 1.4g | Fe 2.4mg | VB₂ 0.34mg |
| K 771mg | VA 142μg | VC 38mg |
| Ca 206mg | VB₁ 0.31mg | 食繊 3.5g |

## 2月　節分

| | 料理名 | 食品名 | 1人分 正味重量(g) |
|---|---|---|---|
| 午前のおやつ | 牛乳 | 牛乳 | 100 |
| 昼食 | ご飯 | 精白米 | 50 |
| | 岩石揚げ | だいず(水煮) | 18 |
| | | さつまいも | 20 |
| | | 焼きちくわ | 5 |
| | | にんじん(皮つき) | 5 |
| | | 干しひじき | 1 |
| | | 薄力粉 | 10 |
| | | 鶏卵 | 5 |
| | | こいくちしょうゆ | 1 |
| | | 調合油 | 4 |
| | こまつなのしらす和え | こまつな | 25 |
| | | にんじん(皮つき) | 5 |
| | | しらす干し | 6 |
| | | こいくちしょうゆ | 1 |
| | | 食塩 | 0.08 |
| | 卵とえのきのすまし汁 | 鶏卵 | 5 |
| | | えのきたけ | 8 |
| | | 糸みつば | 2 |
| | | 食塩 | 0.2 |
| | | こいくちしょうゆ | 0.8 |
| | | 水/かつお節 | 100/0.6 |
| | | 昆布 | 0.1 |
| | 果物 | いよかん | 70 |
| 午後のおやつ | きび団子 | 精白米 | 15 |
| | | きび | 15 |
| | | 水 | 36 |
| | | きな粉 | 2 |
| | | 上白糖 | 3 |
| | | 食塩 | 0.01 |
| | 麦茶 | 麦茶/水 | 0.3/100 |

| E…561kcal | PFC…15:10:75 |
|---|---|
| 食塩 1.3g | Fe 2.9mg | VB₂ 0.34mg |
| K 926mg | VA 226μg | VC 42mg |
| Ca 236mg | VB₁ 0.32mg | 食繊 5.6g |

## 3月　卒園式

| | 料理名 | 食品名 | 1人分 正味重量(g) |
|---|---|---|---|
| 午前のおやつ | 牛乳 | 牛乳 | 100 |
| 昼食 | 赤飯 | 精白米 | 14 |
| | | もち米 | 28 |
| | | あずき(ゆで) | 20 |
| | 松風焼き | 鶏ひき肉 | 50 |
| | | たまねぎ | 15 |
| | | 鶏卵 | 3 |
| | | しょうが | 1 |
| | | 薄力粉 | 1 |
| | | 上白糖 | 1 |
| | | こいくちしょうゆ | 1 |
| | | 食塩 | 0.1 |
| | | こいくちしょうゆ | 2 |
| | | 上白糖 | 1 |
| | | 本みりん | 1 |
| | | 水 | 8 |
| | | かたくり粉 | 0.3 |
| | | 水 | 0.3 |
| | | 調合油 | 1 |
| | | あおのり | 0.05 |
| | キャベツサラダ | キャベツ | 23 |
| | | カットわかめ | 0.4 |
| | | かに風味かまぼこ | 8 |
| | | ごま | 1 |
| | | こいくちしょうゆ | 1 |
| | | 穀物酢 | 1 |
| | | ごま油 | 1 |
| | | 上白糖 | 0.08 |
| | | 食塩 | 0.02 |
| | なめことなめこ豆腐とねぎのみそ汁 | 絹ごし豆腐 | 20 |
| | | 根深ねぎ | 4 |
| | | なめこ | 8 |
| | | 水/煮干し | 100/0.4 |
| | | 淡色辛みそ | 3 |
| | 果物 | いちご | 40 |
| 午後のおやつ | かぼちゃドーナツ | かぼちゃ | 20 |
| | | ホットケーキミックス粉 | 20 |
| | | 上白糖 | 1 |
| | | 牛乳 | 1 |
| | | 鶏卵 | 4 |
| | | 調合油 | 4.5 |
| | 麦茶 | 麦茶/水 | 0.3/100 |

| E…551kcal | PFC…20:17:63 |
|---|---|
| 食塩 1.7g | Fe 2.2mg | VB₂ 0.36mg |
| K 787mg | VA 144μg | VC 46mg |
| Ca 226mg | VB₁ 0.26mg | 食繊 5.8g |

| | 4月　花見 | | 1人分正味重量 (g) |
|---|---|---|---|
| | 料理名 | 食品名 | |
| 午前のおやつ | アップルジュース | りんごジュース | 100 |
| 昼食 | ちらし寿司 | 精白米 | 48 |
| | | 穀物酢 | 5 |
| | | 食塩 | 0.1 |
| | | 上白糖 | 3 |
| | | れんこん | 5 |
| | | にんじん(皮つき) | 5 |
| | | たけのこ(ゆで) | 5 |
| | | 油揚げ | 1 |
| | | かんぴょう(乾) | 0.1 |
| | | 凍り豆腐 | 0.3 |
| | | 上白糖 | 3 |
| | | こいくちしょうゆ | 2.5 |
| | | 水/かつお節 | 15/0.1 |
| | | 鶏卵 | 15 |
| | | 調合油 | 0.4 |
| | | でんぶ | 3 |
| | | さやえんどう | 4 |
| | | 焼きのり | 0.1 |
| | 鶏肉のみそ焼き | 若鶏もも肉(皮つき) | 65 |
| | | 淡色辛みそ | 2 |
| | | こいくちしょうゆ | 0.5 |
| | | 本みりん | 2 |
| | | 上白糖 | 1 |
| | | しょうが | 1 |
| | なのはなのおかか和え | ほうれんそう | 15 |
| | | なばな | 15 |
| | | にんじん(皮つき) | 5 |
| | | こいくちしょうゆ | 1 |
| | | かつお(削り節) | 1 |
| | 手まり麩とみつばのすまし汁 | 手まり麩 | 1 |
| | | 糸みつば | 3 |
| | | 水/かつお節 | 100/0.3 |
| | | 昆布 | 0.1 |
| | | こいくちしょうゆ | 0.8 |
| | | 食塩 | 0.2 |
| | 果物 | バナナ | 50 |
| 午後のおやつ | サンドイッチ | 食パン | 30 |
| | | ロースハム | 4 |
| | | 有塩バター | 1 |
| | | いちごジャム | 3 |
| | 麦茶 | 麦茶/水 | 0.3/100 |

| E…586kcal | | PFC…18:12:70 |
|---|---|---|
| 食塩 2.1g | Fe 2.7mg | VB₂ 0.32mg |
| K 895mg | VA 224µg | VC 43mg |
| Ca 84mg | VB₁ 0.26mg | 食繊 4.1g |

| | 5月　子どもの日 | | 1人分正味重量 (g) |
|---|---|---|---|
| | 料理名 | 食品名 | |
| 午前のおやつ | 牛乳 | 牛乳 | 100 |
| 昼食 | ちまき風炊き込みご飯 | 精白米 | 25 |
| | | もち米 | 20 |
| | | まこんぶ(素干し) | 0.3 |
| | | 調合油 | 0.4 |
| | | 鶏もも肉(皮つき) | 15 |
| | | にんじん(皮つき) | 8 |
| | | たけのこ(ゆで) | 10 |
| | | ぶなしめじ | 5 |
| | | 清酒 | 0.2 |
| | | こいくちしょうゆ | 2 |
| | | 食塩 | 0.2 |
| | | ごま油 | 1 |
| | 豆腐ハンバーグ | 木綿豆腐 | 30 |
| | | 豚ひき肉 | 30 |
| | | たまねぎ | 15 |
| | | しょうが | 1 |
| | | 食塩 | 0.1 |
| | | パン粉(乾) | 2 |
| | | 鶏卵 | 4 |
| | | こいくちしょうゆ | 2 |
| | | 上白糖 | 1 |
| | | 本みりん | 1 |
| | | 水 | 8 |
| | | かたくり粉 | 0.3 |
| | いんげんのごま和え | さやいんげん | 22 |
| | | にんじん(皮つき) | 4 |
| | | マヨネーズ | 3 |
| | | 淡色辛みそ | 1 |
| | | 上白糖 | 1 |
| | | いりごま | 3 |
| | こまつなとなるとのすまし汁 | こまつな | 10 |
| | | なると | 5 |
| | | こいくちしょうゆ | 0.8 |
| | | 食塩 | 0.2 |
| | | 水/かつお節 | 100/0.3 |
| | | 昆布 | 0.1 |
| | 果物 | いちご | 30 |
| 午後のおやつ | 柏餅 | かしわもち | 75 |
| | 麦茶 | 麦茶/水 | 0.3/100 |

| E…604kcal | | PFC…18:15:67 |
|---|---|---|
| 食塩 1.8g | Fe 3.1mg | VB₂ 0.39mg |
| K 736mg | VA 181µg | VC 28mg |
| Ca 244mg | VB₁ 0.43mg | 食繊 4.7g |

| | 6月　梅まつり | | 1人分正味重量 (g) |
|---|---|---|---|
| | 料理名 | 食品名 | |
| 午前のおやつ | 牛乳 | 牛乳 | 100 |
| 昼食 | ご飯 | 精白米 | 50 |
| | さわらの梅煮 | さわら | 50 |
| | | こいくちしょうゆ | 0.5 |
| | | みりん風調味料 | 1 |
| | | 清酒 | 1 |
| | | しょうが | 1 |
| | | 梅干し | 2 |
| | 五目きんぴら | こんにゃく | 10 |
| | | 焼きちくわ | 5 |
| | | 豚かたロース肉 | 8 |
| | | ごぼう | 17 |
| | | にんじん(皮つき) | 6 |
| | | 上白糖 | 2 |
| | | こいくちしょうゆ | 2 |
| | | 調合油 | 0.4 |
| | | 水/かつお節 | 9/0.04 |
| | | いりごま | 1 |
| | じゃがいもとわかめのみそ汁 | じゃがいも | 20 |
| | | わかめ(乾) | 0.3 |
| | | 水/煮干し | 100/0.3 |
| | | 淡色辛みそ | 3 |
| | 果物 | メロン | 50 |
| 午後のおやつ | ミートサンド | ロールパン | 35 |
| | | 豚ひき肉 | 8 |
| | | たまねぎ | 15 |
| | | にんじん | 3 |
| | | 食塩 | 0.05 |
| | | トマトケチャップ | 2 |
| | | 濃厚ソース | 1 |
| | | カレー粉 | 0.05 |
| | | かたくり粉 | 0.3 |
| | 梅ジュース | うめジュース | 100 |

| E…599kcal | | PFC…19:12:69 |
|---|---|---|
| 食塩 2.2g | Fe 2.2mg | VB₂ 0.44mg |
| K 987mg | VA 119µg | VC 22mg |
| Ca 185mg | VB₁ 0.34mg | 食繊 5.3g |

## 7月　七夕

| | 料理名 | 食品名 | 1人分正味重量(g) |
|---|---|---|---|
| 午前のおやつ | 牛乳 | 牛乳 | 100 |
| 昼食 | ドライカレー | 精白米 | 50 |
| | | 豚ひき肉 | 40 |
| | | たまねぎ | 30 |
| | | にんじん | 8 |
| | | グリンピース(冷凍) | 2 |
| | | 調合油 | 1 |
| | | 有塩バター | 2 |
| | | カレー粉 | 0.3 |
| | | 食塩 | 0.4 |
| | | こしょう | 0.01 |
| | | こいくちしょうゆ | 1 |
| | ひじきとえだまめサラダ | 干しひじき | 2 |
| | | ミニトマト | 15 |
| | | えだまめ | 4 |
| | | まぐろフレーク缶詰 | 12 |
| | | 上白糖 | 1 |
| | | 穀物酢 | 2 |
| | | こいくちしょうゆ | 1 |
| | | レモン果汁 | 0.4 |
| | そうめん汁 | そうめん(乾) | 4 |
| | | オクラ | 4 |
| | | 根深ねぎ | 4 |
| | | 食塩 | 0.2 |
| | | こいくちしょうゆ | 0.8 |
| | | 水/かつお節 | 100/0.3 |
| | | 昆布 | 0.1 |
| | 果物 | バナナ | 60 |
| 午後のおやつ | とうもろこし | スイートコーン | 100 |
| | 麦茶 | 麦茶/水 | 0.3/100 |

| E…568kcal | PFC…17:15:68 |
|---|---|

| 食塩 1.6g | Fe 2.5mg | VB₂ 0.42mg |
|---|---|---|
| K 1,169mg | VA 141µg | VC 29mg |
| Ca 166mg | VB₁ 0.60mg | 食繊 6.8g |

## 8月　納涼会

| | 料理名 | 食品名 | 1人分正味重量(g) |
|---|---|---|---|
| 午前のおやつ | 牛乳 | 牛乳 | 100 |
| 昼食 | ビビンバ | 精白米 | 50 |
| | | ほうれんそう | 20 |
| | | にんじん(皮つき) | 3 |
| | | だいずもやし | 20 |
| | | だいこん(皮つき) | 20 |
| | | こいくちしょうゆ | 1 |
| | | 食塩 | 0.2 |
| | | ごま油 | 1 |
| | | 上白糖 | 1 |
| | | 穀物酢 | 1 |
| | | おろしにんにく | 1 |
| | | 豚ひき肉 | 25 |
| | | 調合油 | 0.4 |
| | | おろしにんにく | 1 |
| | | こいくちしょうゆ | 2 |
| | | 淡色辛みそ | 0.5 |
| | | 上白糖 | 1 |
| | | 鶏卵 | 10 |
| | | 調合油 | 0.4 |
| | 生揚げの甘辛煮 | 生揚げ | 50 |
| | | 糸みつば | 1 |
| | | 水/かつお節 | 12/0.1 |
| | | 上白糖 | 1 |
| | | こいくちしょうゆ | 1 |
| | | かたくり粉 | 1 |
| | わかめスープ | 根深ねぎ | 4 |
| | | わかめ(乾) | 0.3 |
| | | いりごま | 1 |
| | | 食塩 | 0.2 |
| | | こいくちしょうゆ | 0.8 |
| | | 水/昆布 | 100/0.1 |
| | 果物 | すいか | 60 |
| 午後のおやつ | 流しそうめん | そうめん(ゆで) | 90 |
| | | めんつゆ(3倍濃厚) | 4 |
| | | 水 | 8 |
| | | あさつき | 2 |
| | | みかん(缶詰) | 15 |
| | 麦茶 | 麦茶/水 | 0.3/100 |

| E…577kcal | PFC…19:15:66 |
|---|---|

| 食塩 2.0g | Fe 3.3mg | VB₂ 0.37mg |
|---|---|---|
| K 746mg | VA 206µg | VC 22mg |
| Ca 290mg | VB₁ 0.41mg | 食繊 3.7g |

## 9月　お月見

| | 料理名 | 食品名 | 1人分正味重量(g) |
|---|---|---|---|
| 午前のおやつ | 牛乳 | 牛乳 | 100 |
| 昼食 | ご飯 | 精白米 | 50 |
| | 鶏肉とさといもの煮物 | 若鶏もも肉(皮つき) | 60 |
| | | 調合油 | 0.3 |
| | | 清酒 | 0.1 |
| | | さといも | 60 |
| | | にんじん(皮つき) | 13 |
| | | さやいんげん | 4 |
| | | 本みりん | 1 |
| | | 上白糖 | 2 |
| | | こいくちしょうゆ | 3 |
| | | かつおだし | 10 |
| | きのこサラダ | ほんしめじ | 6 |
| | | えのきたけ | 6 |
| | | レタス | 18 |
| | | たまねぎ | 10 |
| | | かつおフレーク缶詰 | 6 |
| | | こいくちしょうゆ | 2 |
| | | 穀物酢 | 1 |
| | | 調合油 | 1 |
| | | 上白糖 | 0.08 |
| | | 食塩 | 0.02 |
| | だいこんと油揚げのみそ汁 | だいこん(皮つき) | 11 |
| | | 油揚げ | 3 |
| | | 煮干だし | 100 |
| | | 淡色辛みそ | 3 |
| | 果物 | なし | 60 |
| 午後のおやつ | みたらし団子 | 白玉粉 | 20 |
| | | 上新粉 | 3 |
| | | 水 | 20 |
| | | こいくちしょうゆ | 2 |
| | | 上白糖 | 4 |
| | | 水 | 8 |
| | | かたくり粉 | 0.3 |
| | 麦茶 | 麦茶/水 | 0.3/100 |

| E…574kcal | PFC…18:13:69 |
|---|---|

| 食塩 1.8g | Fe 2.0mg | VB₂ 0.33mg |
|---|---|---|
| K 1,093mg | VA 161µg | VC 12mg |
| Ca 155mg | VB₁ 0.27mg | 食繊 3.8g |

## 10月　外ごはん

| | 料理名 | 食品名 | 1人分正味重量(g) |
|---|---|---|---|
| 午前のおやつ | 牛乳 | 牛乳 | 100 |
| 昼食 | ご飯 | 精白米 | 50 |
| | さんまの塩焼き | さんま | 40 |
| | | 清酒 | 1 |
| | | 食塩 | 0.3 |
| | 三種和え | ほうれんそう | 22 |
| | | もやし | 8 |
| | | にんじん | 6 |
| | | 鶏卵 | 4 |
| | | 調合油 | 0.3 |
| | | こいくちしょうゆ | 2 |
| | | 穀物酢 | 1 |
| | | 調合油 | 1 |
| | | 上白糖 | 0.08 |
| | | 食塩 | 0.02 |
| | けんちん汁 | さといも | 15 |
| | | だいこん | 8 |
| | | にんじん | 6 |
| | | 絹ごし豆腐 | 20 |
| | | こんにゃく | 10 |
| | | 油揚げ | 3 |
| | | こいくちしょうゆ | 3 |
| | | 本みりん | 3 |
| | | 食塩 | 0.18 |
| | | 水/かつお節 | 130/0.6 |
| | 果物 | 甘がき | 50 |
| 午後のおやつ | 大学いも | さつまいも | 70 |
| | | 調合油 | 4 |
| | | 上白糖 | 4 |
| | | ごま | 1 |
| | | 水あめ | 5 |
| | | 水 | 7 |
| | 麦茶 | 麦茶/水 | 0.3/100 |

E…611kcal　PFC…14:17:69

| 食塩 1.4g | Fe 2.6mg | VB₂ 0.39mg |
|---|---|---|
| K 1,002mg | VA 232μg | VC 64mg |
| Ca 218mg | VB₁ 0.25mg | 食繊 5.0g |

## 11月　収穫祭

| | 料理名 | 食品名 | 1人分正味重量(g) |
|---|---|---|---|
| 午前のおやつ | 牛乳 | 牛乳 | 100 |
| 昼食 | わかめごはん | 精白米 | 50 |
| | | 炊き込みわかめの素 | 1 |
| | 焼きいも | さつまいも | 30 |
| | さつまいもの包み揚げ | さつまいも | 30 |
| | | 上白糖 | 1 |
| | | 有塩バター | 2 |
| | | 牛乳 | 2 |
| | | ぎょうざの皮 | 1 |
| | | 調合油 | 3 |
| | 豚汁 | 豚かたロース肉 | 20 |
| | | 絹ごし豆腐 | 15 |
| | | ごぼう | 5 |
| | | だいこん | 10 |
| | | にんじん | 6 |
| | | こんにゃく | 10 |
| | | 根深ねぎ | 4 |
| | | 淡色辛みそ | 7 |
| | | 水/煮干し | 130/0.4 |
| | 果物 | 温州みかん | 70 |
| 午後のおやつ | いちごジャムヨーグルト | ヨーグルト全脂無糖 | 100 |
| | | 上白糖 | 1 |
| | | いちごジャム | 8 |
| | 麦茶 | 麦茶/水 | 0.3/100 |

E…551kcal　PFC…14:14:72

| 食塩 1.7g | Fe 1.7mg | VB₂ 0.41mg |
|---|---|---|
| K 924mg | VA 185μg | VC 44mg |
| Ca 315mg | VB₁ 0.41mg | 食繊 3.9g |

## 12月　クリスマス会

| | 料理名 | 食品名 | 1人分正味重量(g) |
|---|---|---|---|
| 午前のおやつ | 牛乳 | 牛乳 | 100 |
| 昼食 | ロールパン | ロールパン | 40 |
| | ポークシチュー | 豚かたロース肉 | 40 |
| | | たまねぎ | 40 |
| | | にんじん | 15 |
| | | じゃがいも | 53 |
| | | 有塩バター | 2 |
| | | 調合油 | 1 |
| | | シチュールウ | 10 |
| | | 水 | 50 |
| | ブロッコリーとカリフラワーのサラダ | ブロッコリー | 12 |
| | | カリフラワー | 12 |
| | | まぐろフレーク缶詰 | 7 |
| | | オリーブ油 | 1 |
| | | こしょう | 0.01 |
| | | 食塩 | 0.25 |
| | | レモン果汁 | 0.3 |
| | ミニトマト | ミニトマト | 15 |
| | 果物 | りんご | 60 |
| 午後のおやつ | クリスマスケーキ | スポンジケーキ | 30 |
| | | 乳脂肪クリーム | 15 |
| | | 上白糖 | 2 |
| | | 黄桃(缶詰) | 15 |
| | | パインアップル(缶詰) | 15 |
| | | いちご | 20 |
| | 麦茶 | 麦茶/水 | 0.3/100 |

E…601kcal　PFC…17:19:64

| 食塩 1.8g | Fe 1.7mg | VB₂ 0.45mg |
|---|---|---|
| K 976mg | VA 211μg | VC 68mg |
| Ca 172mg | VB₁ 0.53mg | 食繊 9.5g |

## 4）四季の献立：幼児食から離乳食への展開

| | 春　幼児 | | |
|---|---|---|---|
| | 料理名 | 食品名 | 1人分正味重量(g) |
| 午前のおやつ | 牛乳 | 牛乳 | 100 |
| 昼食 | ご飯 | 精白米 | 50 |
| | キャベツと生揚げのみそ炒め | 豚ひき肉 | 20 |
| | | 調合油 | 1 |
| | | 清酒 | 1 |
| | | キャベツ | 35 |
| | | たまねぎ | 15 |
| | | 生揚げ | 35 |
| | | 上白糖 | 1 |
| | | 淡色辛みそ | 4 |
| | | 本みりん | 2 |
| | かぼちゃ煮 | かぼちゃ | 40 |
| | | 水 | 15 |
| | | 上白糖 | 1 |
| | | こいくちしょうゆ | 1 |
| | | 本みりん | 1 |
| | ほうれんそうとえのきのすまし汁 | ほうれんそう | 8 |
| | | えのきたけ | 6 |
| | | こいくちしょうゆ | 0.8 |
| | | 食塩 | 0.1 |
| | | 水/かつお節 | 100/0.3 |
| | | 昆布 | 0.1 |
| | 果物 | いちご | 30 |
| 午後のおやつ | ピザトースト | 食パン | 30 |
| | | たまねぎ | 8 |
| | | ベーコン | 5 |
| | | 青ピーマン | 4 |
| | | マーガリン | 4 |
| | | トマトケチャップ | 5 |
| | | プロセスチーズ(ピザ用) | 8 |
| | 麦茶 | 麦茶/水 | 0.3/100 |

E…574kcal　PFC…18:18:64

| 食塩 1.9g | Fe 2.7mg | VB₂ 0.36mg |
|---|---|---|
| K 821mg | VA 227μg | VC 61mg |
| Ca 298mg | VB₁ 0.38mg | 食繊 5.4g |

| | 春　6〜7か月への展開 | | |
|---|---|---|---|
| | 料理名 | 食品名 | 1人分正味重量(g) |
| 午後のおやつ | 五分かゆ | 精白米　五分かゆ | 40 |
| | 豆腐とにんじん煮 | 絹ごし豆腐 | 25 |
| | | にんじん(皮つき) | 12 |
| | | 水/かつお節 | 10/0.05 |
| | | かたくり粉 | 0.3 |
| | じゃがいものみそ汁 | じゃがいも | 9 |
| | | 淡色辛みそ | 1 |
| | | 水/かつお節 | 40/0.2 |

E…40kcal　PFC…21:10:69

| 食塩 0.1g | Fe 0.4mg | VB₂ 0.02mg |
|---|---|---|
| K 119mg | VA 86μg | VC 3mg |
| Ca 24mg | VB₁ 0.05mg | 食繊 1.5g |

| | 春　7〜8か月への展開 | | |
|---|---|---|---|
| | 料理名 | 食品名 | 1人分正味重量(g) |
| 昼食 | 七分かゆ | 精白米　七分かゆ | 68 |
| | 豆腐とツナのみそ煮 | 絹ごし豆腐 | 16 |
| | | にんじん(皮つき) | 5 |
| | | かつおフレーク缶詰 | 8 |
| | | 水/かつお節 | 16/0.07 |
| | | 淡色辛みそ | 2 |
| | かぼちゃの含め煮 | かぼちゃ | 14 |
| | | 上白糖 | 0.4 |
| | | こいくちしょうゆ | 0.4 |
| | | 水/かつお節 | 24/0.1 |
| | ほうれんそうのすまし汁 | ほうれんそう | 8 |
| | | こいくちしょうゆ | 0.4 |
| | | 水/かつお節 | 50/0.2 |
| | 果物 | いちご | 10 |
| 午後のおやつ | 七分かゆ | 精白米　七分かゆ | 68 |
| | ハンバーグ柔らか煮 | 鶏ひき肉 | 16 |
| | | たまねぎ | 8 |
| | | パン粉(乾) | 1 |
| | | 鶏卵 | 1 |
| | | 牛乳 | 1 |
| | | 調合油 | 1 |
| | | こいくちしょうゆ | 0.4 |
| | | 水/かつお節 | 24/0.1 |
| | にんじんのグラッセ | にんじん(皮つき) | 14 |
| | | 上白糖 | 1 |
| | | 有塩バター | 1 |
| | | 水 | 24 |
| | じゃがいものみそ汁 | じゃがいも | 8 |
| | | 淡色辛みそ | 1 |
| | | 水/かつお節 | 50/0.2 |

E…213kcal　PFC…19:14:67

| 食塩 0.7g | Fe 1.0mg | VB₂ 0.10mg |
|---|---|---|
| K 363mg | VA 225μg | VC 19mg |
| Ca 35mg | VB₁ 0.11mg | 食繊 2.7g |

## 春 9～11か月への展開

| | 料理名 | 食品名 | 1人分正味重量(g) |
|---|---|---|---|
| 昼食 | 全かゆ | 精白米 全かゆ | 80 |
| | 豆腐とツナのみそ煮 | 絹ごし豆腐 | 20 |
| | | にんじん(皮つき) | 6 |
| | | まぐろフレーク缶詰 | 10 |
| | | 水/かつお節 | 20/0.1 |
| | | 淡色辛みそ | 2 |
| | かぼちゃの含め煮 | かぼちゃ | 18 |
| | | 上白糖 | 1 |
| | | こいくちしょうゆ | 1 |
| | | 水/かつお節 | 30/0.1 |
| | ほうれんそうのすまし汁 | ほうれんそう | 10 |
| | | こいくちしょうゆ | 1 |
| | | 水/かつお節 | 80/0.4 |
| | 果物 | いちご | 13 |
| 午後のおやつ | 全かゆ | 精白米 全かゆ | 80 |
| | ハンバーグ柔らか煮 | 鶏ひき肉 | 20 |
| | | たまねぎ | 10 |
| | | パン粉(乾) | 2 |
| | | 鶏卵 | 2 |
| | | 牛乳 | 1 |
| | | 調合油 | 1 |
| | | こいくちしょうゆ | 1 |
| | | 水/かつお節 | 30/0.1 |
| | にんじんのグラッセ | にんじん(皮つき) | 18 |
| | | 上白糖 | 1 |
| | | 有塩バター | 1 |
| | | 水 | 30 |
| | じゃがいものみそ汁 | じゃがいも | 10 |
| | | 淡色辛みそ | 1.5 |
| | | 水/かつお節 | 80/0.3 |

| | | |
|---|---|---|
| E…260kcal | | PFC…19:14:67 |
| 食塩 1.1g | Fe 1.2mg | VB₂ 0.12mg |
| K 464mg | VA 285μg | VC 24mg |
| Ca 45mg | VB₁ 0.13mg | 食繊 3.4g |

## 春 12か月～1歳半への展開

| | 料理名 | 食品名 | 1人分正味重量(g) |
|---|---|---|---|
| 昼食 | 軟飯 | 精白米 | 30 |
| | 豆腐とツナの味噌煮 | 絹ごし豆腐 | 24 |
| | | にんじん(皮つき) | 7 |
| | | まぐろフレーク缶詰 | 12 |
| | | 水/かつお節 | 24/0.1 |
| | | 淡色辛みそ | 2 |
| | かぼちゃの含め煮 | かぼちゃ | 22 |
| | | 上白糖 | 1 |
| | | こいくちしょうゆ | 0.5 |
| | | 水/かつお節 | 36/0.2 |
| | ほうれんそうのすまし汁 | ほうれんそう | 12 |
| | | こいくちしょうゆ | 0.6 |
| | | 水/かつお節 | 80/0.3 |
| | 果物 | いちご | 16 |
| 午後のおやつ | ピザトースト | 食パン | 24 |
| | | たまねぎ | 4 |
| | | ベーコン | 5 |
| | | 青ピーマン | 3 |
| | | マーガリン | 2 |
| | | トマトケチャップ | 4 |
| | | プロセスチーズ(ピザ用) | 5 |
| | 麦茶 | 麦茶/水 | 0.3/100 |

| | | |
|---|---|---|
| E…305kcal | | PFC…17:15:68 |
| 食塩 1.2g | Fe 1.4mg | VB₂ 0.13mg |
| K 405mg | VA 182μg | VC 29mg |
| Ca 77mg | VB₁ 0.15mg | 食繊 3.2g |

## 夏 幼児

| | 料理名 | 食品名 | 1人分正味重量(g) |
|---|---|---|---|
| 午前のおやつ | 牛乳 | 牛乳 | 100 |
| 昼食 | ロールパン | ロールパン | 40 |
| | チキンマカロニグラタン | マカロニ(乾) | 10 |
| | | 若鶏もも肉(皮つき) | 30 |
| | | たまねぎ | 23 |
| | | マッシュルーム(水煮缶詰) | 7 |
| | | 薄力粉 | 5 |
| | | 有塩バター | 3 |
| | | 牛乳 | 35 |
| | | プロセスチーズ(ピザ用) | 5 |
| | | パン粉(乾) | 1 |
| | | 食塩 | 0.2 |
| | | 調合油 | 1 |
| | ちりめんサラダ | しらす干し | 3 |
| | | だいこん | 23 |
| | | きゅうり | 6 |
| | | にんじん | 4 |
| | | こいくちしょうゆ | 1 |
| | | 穀物酢 | 1 |
| | | 調合油 | 1 |
| | | 上白糖 | 0.08 |
| | | 食塩 | 0.02 |
| | チンゲンサイとコーンのスープ | チンゲンサイ | 8 |
| | | スイートコーン | 8 |
| | | こいくちしょうゆ | 0.8 |
| | | 食塩 | 0.1 |
| | | 水/昆布 | 100/0.1 |
| | 果物 | バナナ | 50 |
| 午後のおやつ | 青菜おにぎり | 精白米 | 30 |
| | | 菜めしの素 | 0.5 |
| | | 焼きのり | 0.4 |
| | 麦茶 | 麦茶/水 | 0.3/100 |

| | | |
|---|---|---|
| E…552kcal | | PFC…18:16:66 |
| 食塩 1.9g | Fe 1.5mg | VB₂ 0.37mg |
| K 753mg | VA 153μg | VC 18mg |
| Ca 241mg | VB₁ 0.23mg | 食繊 3.8g |

## 夏　6～7か月への展開

| 料理名 | 食品名 | 1人分正味重量(g) |
|---|---|---|
| **午後のおやつ** | | |
| パンかゆ | 食パン | 10 |
| | 牛乳 | 20 |
| | 水 | 7 |
| | 有塩バター | 1 |
| かれいとはくさい煮 | まがれい | 10 |
| | はくさい | 8 |
| | 水/かつお節 | 10/0.05 |
| | かたくり粉 | 0.3 |
| レタススープ | レタス | 7 |
| | 水/かつお節 | 40/0.2 |

E…57kcal　　PFC…31:17:52

| 食塩 0.2g | Fe 0.1mg | VB₂ 0.08mg |
|---|---|---|
| K 106mg | VA 15μg | VC 2mg |
| Ca 34mg | VB₁ 0.03mg | 食繊 0.6g |

## 夏　7～8か月への展開

| 料理名 | 食品名 | 1人分正味重量(g) |
|---|---|---|
| **昼食** | | |
| 七分かゆ | 精白米　七分かゆ | 68 |
| 白身魚のクリーム煮 | まがれい | 16 |
| | 薄力粉 | 2 |
| | 牛乳 | 40 |
| | 有塩バター | 1 |
| | 食塩 | 0.08 |
| だいこんとにんじんのサラダ | だいこん(皮つき) | 16 |
| | にんじん(皮つき) | 4 |
| | こいくちしょうゆ | 0.4 |
| | 調合油 | 0.4 |
| チンゲンサイのすまし汁 | チンゲンサイ | 8 |
| | こいくちしょうゆ | 0.4 |
| | 水/かつお節 | 50/0.2 |
| 果物 | バナナ | 10 |
| **午後のおやつ** | | |
| パンかゆ | 食パン | 24 |
| | 有塩バター | 1 |
| | 牛乳 | 16 |
| | 水 | 52 |
| 鶏肉のみそ煮 | 若鶏肉　ささ身 | 20 |
| | 淡色辛みそ | 1 |
| | 水/かつお節 | 2/0.01 |
| はくさいのおかか和え | はくさい | 8 |
| | にんじん(皮つき) | 4 |
| | かつお(削り節) | 0.08 |
| | こいくちしょうゆ | 0.4 |
| レタススープ | レタス | 8 |
| | 水/かつお節 | 50/0.2 |
| | 食塩 | 0.08 |

E…218kcal　　PFC…28:11:61

| 食塩 0.9g | Fe 0.5mg | VB₂ 0.20mg |
|---|---|---|
| K 415mg | VA 107μg | VC 9mg |
| Ca 97mg | VB₁ 0.10mg | 食繊 2.0g |

## 夏　9～11か月への展開

| 料理名 | 食品名 | 1人分正味重量(g) |
|---|---|---|
| **昼食** | | |
| 全かゆ | 精白米　全かゆ | 80 |
| 白身魚のクリーム煮 | まがれい | 20 |
| | 薄力粉 | 2 |
| | 牛乳 | 50 |
| | 有塩バター | 1 |
| | 食塩 | 0.1 |
| だいこんとにんじんのサラダ | だいこん(皮つき) | 20 |
| | にんじん(皮つき) | 5 |
| | こいくちしょうゆ | 1 |
| | 調合油 | 1 |
| チンゲンサイのすまし汁 | チンゲンサイ | 10 |
| | こいくちしょうゆ | 0.6 |
| | 水/かつお節 | 80/0.3 |
| 果物 | バナナ | 20 |
| **午後のおやつ** | | |
| バタートースト | 食パン | 30 |
| | 有塩バター | 1 |
| 鶏肉のみそ煮 | 若鶏肉　ささ身 | 25 |
| | 淡色辛みそ | 2 |
| | 水/かつお節 | 3/0.01 |
| はくさいのおかか和え | はくさい | 10 |
| | にんじん(皮つき) | 5 |
| | かつお(削り節) | 0.1 |
| | こいくちしょうゆ | 0.5 |
| レタススープ | レタス | 10 |
| | 水/かつお節 | 80/0.3 |
| | 食塩 | 0.1 |

E…265kcal　　PFC…27:11:62

| 食塩 1.3g | Fe 0.7mg | VB₂ 0.23mg |
|---|---|---|
| K 520mg | VA 124μg | VC 12mg |
| Ca 101mg | VB₁ 0.12mg | 食繊 2.6g |

| 夏　12か月〜1歳半への展開 | | |
|---|---|---|
| 料理名 | 食品名 | 1人分正味重量(g) |
| 軟飯 | 精白米 | 30 |
| 白身魚のクリーム煮 | まがれい | 24 |
| | 薄力粉 | 2 |
| | 牛乳 | 60 |
| | 有塩バター | 1 |
| | 食塩 | 0.12 |
| だいこんとにんじんのサラダ | だいこん(皮つき) | 24 |
| | にんじん(皮つき) | 6 |
| | こいくちしょうゆ | 1 |
| | 調合油 | 1 |
| チンゲンサイのすまし汁 | チンゲンサイ | 12 |
| | こいくちしょうゆ | 0.8 |
| | 水/かつお節 | 100/0.3 |
| 果物 | バナナ | 20 |
| 青菜おにぎり | 精白米 | 24 |
| | 菜めしの素 | 1 |
| | 焼きのり | 0.32 |
| 麦茶 | 麦茶/水 | 0.2/80 |

（昼食・午後のおやつ）

E…297kcal　　PFC…16:7:77

| 食塩 1.0g | Fe 0.8mg | VB₂ 0.22mg |
|---|---|---|
| K 419mg | VA 101μg | VC 11mg |
| Ca 103mg | VB₁ 0.10mg | 食繊 1.3g |

---

| 秋　幼児 | | |
|---|---|---|
| 料理名 | 食品名 | 1人分正味重量(g) |
| 牛乳 | 牛乳 | 100 |
| あきいろご飯 | 精白米 | 50 |
| | にんじん(皮つき) | 15 |
| | こいくちしょうゆ | 1 |
| | 清酒 | 1 |
| | 食塩 | 0.08 |
| かじきまぐろの竜田揚げ | まかじき | 50 |
| | かたくり粉 | 5 |
| | レモン | 2 |
| | 食塩 | 0.2 |
| | 調合油 | 3 |
| ポパイサラダ | ほうれんそう | 35 |
| | にんじん(皮つき) | 5 |
| | ほんしめじ | 5 |
| | ベーコン | 4 |
| | こいくちしょうゆ | 1 |
| | 穀物酢 | 1 |
| | 調合油 | 1 |
| | 上白糖 | 0.08 |
| | 食塩 | 0.02 |
| さつまいもとたまねぎのみそ汁 | さつまいも | 20 |
| | たまねぎ | 10 |
| | 水/煮干し | 100/0.3 |
| | 淡色辛みそ | 2 |
| 果物 | 甘がき | 50 |
| りんごケーキ | りんご | 15 |
| | ホットケーキミックス粉 | 25 |
| | 上白糖 | 3 |
| | 鶏卵 | 6 |
| | 牛乳 | 9 |
| 麦茶 | 麦茶/水 | 0.3/100 |

（午前のおやつ・昼食・午後のおやつ）

E…562kcal　　PFC…19:10:71

| 食塩 1.4g | Fe 2.2mg | VB₂ 0.38mg |
|---|---|---|
| K 1,032mg | VA 345μg | VC 61mg |
| Ca 203mg | VB₁ 0.28mg | 食繊 4.1g |

---

| 秋　6〜7か月への展開 | | |
|---|---|---|
| 料理名 | 食品名 | 1人分正味重量(g) |
| 五分かゆ | 精白米　五分かゆ | 40 |
| しらすとキャベツ和え | しらす干し | 8 |
| | キャベツ | 10 |
| | にんじん(皮つき) | 4 |
| | 水/かつお節 | 3/0.01 |
| たまねぎのすまし汁 | たまねぎ | 8 |
| | 水/かつお節 | 40/0.2 |

（午後のおやつ）

E…29kcal　　PFC…34:3:63

| 食塩 0.3g | Fe 0.1mg | VB₂ 0.01mg |
|---|---|---|
| K 62mg | VA 44μg | VC 5mg |
| Ca 30mg | VB₁ 0.02mg | 食繊 0.5g |

| 秋 9～11か月への展開 | | |
|---|---|---|
| 料理名 | 食品名 | 1人分<br>正味重量<br>(g) |
| あけぼの<br>かゆ | 精白米 全かゆ | 80 |
| | にんじん(皮つき) | 12 |
| かじきま<br>ぐろの照<br>り焼き風 | めかじき | 20 |
| | こいくちしょうゆ | 1 |
| | 水/かつお節 | 5/0.02 |
| | 調合油 | 1 |
| | かたくり粉 | 1 |
| ほうれん<br>そうとに<br>んじんの<br>ソテー | ほうれんそう | 12 |
| | にんじん(皮つき) | 5 |
| | 食塩 | 0.1 |
| | 調合油 | 1 |
| さつまい<br>ものみそ<br>汁 | さつまいも | 10 |
| | 淡色辛みそ | 1.5 |
| | 水/かつお節 | 80/0.3 |
| 果物 | なし | 60 |
| 全かゆ | 精白米 全かゆ | 80 |
| 簡単シュ<br>ーマイ | 鶏ひき肉 | 20 |
| | たまねぎ | 10 |
| | 食塩 | 0.1 |
| | 薄力粉 | 1 |
| | かたくり粉 | 1 |
| キャベツ<br>サラダ | キャベツ | 12 |
| | にんじん(皮つき) | 5 |
| | こいくちしょうゆ | 1 |
| | 調合油 | 1 |
| たまねぎ<br>のすまし<br>汁 | たまねぎ | 10 |
| | こいくちしょうゆ | 1 |
| | 水/かつお節 | 80/0.4 |

（昼食・午後のおやつ）

| E…265kcal | PFC…18:12:70 |
|---|---|

| 食塩 0.9g | Fe 0.9mg | VB₂ 0.11mg |
|---|---|---|
| K 508mg | VA 221μg | VC 17mg |
| Ca 33mg | VB₁ 0.12mg | 食繊 2.5g |

| 秋 12か月～1歳半への展開 | | |
|---|---|---|
| 料理名 | 食品名 | 1人分<br>正味重量<br>(g) |
| あきいろ<br>ごはん<br>(軟飯) | 精白米 | 30 |
| | にんじん(皮つき) | 14 |
| かじきま<br>ぐろの照<br>り焼き風 | めかじき | 24 |
| | こいくちしょうゆ | 1 |
| | 水/かつお節 | 6/0.03 |
| | 調合油 | 1 |
| | かたくり粉 | 1 |
| ほうれん<br>そうとに<br>んじんの<br>ソテー | ほうれんそう | 14 |
| | にんじん(皮つき) | 6 |
| | 食塩 | 0.12 |
| | 調合油 | 1 |
| さつまい<br>ものみそ<br>汁 | さつまいも | 12 |
| | 淡色辛みそ | 2 |
| | 水/かつお節 | 100/0.3 |
| 果物 | なし | 72 |
| りんごケ<br>ーキ | りんご | 12 |
| | ホットケーキミックス粉 | 20 |
| | 上白糖 | 2 |
| | 鶏卵 | 5 |
| | 牛乳 | 7 |
| 麦茶 | 麦茶/水 | 0.2/80 |

（昼食・午後のおやつ）

| E…313kcal | PFC…14:8:78 |
|---|---|

| 食塩 0.8g | Fe 1.0mg | VB₂ 0.12mg |
|---|---|---|
| K 533mg | VA 223μg | VC 12mg |
| Ca 55mg | VB₁ 0.13mg | 食繊 2.7g |

| 冬 幼児 | | |
|---|---|---|
| 料理名 | 食品名 | 1人分<br>正味重量<br>(g) |
| 午前の<br>おやつ 牛乳 | 牛乳 | 100 |
| ご飯 | 精白米 | 50 |
| | 水 | 75 |
| カレー肉<br>じゃが | 豚かたロース肉 | 38 |
| | たまねぎ | 40 |
| | じゃがいも | 55 |
| | にんじん(皮つき) | 13 |
| | さやいんげん | 5 |
| | 調合油 | 1 |
| | 清酒 | 1 |
| | カレー粉 | 0.35 |
| | 上白糖 | 3 |
| | 本みりん | 2 |
| | こいくちしょうゆ | 3 |
| | 水/かつお節 | 12/0.06 |
| ブロッコ<br>リーのフ<br>リッター | ブロッコリー | 16 |
| | 薄力粉 | 7 |
| | カレー粉 | 0.1 |
| | 食塩 | 0.1 |
| | 調合油 | 3 |
| かぶとか<br>ぶ葉のみ<br>そ汁 | かぶ | 16 |
| | かぶ葉 | 3 |
| | 水/煮干し | 100/0.3 |
| | 淡色辛みそ | 2 |
| 果物 | りんご | 60 |
| 雑炊 | 精白米 | 18 |
| | 鶏ひき肉 | 7 |
| | にんじん(皮つき) | 5 |
| | ぶなしめじ | 2 |
| | 油揚げ | 2 |
| | 糸みつば | 2 |
| | こいくちしょうゆ | 1 |
| | 食塩 | 0.32 |
| | 本みりん | 1 |
| | 水/かつお節 | 40/0.2 |
| 麦茶 | 麦茶/水 | 0.3/100 |

（午前のおやつ・昼食・午後のおやつ）

| E…587kcal | PFC…15:13:72 |
|---|---|

| 食塩 1.4g | Fe 2.1mg | VB₂ 0.37mg |
|---|---|---|
| K 965mg | VA 200μg | VC 52mg |
| Ca 174mg | VB₁ 0.49mg | 食繊 9.0g |

## 冬　6〜7か月への展開

| | 料理名 | 食品名 | 1人分正味重量(g) |
|---|---|---|---|
| 午後のおやつ | 五分かゆ | 精白米　五分かゆ | 40 |
| | 豆腐とこまつなのだし煮 | 絹ごし豆腐 | 25 |
| | | こまつな | 8 |
| | | 水/かつお節 | 10/0.05 |
| | | かたくり粉 | 0.3 |
| | にんじんのすまし汁 | にんじん(皮つき) | 8 |
| | | 水/かつお節 | 40/0.2 |

| E…33kcal | PFC…25:12:63 |
|---|---|

| 食塩 0.0g | Fe 0.6mg | VB₂ 0.03mg |
|---|---|---|
| K 106mg | VA 78μg | VC 4mg |
| Ca 35mg | VB₁ 0.04mg | 食繊 0.6g |

## 冬　9〜11か月への展開

| | 料理名 | 食品名 | 1人分正味重量(g) |
|---|---|---|---|
| 昼食 | 全かゆ | 精白米　全かゆ | 80 |
| | 肉じゃが煮 | じゃがいも | 8 |
| | | 若鶏肉　ささ身 | 12 |
| | | にんじん(皮つき) | 5 |
| | | たまねぎ | 5 |
| | | 上白糖 | 0.3 |
| | | こいくちしょうゆ | 1 |
| | | 水/かつお節 | 30/0.1 |
| | ブロッコリーのおかか和え | ブロッコリー | 15 |
| | | かつお(削り節) | 0.1 |
| | | こいくちしょうゆ | 0.3 |
| | かぶのみそ汁 | かぶ(皮つき) | 10 |
| | | 淡色辛みそ | 1.5 |
| | | 水/かつお節 | 80/0.3 |
| | 果物 | りんご | 20 |
| 午後のおやつ | おかゆ | 精白米　全かゆ | 80 |
| | 麻婆豆腐 | 鶏ひき肉 | 10 |
| | | 絹ごし豆腐 | 30 |
| | | たまねぎ | 10 |
| | | 上白糖 | 1 |
| | | こいくちしょうゆ | 2 |
| | | 水 | 30 |
| | | 食塩 | 0.1 |
| | | かたくり粉 | 2 |
| | こまつなのおひたし | こまつな | 10 |
| | | こいくちしょうゆ | 0.5 |
| | | 水/かつお節 | 30/0.1 |
| | にんじんのすまし汁 | にんじん(皮つき) | 8 |
| | | こいくちしょうゆ | 0.6 |
| | | 水/かつお節 | 80/0.3 |

| E…204kcal | PFC…21:5:74 |
|---|---|

| 食塩 1.0g | Fe 1.3mg | VB₂ 0.12mg |
|---|---|---|
| K 436mg | VA 135μg | VC 32mg |
| Ca 63mg | VB₁ 0.14mg | 食繊 3.2g |

## 冬　12か月〜1歳半への展開

| | 料理名 | 食品名 | 1人分正味重量(g) |
|---|---|---|---|
| 昼食 | 軟飯 | 精白米 | 30 |
| | 肉じゃが煮 | じゃがいも | 10 |
| | | 若鶏肉　ささ身 | 14 |
| | | にんじん(皮つき) | 6 |
| | | たまねぎ | 6 |
| | | 上白糖 | 0.4 |
| | | こいくちしょうゆ | 0.6 |
| | | 水/かつお節 | 36/0.2 |
| | ブロッコリーのおかか和え | ブロッコリー | 18 |
| | | かつお(削り節) | 0.1 |
| | | こいくちしょうゆ | 0.4 |
| | かぶのみそ汁 | かぶ(皮つき) | 12 |
| | | 淡色辛みそ | 3 |
| | | 水/かつお節 | 100/0.3 |
| | 果物 | りんご | 24 |
| 午後のおやつ | 雑炊 | 精白米 | 15 |
| | | 鶏ひき肉 | 5.6 |
| | | にんじん(皮つき) | 4 |
| | | ぶなしめじ | 1.6 |
| | | 油揚げ | 1.6 |
| | | 糸みつば | 1.6 |
| | | こいくちしょうゆ | 0.8 |
| | | 食塩 | 0.3 |
| | | 本みりん | 0.6 |
| | | 水/かつお節 | 32/0.1 |
| | 麦茶 | 麦茶/水 | 0.2/80 |

| E…228kcal | PFC…17:4:79 |
|---|---|

| 食塩 1.0g | Fe 1.1mg | VB₂ 0.10mg |
|---|---|---|
| K 382mg | VA 93μg | VC 33mg |
| Ca 30mg | VB₁ 0.12mg | 食繊 3.2g |

# 2 学 校

　学校給食の献立は給食の時間や教科等で学校給食を教材として活用できるよう，食に関する指導計画（表Ⅱ-2-4）や年間献立計画（表Ⅱ-2-5）に基づいて作成されている。本章では，栄養価は小学校中学年分を示した。また，給食の時間の指導案や食と関連する教科等において給食を教材として活用した指導案を掲載している。

### 1．四季の献立

　四季折々の新鮮な旬の食材を使用し，季節の変化に富んだ料理を愛でる心は日本人独特の感性である。また，郷土食は，地域の気候，風土，産業，文化の中で育まれ，祖先から受け継がれた料理である。これらを学校給食に積極的に取り入れることで，児童生徒が自然を愛でる感性を磨いたり，郷土に関心を寄せる心を育んだりすることが期待できる。

　〈例〉

　春…たけのこご飯

　夏…ひつまぶし

　秋…菊花あえ

　冬…七草かゆ

### 2．行事食の献立

　行事食は日本古来から行われてきた行事にちなんだ食品や料理であり，日本の年中行事に食は欠かせないものである。また，諸外国の料理や食文化もそれらの国特有の気候，風土，歴史などの背景に育まれてきたものであり，これからの国際社会を生きる児童生徒には，学校給食を通してグローバルな感覚も磨いてほしい。

### 3．給食時間における指導

　食に関する指導の目標は，少しずつ時間をかけて繰り返し行うことで理解が深まり，習慣化されることから，毎日1単位時間程度ある給食の時間における指導はきわめて重要である。

　給食の時間の指導は，次のとおり大きく2つに分けることができる。

① 給食の準備から後片付までの一連の指導。

② 教科等で学習した内容や食品などを学校給食の献立を通して再確認させる指導。献立を通して食品の産地や栄養的な特徴を学習させる。

### 4．各教科における食に関する指導案

　食に関する指導計画（表Ⅱ-2-4）に示した教科関連の指導案を掲載した。

① 小学校1～6学年の指導案を掲載。

② 教科等も重複しないようにした。

③ 給食は，教材として活用した料理のみを載せ，その栄養価も掲載。

# 1）四季の献立

| | 春 1 | | | 春 2 | | | 夏 1 | |
|---|---|---|---|---|---|---|---|---|
| 料理名 | 食品名 | 1人分正味重量(g) | 料理名 | 食品名 | 1人分正味重量(g) | 料理名 | 食品名 | 1人分正味重量(g) |
| たけのこご飯 | 精白米 | 65 | ホットドッグ | コッペパン | 72 | ジャージャー麺 | 中華めん(生) | 100 |
| | もち米 | 5 | | フランクフルトソーセージ | 30 | | ごま油 | 1 |
| | うすくちしょうゆ | 1 | | トマトケチャップ | 5 | | にんにく | 0.2 |
| | 清酒 | 0.5 | | 三温糖 | 0.3 | | しょうが | 0.2 |
| | だし昆布 | 0.1 | | 粒マスタード | 0.2 | | たまねぎ | 30 |
| | たけのこ(生) | 20 | | （クッキングホイル） | 1枚 | | 根深ねぎ | 15 |
| | ぬか | 1 | | | | | 豚ひき肉 | 20 |
| | とうがらし(乾) | 0.1 | 牛乳 | 牛乳 | 206 | | 調合油 | 1 |
| | にんじん | 10 | | | | | たけのこ(水煮) | 10 |
| | 油揚げ | 5 | 小えびのクリーム煮 | むきえび(冷凍) | 25 | | だいず(ゆで) | 15 |
| | 鶏もも肉(小間切れ) | 15 | | 白ワイン | 2 | | 干ししいたけ | 1 |
| | 調合油 | 0.3 | | あさり(冷凍) | 5 | | にんじん | 10 |
| | こいくちしょうゆ | 2 | | 調合油 | 1 | | にら | 3 |
| | 清酒 | 1 | | じゃがいも | 50 | | ごま油 | 0.4 |
| | 本みりん | 1.3 | | にんじん | 15 | | 上白糖 | 1 |
| | 食塩 | 0.2 | | たまねぎ | 40 | | 赤みそ | 4 |
| | きぬさや | 2 | | バター | 2 | | 清酒 | 2 |
| | | | | 調合油 | 2 | | こいくちしょうゆ | 2 |
| 牛乳 | 牛乳 | 206 | | 薄力粉 | 5 | | 本みりん | 1 |
| | | | | 牛乳 | 30 | | トウバンジャン | 0.1 |
| さわらの西京焼き | さわら | 50 | | 生クリーム | 5 | | テンメンジャン | 3 |
| | 食塩 | 0.1 | | トマトピューレ | 4 | | 練りごま | 1 |
| | 清酒 | 1 | | 食塩 | 0.3 | | ｛ 鶏骨 | 5 |
| | 西京みそ | 2 | | 白こしょう | 0.02 | | ｛ 水 | 20 |
| | 白みそ | 1 | | 白ワイン | 2 | | かたくり粉 | 3 |
| | 本みりん | 2 | | パプリカ | 0.08 | | | |
| | | | | ｛ 水 | 50 | 牛乳 | 牛乳 | 206 |
| わかめのすまし汁 | わかめ(生) | 10 | | ｛ 粉ローリエ | 0.02 | | | |
| | 根深ねぎ | 10 | | ｛ 鶏骨 | 2 | えだまめ | えだまめ | 25 |
| | えのきたけ | 10 | | ｛ 豚骨 | 2 | | 食塩 | 0.1 |
| | 木綿豆腐 | 30 | | パセリ | 1 | | 炒り塩 | 0.15 |
| | かつお削り節 | 2 | | | | | | |
| | 水 | 120 | 春キャベツのサラダ | キャベツ | 45 | ナタデココフルーツ | ナタデココ | 20 |
| | うすくちしょうゆ | 2 | | きゅうり | 10 | | 黄桃(缶詰) | 20 |
| | 食塩 | 0.2 | | 穀物酢 | 1.5 | | パイン(缶詰) | 20 |
| | | | | 調合油 | 1.5 | | 甘夏(缶詰) | 20 |
| きんぴらごぼう | 調合油 | 1.3 | | 食塩 | 0.2 | | 上白糖 | 8 |
| | ごぼう | 15 | | たまねぎ | 2 | | 水 | 50 |
| | にんじん | 5 | | こしょう | 0.01 | | | |
| | 糸こんにゃく | 15 | | | | | | |
| | 三温糖 | 1 | ハニーヨーグルト | ヨーグルト | 40 | | | |
| | こいくちしょうゆ | 2 | | はちみつ | 8 | | | |
| | 本みりん | 1.5 | | 黄桃(缶詰) | 30 | | | |
| | 白いりごま | 0.5 | | （カップ80cc） | 1個 | | | |
| | 一味唐辛子 | 0.01 | | | | | | |

| E…606kcal PFC…20:31:49 | | | E…606kcal PFC…17:39:44 | | | E…640kcal PFC…17:27:56 | | |
|---|---|---|---|---|---|---|---|---|
| 食塩 2.1g | Fe 2.3mg | VB₂ 0.60mg | 食塩 2.4g | Fe 2.9mg | VB₂ 0.55mg | 食塩 2.3g | Fe 2.5mg | VB₂ 0.46mg |
| Ca 323mg | VA 202μg | VC 323mg | Ca 389mg | VA 226μg | VC 45mg | Ca 321mg | VA 180μg | VC 19mg |
| Mg 107mg | VB₁ 0.28mg | 食繊 4.2g | Mg 83mg | VB₁ 0.31mg | 食繊 8.1g | Mg 93mg | VB₁ 0.40mg | 食繊 11.3g |

| 夏 2 | | |
|---|---|---|
| 料理名 | 食品名 | 1人分正味重量(g) |
| ひつまぶし | 精白米 | 70 |
| | 清酒 | 1 |
| | 食塩 | 0.25 |
| | こいくちしょうゆ | 1 |
| | うなぎ(かば焼き刻み) | 30 |
| | 三温糖 | 2 |
| | こいくちしょうゆ | 4 |
| | 本みりん | 2 |
| | 清酒 | 1 |
| | 粉さんしょう | 0.01 |
| 牛乳 | 牛乳 | 206 |
| とうがんスープ煮 | 鶏もも肉(こま切れ) | 10 |
| | 清酒 | 0.5 |
| | かたくり粉 | 1 |
| | とうがん | 30 |
| | にんじん | 10 |
| | 木綿豆腐 | 30 |
| | ぶなしめじ | 10 |
| | 根深ねぎ | 5 |
| | うすくちしょうゆ | 3 |
| | 清酒 | 2 |
| | 本みりん | 1 |
| | 水 | 100 |
| | かつお節(厚削) | 2 |
| | だし昆布 | 0.1 |
| | かたくり粉 | 1 |
| ミニトマト | ミニトマト | 20 |
| シュワシュワポンチ | 寒天(3色缶詰) | 20 |
| | みかん(缶詰) | 15 |
| | パイン(缶詰) | 15 |
| | ナタデココ | 15 |
| | 上白糖 | 7 |
| | 水 | 20 |
| | サイダー | 30 |

| E…614Kcal | PFC…15:26:59 | |
|---|---|---|
| 食塩 2.0g | Fe 1.7mg | VB₂ 0.61mg |
| Ca 325mg | VA 627μg | VC 22mg |
| Mg 76mg | VB₁ 0.47mg | 食繊 2.7g |

| 秋 1 | | |
|---|---|---|
| 料理名 | 食品名 | 1人分正味重量(g) |
| シュガートースト | 厚切り食パン | 68 |
| | バター | 2 |
| | ソフトマーガリン | 5 |
| | グラニュー糖 | 8 |
| 牛乳 | 牛乳 | 206 |
| 魚のコーンフレーク揚げ | モウカサメ(切り身) | 40 |
| | 食塩 | 0.3 |
| | 白こしょう | 0.05 |
| | 鶏卵 | 5 |
| | 水 | 5 |
| | 薄力粉 | 5 |
| | コーンフレーク | 10 |
| | 揚げ油 | 6 |
| コーンスープ | ベーコン(短冊切り) | 5 |
| | たまねぎ | 30 |
| | にんじん | 12 |
| | マッシュルーム(ゆで) | 10 |
| | ホールコーン(冷凍) | 15 |
| | じゃがいも | 30 |
| | 食塩 | 0.6 |
| | 白こしょう | 0.02 |
| | ブイヨン | 3 |
| | 水 | 120 |
| | パセリ | 1 |
| 手作りぶどうゼリー | アガー | 2 |
| | 上白糖 | 5 |
| | ぶどうジュース | 30 |
| | 水 | 30 |
| | ぶどう(缶詰) | 10 |
| | (カップ90cc) | 1個 |

| E…639kcal | PFC…17:39:44 | |
|---|---|---|
| 食塩 1.7g | Fe 3.4mg | VB₂ 0.54mg |
| Ca 294mg | VA 275μg | VC 17mg |
| Mg 69mg | VB₁ 0.42mg | 食繊 7.6g |

| 秋 2 | | |
|---|---|---|
| 料理名 | 食品名 | 1人分正味重量(g) |
| くりご飯 | 精白米 | 65 |
| | 清酒 | 0.5 |
| | 食塩 | 0.4 |
| | くり(生1/4カット) | 20 |
| | 黒いりごま | 0.5 |
| 牛乳 | 牛乳 | 206 |
| さんまの蒲焼き風 | さんま(開き) | 40 |
| | しょうが | 0.3 |
| | 清酒 | 0.5 |
| | こいくちしょうゆ | 1 |
| | かたくり粉 | 5 |
| | 揚げ油 | 5 |
| | こいくちしょうゆ | 3 |
| | 三温糖 | 2 |
| | 本みりん | 1 |
| | しょうが | 0.2 |
| | 水 | 10 |
| | かたくり粉 | 0.3 |
| かきたま汁 | たまねぎ | 20 |
| | にんじん | 10 |
| | ぶなしめじ | 10 |
| | こまつな | 15 |
| | 木綿豆腐 | 20 |
| | 鶏卵 | 15 |
| | こいくちしょうゆ | 1.5 |
| | 水 | 100 |
| | かつお節(厚削) | 2 |
| | 食塩 | 0.5 |
| | かたくり粉 | 0.5 |
| 果物 | なし | 50 |
| | 食塩 | 0.1 |

| E…656kcal | PFC…14:37:49 | |
|---|---|---|
| 食塩 2.1g | Fe 2.5mg | VB₂ 0.57mg |
| Ca 313mg | VA 228μg | VC 19mg |
| Mg 83mg | VB₁ 0.26mg | 食繊 3.1g |

III
学
校

| 秋 3 | | |
|---|---|---|
| 料理名 | 食品名 | 1人分正味重量(g) |
| チャーハン | 精白米 | 65 |
| | こいくちしょうゆ | 1 |
| | 調合油 | 1 |
| | 焼き豚(せん切り) | 15 |
| | むきえび(冷凍) | 10 |
| | 調合油 | 0.3 |
| | 清酒 | 1 |
| | 根深ねぎ | 15 |
| | 食塩 | 0.4 |
| | 白こしょう | 0.03 |
| | こいくちしょうゆ | 2 |
| | ごま油 | 1 |
| | グリンピース(冷凍) | 3 |
| 牛乳 | 牛乳 | 206 |
| 豆あじから揚げ | 豆あじ | 30 |
| | しょうが | 0.3 |
| | こいくちしょうゆ | 2 |
| | 清酒 | 2 |
| | かたくり粉 | 6 |
| | 揚げ油 | 4 |
| カリフラワーピリ辛和え | カリフラワー | 20 |
| | きゅうり | 10 |
| | 生わかめ(冷凍) | 5 |
| | にんじん | 5 |
| | 豊橋ちくわ | 5 |
| | 調合油 | 1.5 |
| | こいくちしょうゆ | 1.5 |
| | 穀物酢 | 1 |
| | 三温糖 | 0.5 |
| | 白いりごま | 0.3 |
| | トウバンジャン | 0.05 |
| | 食塩 | 0.05 |
| 手作り杏仁豆腐 | アガー | 2 |
| | 上白糖 | 7 |
| | 水 | 30 |
| | 牛乳 | 35 |
| | 杏仁そう | 2 |
| | 黄桃(缶詰) | 14 |

E…607kcal　PFC…17:30:53

| | | | |
|---|---|---|---|
| 食塩 2.3g | Fe 1.2mg | VB₂ 0.51mg | |
| Ca 440mg | VA 140μg | VC 26mg | |
| Mg 81mg | VB₁ 0.33mg | 食繊 3.7g | |

| 冬 1 | | |
|---|---|---|
| 料理名 | 食品名 | 1人分正味重量(g) |
| 吹き寄せご飯 | 精白米 | 68 |
| | もち米 | 5 |
| | だし昆布 | 0.2 |
| | うすくちしょうゆ | 1 |
| | ほんしめじ | 8 |
| | くり(生1/4カット) | 20 |
| | 油揚げ | 7 |
| | 鶏もも肉(皮なしこま切れ) | 10 |
| | 清酒 | 1 |
| | こいくちしょうゆ | 2.5 |
| | 本みりん | 2.5 |
| | 食塩 | 0.06 |
| | かつお節(厚削) | 1 |
| | 水 | 20 |
| 牛乳 | 牛乳 | 206 |
| だいこんの肉みそかけ | だいこん | 60 |
| | だし昆布 | 0.01 |
| | 豚ひき肉 | 10 |
| | 赤色辛みそ | 2 |
| | 甘みそ | 2 |
| | 三温糖 | 2 |
| | 本みりん | 1 |
| | 水 | 10 |
| | かたくり粉 | 0.2 |
| | ゆず(皮) | 0.1 |
| ふわふわ団子汁 | 白玉粉 | 20 |
| | 絞り豆腐 | 15 |
| | えのきたけ | 10 |
| | こまつな | 15 |
| | ひらたけ | 5 |
| | にんじん | 10 |
| | はくさい | 30 |
| | 水 | 100 |
| | さば節(厚削) | 2 |
| | 食塩 | 0.3 |
| | うすくちしょうゆ | 2 |
| 果物 | りんご | 70 |
| | 食塩 | 0.05 |

E…670kcal　PFC…14:22:64

| | | | |
|---|---|---|---|
| 食塩 2.0g | Fe 2.7mg | VB₂ 0.55mg | |
| Ca 338mg | VA 197μg | VC 32mg | |
| Mg 100mg | VB₁ 0.48mg | 食繊 5.5g | |

| 冬 2 | | |
|---|---|---|
| 料理名 | 食品名 | 1人分正味重量(g) |
| 麦飯 | 精白米 | 65 |
| | 米粒麦 | 5 |
| 手作りひじきふりかけ | 干しひじき | 0.5 |
| | さば節(厚削) | 0.2 |
| | 水 | 2 |
| | こいくちしょうゆ | 1 |
| | 食塩 | 0.1 |
| | 上白糖 | 0.5 |
| | 本みりん | 1 |
| | 粉かつお | 2 |
| | ちりめんじゃこ | 1 |
| 牛乳 | 牛乳 | 206 |
| お楽しみコロッケ | うずら卵(水煮) | 15 |
| | じゃがいも | 60 |
| | 調合油 | 1 |
| | 豚ひき肉 | 15 |
| | にんじん | 5 |
| | たまねぎ | 20 |
| | 食塩 | 0.2 |
| | 白こしょう | 0.02 |
| | レンズ豆ゆで(冷凍) | 3 |
| | マッシュポテト | 2 |
| | 小麦粉 | 4 |
| | 鶏卵 | 5 |
| | パン粉(乾) | 5 |
| | パン粉(生) | 3 |
| | 調合油 | 4 |
| | ウスターソース | 2 |
| | 三温糖 | 0.2 |
| | トマトケチャップ | 3 |
| はくさいとハムのサラダ | はくさい | 30 |
| | ブロッコリー | 20 |
| | ハム | 7 |
| | 調合油 | 1 |
| | りんご酢 | 1 |
| | 食塩 | 0.35 |
| | こしょう | 0.01 |
| | 粒マスタード | 0.2 |
| | たまねぎ | 1 |
| 果物 | いよかん | 50 |

E…663kcal　PFC…13:29:58

| | | | |
|---|---|---|---|
| 食塩 1.5g | Fe 3.5mg | VB₂ 0.58mg | |
| Ca 306mg | VA 238μg | VC 51mg | |
| Mg 97mg | VB₁ 0.41mg | 食繊 9.7g | |

# 2) 行事食の献立

| | 5月　端午の節句 | | | 6月　入梅 | | | 7月　七夕 | |
|---|---|---|---|---|---|---|---|---|
| 料理名 | 食品名 | 1人分正味重量(g) | 料理名 | 食品名 | 1人分正味重量(g) | 料理名 | 食品名 | 1人分正味重量(g) |
| 中華ちまき | 精白米 | 35 | 梅じゃこご飯 | 精白米 | 75 | 七夕そうめん | 三色そうめん | 40 |
| | もち米 | 35 | | 米粒麦 | 5 | | 氷 | 20 |
| | しょうが | 0.5 | | 調合油 | 0.3 | | きゅうり | 20 |
| | ごま油 | 1 | | 梅干し(塩漬け) | 3 | | にんじん | 10 |
| | むきえび(冷凍) | 10 | | 清酒 | 0.4 | | 調合油 | 0.5 |
| | 清酒 | 1 | | ちりめんじゃこ | 2 | | 鶏卵 | 20 |
| | 焼き豚(せん切り) | 10 | | 白いりごま | 1 | | 食塩 | 0.1 |
| | 干ししいたけ | 1 | | | | | 油揚げ | 5 |
| | たけのこ(水煮) | 10 | とびうおのオーロラソース | とびうお(すり身) | 40 | | うすくちしょうゆ | 3 |
| | 根深ねぎ | 10 | | 絞り豆腐 | 10 | | 本みりん | 1 |
| | こいくちしょうゆ | 2 | | パン粉(生) | 8 | | 食塩 | 0.1 |
| | オイスターソース | 1.5 | | しょうが | 0.3 | | かつお節(厚削) | 2 |
| | 食塩 | 0.2 | | にんにく | 0.2 | | 水 | 50 |
| | 本みりん | 2 | | 鶏卵 | 5 | | | |
| | (竹の皮) | 1枚 | | たまねぎ | 30 | 牛乳 | 牛乳 | 206 |
| | | | | 食塩 | 0.2 | きす天ぷらとモロヘイヤかき揚 | きす(開き) | 30 |
| 牛乳 | 牛乳 | 206 | | 白こしょう | 0.02 | | 清酒 | 1 |
| 中華卵スープ | 鶏卵 | 20 | | 調合油 | 1 | | 薄力粉 | 10 |
| | クリームコーン | 40 | | トマトケチャップ | 8 | | 鶏卵 | 5 |
| | たまねぎ | 20 | | 中濃ソース | 4 | | 水 | 5 |
| | にんじん | 10 | | 三温糖 | 0.3 | | 揚げ油 | 4 |
| | にら | 5 | 牛乳 | 牛乳 | 206 | | たまねぎ | 20 |
| | 根深ねぎ | 5 | けんちん汁 | さといも | 30 | | さつまいも | 25 |
| | 食塩 | 0.3 | | だいこん | 20 | | モロヘイヤ | 15 |
| | 白こしょう | 0.02 | | ほんしめじ | 10 | | 薄力粉 | 10 |
| | こいくちしょうゆ | 1 | | こまつな | 10 | | 鶏卵 | 5 |
| | 鶏骨 | 5 | | ごぼう | 10 | | 水 | 5 |
| | 水 | 100 | | にんじん | 15 | | 揚げ油 | 5 |
| | かたくり粉 | 1 | | 油揚げ | 5 | | こいくちしょうゆ | 1 |
| もやしナムル | もやし | 30 | | こいくちしょうゆ | 2 | 甘夏ゼリー | アガー | 1.5 |
| | こまつな | 15 | | 水 | 120 | | 上白糖 | 8 |
| | 調合油 | 0.5 | | かつお節(厚削) | 2 | | 水 | 40 |
| | にんにく | 0.1 | | 食塩 | 0.2 | | 甘夏みかん(缶詰) | 20 |
| | こいくちしょうゆ | 2 | | 清酒 | 1 | | ナタデココ | 20 |
| | 食塩 | 0.1 | | ごま油 | 1 | | (カップ90cc) | 1個 |
| | 白いりごま | 1 | 果物 | メロン | 70 | | | |
| | ごま油 | 0.5 | | | | | | |
| フルーツ抹茶白玉 | 白玉粉 | 20 | | | | | | |
| | 水 | 15 | | | | | | |
| | 抹茶 | 0.05 | | | | | | |
| | みかん(缶詰) | 20 | | | | | | |
| | 上白糖 | 6 | | | | | | |
| | 水 | 40 | | | | | | |

| E…636kcal　PFC…14:20:66 | | | E…622kcal　PFC…17:21:62 | | | E…619kcal　PFC…16:34:50 | | |
|---|---|---|---|---|---|---|---|---|
| 食塩 2.4g | Fe 2.3mg | VB₂ 0.53mg | 食塩 2.3g | Fe 2.4mg | VB₂ 0.46mg | 食塩 3.5g | Fe 2.0mg | VB₂ 0.55mg |
| Ca 312mg | VA 257μg | VC 22mg | Ca 337mg | VA 237μg | VC 32mg | Ca 352mg | VA 338μg | VC 28mg |
| Mg 74mg | VB₁ 0.32mg | 食繊 4.0g | Mg 105mg | VB₁ 0.28mg | 食繊 4.6g | Mg 79mg | VB₁ 0.25mg | 食繊 5.0g |

| 11月　文化の日 | | |
|---|---|---|
| 料理名 | 食品名 | 1人分正味重量(g) |
| 五穀ご飯 | 精白米 | 65 |
| | あわ | 2 |
| | きび | 2 |
| | 押麦 | 2 |
| | 赤米 | 2 |
| | 清酒 | 2 |
| | ささげ(乾) | 2 |
| | 黒いりごま | 0.5 |
| | 食塩 | 0.3 |
| 牛乳 | 牛乳 | 206 |
| 鶏じゃが | じゃがいも | 70 |
| | にんじん | 15 |
| | 鶏もも肉(こま切れ) | 30 |
| | しょうが | 0.2 |
| | たまねぎ | 30 |
| | いんげん | 5 |
| | 干ししいたけ | 0.8 |
| | 糸こんにゃく | 10 |
| | 調合油 | 2 |
| | 三温糖 | 1 |
| | 本みりん | 1 |
| | こいくちしょうゆ | 3 |
| | 食塩 | 0.3 |
| | 清酒 | 1 |
| | ⎰水 | 50 |
| | ⎱かつお節(厚削) | 1 |
| 菊花和え | こまつな | 30 |
| | もやし | 20 |
| | 黄菊 | 2 |
| | 穀物酢 | 1 |
| | うすくちしょうゆ | 2 |
| | 本みりん | 1 |
| | 穀物酢 | 0.5 |
| | ⎰かつお節(厚削) | 0.05 |
| | ⎱水 | 3 |
| | 食塩 | 0.04 |
| 手作りりんごゼリー | アガー | 2 |
| | 上白糖 | 7 |
| | りんごジュース | 30 |
| | 水 | 30 |
| | りんご | 10 |
| | 食塩 | 0.1 |
| | (カップ90cc) | 1個 |

E…606kcal　PFC…13:23:64

| | | |
|---|---|---|
| 食塩 1.6g | Fe 2.3mg | VB₂ 0.49mg |
| Ca 329mg | VA 314μg | VC 40mg |
| Mg 84mg | VB₁ 0.30mg | 食繊 11.8g |

| 12月　クリスマス | | |
|---|---|---|
| 料理名 | 食品名 | 1人分正味重量(g) |
| ハイジパン | 白パン | 35 |
| 牛乳 | 牛乳 | 206 |
| ローストチキン | 鶏もも肉(ウイング) | 50 |
| | しょうが | 0.3 |
| | 清酒 | 1 |
| | こいくちしょうゆ | 2 |
| | 本みりん | 2 |
| | 上白糖 | 0.5 |
| | 清酒 | 1 |
| | 水 | 20 |
| スパゲティナポリタン | スパゲティ | 10 |
| | 調合油 | 0.45 |
| | にんにく | 0.1 |
| | たまねぎ | 20 |
| | にんじん | 7 |
| | 食塩 | 0.3 |
| | 白こしょう | 0.02 |
| | パプリカ | 0.04 |
| | トマトケチャップ | 8 |
| | ウスターソース | 1 |
| | ピーマン | 5 |
| ホワイトクリームスープ | じゃがいも | 30 |
| | たまねぎ | 40 |
| | 調合油 | 0.5 |
| | ホールコーン | 10 |
| | マッシュルーム(ゆで) | 10 |
| | 薄力粉 | 3 |
| | バター | 1 |
| | 食塩 | 0.4 |
| | 白こしょう | 0.01 |
| | コーンスターチ | 2 |
| | ⎰鶏骨 | 10 |
| | ⎱水 | 100 |
| | パセリ | 2 |
| 星のプリン | 鶏卵 | 30 |
| | 牛乳 | 40 |
| | 上白糖 | 6 |
| | バニラオイル | 0.01 |
| | ホイップクリーム(冷凍) | 5 |
| | 星型チョコ | 3 |
| | (カップ90cc) | 1個 |

E…671kcal　PFC…17:38:45

| | | |
|---|---|---|
| 食塩 2.4g | Fe 1.8mg | VB₂ 0.69mg |
| Ca 339mg | VA 252μg | VC 23mg |
| Mg 75mg | VB₁ 0.33mg | 食繊 6.5g |

| 2月　節分 | | |
|---|---|---|
| 料理名 | 食品名 | 1人分正味重量(g) |
| 節分ごはん | 精白米 | 60 |
| | もち米 | 5 |
| | 清酒 | 1 |
| | こいくちしょうゆ | 1 |
| | だいず(ゆで) | 10 |
| | にんじん | 5 |
| | 糸こんにゃく | 5 |
| | 三温糖 | 1 |
| | こいくちしょうゆ | 2 |
| | 清酒 | 1 |
| | 水(だし汁) | 30 |
| 牛乳 | 牛乳 | 206 |
| いわし焼き | まいわし(丸干し)(うす塩) | 20 |
| みずなと油揚げのみそ汁 | みずな | 20 |
| | はくさい | 30 |
| | 油揚げ | 10 |
| | 根深ねぎ | 5 |
| | 木綿豆腐 | 30 |
| | 白みそ | 3 |
| | 赤みそ | 3 |
| | 水 | 100 |
| | かつお節(厚削) | 2 |
| 白玉黒蜜 | 白玉粉 | 25 |
| | 水 | 10 |
| | 黒砂糖 | 8 |
| | 水 | 3 |
| | みかん(缶詰) | 20 |

E…620kcal　PFC…17:23:60

| | | |
|---|---|---|
| 食塩 2.3g | Fe 3.8mg | VB₂ 0.50mg |
| Ca 455mg | VA 169μg | VC 30mg |
| Mg 120mg | VB₁ 0.24mg | 食繊 3.3g |

| フルーツバイキング | | |
| --- | --- | --- |
| 料理名 | 食品名 | 1人分正味重量(g) |
| 赤飯 | 精白米 | 30 |
| | もち米 | 40 |
| | ささげ(乾) | 4 |
| | 清酒 | 1 |
| | 黒いりごま | 1 |
| | 食塩 | 0.5 |
| 牛乳 | 牛乳 | 206 |
| 鶏のから揚げ | 鶏もも肉(切り身) | 50 |
| | 食塩 | 0.3 |
| | 白こしょう | 0.04 |
| | 清酒 | 1 |
| | にんにく | 0.3 |
| | しょうが | 0.3 |
| | こいくちしょうゆ | 2 |
| | かたくり粉 | 5 |
| | 調合油 | 3 |
| 生揚げと根菜煮 | 生揚げ | 20 |
| | 清酒 | 0.5 |
| | ごぼう | 10 |
| | にんじん | 15 |
| | れんこん | 15 |
| | だいこん | 25 |
| | たけのこ(水煮) | 15 |
| | さといも | 20 |
| | 調合油 | 1 |
| | 三温糖 | 2 |
| | こいくちしょうゆ | 3 |
| | 食塩 | 0.2 |
| | 本みりん | 1 |
| | 一味唐辛子 | 0.02 |
| | 水 | 30 |
| | かつお節(厚削) | 1 |
| | きぬさや | 3 |
| フルーツ盛り合わせ | いちご | 20 |
| | パインアップル | 20 |
| | 清見オレンジ | 20 |
| | バナナ | 20 |

E…672kcal　PFC…15:30:55

| | | |
| --- | --- | --- |
| 食塩 2.0g | Fe 2.3mg | VB₂ 0.48mg |
| Ca 334mg | VA 213μg | VC 48mg |
| Mg 104mg | VB₁ 0.32mg | 食繊 4.8g |

| 国際交流　イタリア | | |
| --- | --- | --- |
| 料理名 | 食品名 | 1人分正味重量(g) |
| ジェノバ風スパゲティ | スパゲティ | 40 |
| | オリーブ油 | 2 |
| | バター | 1.5 |
| | ベーコン(短冊切り) | 15 |
| | 白ワイン | 1.5 |
| | たまねぎ | 40 |
| | 粉バジル | 2 |
| | パセリ | 1 |
| | 食塩 | 0.6 |
| | 白こしょう | 0.02 |
| 牛乳 | 牛乳 | 206 |
| 卵とほうれんそうのグラタン | 鶏もも肉(こま切れ) | 10 |
| | たまねぎ | 30 |
| | ほうれんそう | 20 |
| | ゆでたまご | 25 |
| | 調合油 | 1 |
| | 食塩 | 0.4 |
| | 白こしょう | 0.04 |
| | 牛乳 | 40 |
| | 小麦粉 | 3 |
| | バター | 3 |
| | ピザチーズ | 10 |
| | (グラタン用紙カップ) | 1枚 |
| ビーンズサラダ | 白いんげん豆ゆで(冷凍) | 15 |
| | きゅうり | 20 |
| | キャベツ | 20 |
| | ミニトマト | 10 |
| | たまねぎ | 2 |
| | 調合油 | 2 |
| | レモン(汁) | 1 |
| | 上白糖 | 0.1 |
| | 食塩 | 0.3 |
| | 黒こしょう | 0.02 |
| 果物 | みかん | 60 |

E…616kcal　PFC…17:46:37

| | | |
| --- | --- | --- |
| 食塩 2.3g | Fe 4.8mg | VB₂ 0.67mg |
| Ca 465mg | VA 288μg | VC 34mg |
| Mg 114mg | VB₁ 0.41mg | 食繊 6.2g |

| 国際交流　インド | | |
| --- | --- | --- |
| 料理名 | 食品名 | 1人分正味重量(g) |
| ナン | ナン | 50 |
| キーマカレー(豆入り) | 調合油 | 2 |
| | しょうが | 0.4 |
| | にんにく | 0.3 |
| | たまねぎ | 50 |
| | 豚ひき肉 | 20 |
| | 鶏ひき肉 | 20 |
| | カレー粉 | 0.3 |
| | にんじん | 15 |
| | ピーマン | 5 |
| | りんご | 2 |
| | 水/鶏骨/豚骨 | 20/4/4 |
| | 粉ローリエ | 0.1 |
| | レンズ豆(乾) | 5 |
| | ひよこ豆ゆで(冷凍) | 5 |
| | ホールトマト(缶詰) | 3 |
| | トマトケチャップ | 5 |
| | ウスターソース | 1 |
| | こいくちしょうゆ | 1 |
| | ガラムマサラ | 0.03 |
| | コリアンダー | 0.07 |
| | クミン | 0.07 |
| | こしょう | 0.02 |
| | 食塩 | 0.4 |
| | 薄力粉 | 3 |
| | バター | 1.5 |
| | 調合油 | 1.5 |
| | カレー粉 | 0.3 |
| 牛乳 | 牛乳 | 206 |
| ゆでとうもろこし | とうもろこし | 70 |
| | 食塩 | 0.1 |
| くうしんさいサブジ | くうしんさい | 20 |
| | じゃがいも | 20 |
| | パプリカ | 10 |
| | にんにく | 0.2 |
| | ごま油 | 1.5 |
| | ターメリック | 0.1 |
| | クミン | 0.1 |
| | レッドペッパー | 0.01 |
| | こいくちしょうゆ | 3 |
| | 食塩 | 0.2 |
| | 清酒 | 1 |
| 果物 | パイン(冷凍) | 70 |

E…625kcal　PFC…18:35:47

| | | |
| --- | --- | --- |
| 食塩 2.4g | Fe 4.9mg | VB₂ 0.73mg |
| Ca 326mg | VA 293μg | VC 56mg |
| Mg 132mg | VB₁ 0.63mg | 食繊 9.3g |

# 3) 給食時間の食育指導案

## 題材：富山県の郷土料理について知ろう／白えびのかき揚げ

| 食品名(切り方) | 1人分正味重量(g) | 食品名(切り方) | 1人分正味重量(g) |
|---|---|---|---|
| 白えび | 5 | 鶏卵 | 5 |
| たまねぎ(1/2スライス) | 30 | 水 | 5 |
| ごぼう(せん切り) | 5 | 調合油(揚用) | 7 |
| 薄力粉 | 10 | | |

1食当たりの
エネルギー・栄養素量

| エネルギー | 123 kcal |
|---|---|
| たんぱく質 | 2.6 g |
| 脂　質 | 7.9 g |
| カルシウム | 29 mg |
| マグネシウム | 12 mg |
| 食塩相当量 | 0.1 g |

【指　導　案】（○：支援）

| 指導内容(食育の視点) | | 郷土料理は，地域の伝統や自然の恵みと結びつき，先人たちの知恵，工夫が凝縮している。(食文化) | |
|---|---|---|---|
| 学習活動 | | 指導内容 | 資料・準備物 |
| 導入 | 「白えびのかき揚げ」が富山県の郷土料理であることを知る。 | ・「白えびのかき揚げ」が富山県の郷土料理であることを知らせる。 | |
| 展開 | ○郷土料理とはどのような料理であるか知る。 | ○地域でとれる食べ物を使い，地域の気候や風土を生かしつつ，独特の調理法で作る料理であることをわかりやすく説明する。<br>○白えびやその料理の写真を用いて説明する。 | ・白えびの写真<br>・料理の写真 |
| まとめ | 「白えびのかき揚げ」が郷土料理であることを確認しながら，味わって食べる。 | ○「白えびのかき揚げ」が古くから伝えられてきている大切な料理であり，食べる意欲も持つようにする。 | |
| 評価 | 郷土料理である「白えびのかき揚げ」を知り，興味，関心を高め，郷土の良さへの理解を深めることができたか。 | | |

## 題材：地域の食材について知ろう／寝たろう煮

| 食品名(切り方) | 1人分正味重量(g) | 食品名(切り方) | 1人分正味重量(g) |
|---|---|---|---|
| 豚肉(こま切れ) | 20 | こんにゃく(2 cm角切り) | 20 |
| じゃがいも(角切り大) | 50 | 米ぬか油 | 1 |
| にんじん(いちょう切り) | 20 | 寝たろうみそ | 3 |
| ごぼう(乱切り) | 20 | こいくちしょうゆ | 2 |
| 焼きちくわ(1 cm) | 10 | 三温糖 | 2 |
| 生揚げ(2 cm) | 25 | 本みりん | 1 |
| いんげん(2 cm) | 6 | 水 | 40 |

1食当たりの
エネルギー・栄養素量

| エネルギー | 173 kcal |
|---|---|
| たんぱく質 | 9.7 g |
| 脂　質 | 7.7 g |
| カルシウム | 97 mg |
| マグネシウム | 47 mg |
| 食塩相当量 | 0.9 g |

【指　導　案】（○：支援）

| 指導内容(食育の視点) | | 食物を大切にし，食物の生産にかかわる人びとに感謝する心を育てる。(食文化，感謝の心) | |
|---|---|---|---|
| 学習活動 | | 指導内容 | 資料・準備物 |
| 導入 | 「三年寝たろう」の話を知っているか確認する。 | ・寝たろうのおかげで，田んぼや水路が整備され作物の収穫が安定したことを知らせる。 | 地域の写真掲示用 |
| 展開 | ○食材「寝たろうみそ」を知る。<br>○「寝たろう煮」に入っている地域の食材を発表する。 | ○「寝たろうみそ」は地域で栽培された大豆と米を使っていることを説明する。<br>○「寝たろうみそ煮」の入っている食品カードを貼る。<br>○生産者が作物の生産に苦労して作っていることを説明する。 | ・食品カード<br>・作物の生産地域地図 |
| まとめ | 地域でとれた食材と生産者の人たちへの感謝の気持ちを発表する。 | ○地域の食材への関心を深め，食べる意欲と感謝の心を持つようにする。 | |
| 評価 | 「寝たろう煮」を知り，地域で沢山の食材を生産してくれている方々へ感謝し，大切に食べようとする気持ちを持つことができたか。 | | |

## 題材：野菜作り名人に学ぼう／長ねぎのミートソース焼き

| 食品名(切り方) | 1人分正味<br>重量(g) | 食品名(切り方) | 1人分正味<br>重量(g) |
|---|---|---|---|
| 根深ねぎ(ななめ切り) | 30 | ピザソース | 6.7 |
| たまねぎ(みじん切り) | 25 | 中濃ソース・ウスターソース | 1.7/1.1 |
| 牛ひき肉 | 25 | 食塩 | 0.1 |
| マッシュルーム(ゆで・スライス) | 8 | 三温糖 | 0.2 |
| バター | 1 | にんにく | 0.4 |
| 薄力粉 | 2 | 赤ワイン | 1.2 |
| トマトケチャップ | 4 | ピザチーズ | 10 |
| ホールトマト | 3.3 | | |

1食当たりの
エネルギー・栄養素量

| エネルギー | 150 kcal |
|---|---|
| たんぱく質 | 7.9 g |
| 脂　質 | 8.7 g |
| カルシウム | 84 mg |
| マグネシウム | 16 mg |
| 食塩相当量 | 1.0 g |

【指　導　案】 (○：支援)

| 指導内容(食育の視点) | | 食材の生産にかかわる人に感謝する心をもつ。(感謝の心) | |
|---|---|---|---|
| | 学習活動 | 指導内容 | 資料・準備物 |
| 導入 | 「長ねぎ」について知る。 | ○野菜作り名人の白ねぎ畑を取材したビデオを流す。<br>○写真で紹介する。 | 長ねぎの畑のビデオ |
| 展開 | ○どの料理に入っているか気づき，発表する。 | ○苗，実物提示。<br>○写真で長ねぎの栽培の様子を見せる。 | 長ねぎの写真<br>苗，実物 |
| まとめ | 長ねぎを大切に育てていることを知る。 | ○名人の話を聞き，感謝の気持ちを持つようにする。 | |
| 評価 | 長ねぎについて興味を持ち，給食でお世話になっている農家(名人)の方に感謝の気持ちを持つことができたか。 | | |

## 題材：地域の野菜を知ろう／鶏だいこんのごまみそ煮

| 食品名(切り方) | 1人分正味<br>重量(g) | 食品名(切り方) | 1人分正味<br>重量(g) |
|---|---|---|---|
| 調合油 | 1 | 本みりん | 1 |
| しょうが(みじん切り) | 0.4 | 赤みそ | 4 |
| 鶏もも肉 | 30 | 三温糖 | 1 |
| だいこん(乱切り) | 50 | こいくちしょうゆ | 1 |
| たまねぎ(くし切り) | 30 | 白すりごま | 1.5 |
| にんじん(いちょう切り) | 15 | 練りごま | 2.6 |
| いんげん(3 cm幅) | 8 | 水 | 60 |
| 清酒 | 1 | かつお節 | 2 |

1食当たりの
エネルギー・栄養素量

| エネルギー | 130 kcal |
|---|---|
| たんぱく質 | 7.0 g |
| 脂　質 | 7.4 g |
| カルシウム | 74 mg |
| マグネシウム | 34 mg |
| 食塩相当量 | 0.6 g |

【指　導　案】 (○：支援)

| 指導内容(食育の視点) | | 練馬だいこんは，東京の練馬地方で作り始めただいこんであることを知り，親しみをもつ。(食文化) | |
|---|---|---|---|
| | 学習活動 | 指導内容 | 資料・準備物 |
| 導入 | 給食にだいこんが入っていることを確認する。<br>全国各地で栽培してることを知る。 | ○東京は関東ローム層であり，栽培に適していた。<br>○練馬だいこんは青首だいこんということを説明する。 | |
| 展開 | ○だいこんの大きさを知る。<br>○だいこんの栄養の違いについて知る。 | ○実物のだいこんで説明する。<br>○根(白い部分)と葉の栄養の違いをグラフで説明する。<br>○だいこんの重さも伝える。 | ・葉付だいこん<br>・栄養の差のグラフ |
| まとめ | だいこんは葉も根も食べられること知る。 | ○地域の食材への関心を深め，栄養の知識を知り食べる意欲と感謝の心を持つようにする。 | |
| 評価 | 地元の野菜のよさを理解できたか。 | | |

## 題材：郷土料理を知ろう／石 狩 汁

| 食品名(切り方) | 1人分正味重量(g) | 食品名(切り方) | 1人分正味重量(g) |
|---|---|---|---|
| さけ皮なし(角切り) | 30 | だいこん(いちょう切り) | 15 |
| 清酒 | 1 | ごぼう(ささがき) | 7 |
| にんじん(いちょう切り) | 10 | じゃがいも(2 cm角) | 25 |
| おろししょうが | 0.2 | 赤みそ | 6 |
| にんにく(四角切り) | 10 | 煮干し | 2 |
| 豆腐(1.5 cm角) | 20 | 水 | 130 |
| 根深ねぎ(小口切り) | 5 | | |

1食当たりの
エネルギー・栄養素量

| エネルギー | 106 kcal |
|---|---|
| たんぱく質 | 10.2 g |
| 脂 質 | 3.6 g |
| カルシウム | 72 mg |
| マグネシウム | 44 mg |
| 食塩相当量 | 0.9 g |

【指 導 案】 (○：支援)

| 指導内容(食育の視点) | | 地元でとれる産物が昔の人の知恵で郷土料理として受け継がれていることがわかる。(食文化) | |
|---|---|---|---|
| 学習活動 | | 指導内容 | 資料・準備物 |
| 導入 | 給食に使われている食材を知る。今日の給食で郷土料理はどれでしょう。 | ○給食だよりをみて確認する。 | 給食だより |
| 展開 | ○石狩汁は北海道の郷土料理であることを知る。○石狩汁の食材を知る。 | ○漁師のまかない料理が石狩汁や石狩鍋となっている。○魚，野菜などがたくさん入っていて栄養のバランスがよいことを説明する。 | ・日本地図・さけの写真 |
| まとめ | 地元でとれた食材が郷土料理となって引き継がれていることを知る。 | ○地元で取れる食材や自然の恵み，郷土料理として守っていくことが大切である。 | |
| 評価 | 地域の産物を知り，昔の人の知恵で郷土料理をあることを理解できたか。 | | |

## 題材：地域の野菜を知ろう／しゃくしなごはん

| 食品名(切り方) | 1人分正味重量(g) | 食品名(切り方) | 1人分正味重量(g) |
|---|---|---|---|
| 精白米 | 70 | ちりめんじゃこ | 5 |
| 清酒 | 1 | 白いりごま | 1 |
| 米ぬか油 | 0.4 | 鶏卵 | 10 |
| こいくちしょうゆ | 1 | 脱脂粉乳 | 1 |
| しゃくしな(短冊切り) | 10 | 食塩 | 0.1 |
| こいくちしょうゆ | 0.5 | 調合油 | 1 |
| 一味とうがらし | 0.02 | | |

1食当たりの
エネルギー・栄養素量

| エネルギー | 295 kcal |
|---|---|
| たんぱく質 | 8.0 g |
| 脂 質 | 3.8 g |
| カルシウム | 56 mg |
| マグネシウム | 31 mg |
| 食塩相当量 | 0.8 g |

【指 導 案】 (○：支援)

| 指導内容(食育の視点) | | 地域の野菜を知り，味わうことにより地域への理解と食材への興味，関心を持つ。(食文化) | |
|---|---|---|---|
| 学習活動 | | 指導内容 | 資料・準備物 |
| 導入 | 葉物にはどのような野菜があるか確認する。 | ○給食には地域で栽培しているこまつなやほうれんそう，チンゲンサイ，はくさい，キャベツが使われていることを確認する。 | こまつな，ほうれんそう，チンゲンサイ，キャベツ |
| 展開 | ○しゃくしなについて知る。 | ○こまつな，ほうれんそうとどこが違うか実物を見せる。○しゃくしなの名前の由来を説明する。○この地域では保存がきくように漬物にして食べられていることを説明する。 | ・しゃくしな・漬物 |
| まとめ | 郷土の食材に関心を持ち，食べようとする意欲と感謝を持つ。 | ○地域の食材への関心を深め，食べる意欲と感謝の心を持つようにする。 | |
| 評価 | 地元の野菜のよさを理解できたか。 | | |

# 4）各教科等での食に関する指導案

| 特別活動（第1学年） | 題材名：よくかんで食べよう<br>学級活動（2）　日常の生活や学習への適応と自己の成長および健康安全 |
|---|---|

1．題材の目標

　　よくかんで食べることの大切さを知り，自分の食事の仕方を改善することができるようにする。

2．食育の視点

　　よくかんで食べることの大切さが分かる。（心身の健康）

3．本時の展開

| 過程 | ○主な学習活動 | ◇教師の主な働きかけ | ■評価　＊資料等 |
|---|---|---|---|
| 導入 | ○11月8日は何の日かを考える。<br>○なぜよくかんで食べるのかを考える。<br>○本時の課題を知る。 | ◇「いい歯」の日について知らせる。<br>◇なぜよくかんで食べるのかを問いかける。 | |
| | かむことの良さを確かめよう。 | | |
| 展開 | ○するめを試食し，かむことの良さについて考える。<br>　・つばがたくさん出る。<br>　・かんでいるうちにやわらかくなる。<br>　・味がたくさん出る。<br>　・あごがたくさん動いて疲れた。<br>○よくかんで食べる方が体に良いことを知る。<br>　・お腹の調子が良くなる。<br>　・虫歯を予防する。<br>　・頭の働きが良くなる。<br>　・食べすぎ，太りすぎを防ぐ。<br>○今日の給食献立から，よくかむために自分たちができることをグループで話し合い発表する。 | ◇口の中の変化や様子に気付くことができるように促す。<br><br><br><br><br><br><br>◇かむことの効果を説明し，実践意欲を喚起する。（栄養教諭）<br><br><br><br>◇実践できそうなことを考えさせる。<br>◇意見を交流し合うことでかむことへの意識をさらに高める。 | ＊よくかむことの効果の絵カード<br>■よくかんで食べることが歯や体の健康作りに大切であることを理解する。【知識・技能】（ワークシート）<br>■よくかんで食べる方法を考え進んで課題解決に取り組もうとしている。【主体的に学習に取り組む態度】<br>＊今日の献立カード |
| まとめ | ○実際に自分で実行するものを決める。<br>　・かむ回数を数えて食べる。<br>　・味わって食べる。<br>　・少しずつ食べる。<br>　・一口30回かんで食べる。<br>○自分がこれから実行することを書く。（意思決定） | ◇自分がこれから実行することを具体的に決められるよう支援する。<br>◇今日の給食からやってみたいという意欲をもたせる。 | ■よくかんで食べることの大切さが分かり，自分に合った具体的な目標を決めている。【思考・判断・表現】（ワークシート） |

4．献　立

| 儀助煮(大豆と煮干しの甘辛煮) | |
|---|---|
| 料理／食品名 | 1人分正味<br>重量(g) |
| 大豆(乾) | 7 |
| 水 | 10 |
| 煮干し | 6 |
| 刻み昆布 | 1.8 |
| なたね油 | 1 |
| 上白糖 | 4 |
| こいくちしょうゆ | 1.6 |

| 1食当たりの<br>エネルギー・栄養素量 | |
|---|---|
| エネルギー | 72 kcal |
| たんぱく質 | 6.5 g |
| 脂　　質 | 2.8 g |
| カルシウム | 162 mg |
| マグネシウム | 62 mg |
| 食塩相当量 | 0.7 g |

Ⅲ

学

校

| 生活科（第2学年） | 単元名：めざせ野さい作り名人 |
| --- | --- |
| | 動植物の飼育・栽培 |

## 1．単元の目標

野菜の苗を植えたり種をまいたりして育て，世話を続ける中で，成長の様子に関心をもち収穫を楽しむことができるようにする。また，野菜を育てる活動を通して，野菜も自分たちと同じように生命をもっていることを感じ取るとともに，それらを大切にすることができるようにする。

## 2．食育の視点

・いろいろな食べ物の名前がわかる。（食品を選択する能力）
・食べ物には命があることがわかり，その命をいただけることに感謝する。（感謝の心）

## 3．本時の目標

いろいろな種子をきっかけに，育ててみたい野菜について話し合い，栽培への意欲を高める。

## 4．本時の展開

| 過程 | ○主な学習活動 | ◇教師の主な働きかけ | ＊資料等 |
| --- | --- | --- | --- |
| 導入 | ○さまざまな種子を観察し，気づいたことを話し合い，発表する。<br>○クイズを通して，何の種子か，知っている野菜を発表する。 | ◇さまざまな野菜の種子を用意し，観察することによって，栽培への興味・関心を喚起する。◇児童の意欲を高めるために，クイズ形式にして，何の種子かを知らせる。<br>（栄養教諭）<br>◇実物を提示し，種子と比較させる。小さな種子が大きな野菜へと変化することへの驚きを喚起し，栽培への興味・関心を高める。 | ＊ミニルーペ<br><br><br><br><br>＊ミニトマト，きゅうり，なす，キャベツ |
| 展開 | ○育ててみたい野菜について話し合う。<br>○本時のめあてを知る。<br><br>野菜を育てるために必要なものやことを考えよう。<br><br>○野菜を育てたり，収穫したりする経験を想起し，栽培のイメージをつかむ。<br><br><br>○育てたい野菜を育てるために必要なものを話し合う。 | <br><br><br><br>◇どのような野菜を育てたことがあるかを聞くことで，野菜を育てたことがない児童も栽培活動のイメージをつかめるようにし，自分も育ててみたいという意欲を喚起する。<br>◇野菜には種類ごとに育てる時期や育てやすい種類があることを知らせる。 | |
| まとめ | ○次時の活動について考える。 | ◇児童の願いを生かした活動にするため，次時の活動について知らせ，収穫した野菜は，みんなで『たたききゅうり』に調理し，命をむだなくいただくことを知らせる。 | ＊今日の献立写真 |

## 5．評　価

・自分でも野菜を育てられることに気づいている。（知識・技能）
・野菜を育てることに関心をもって話し合い，野菜を育てるイメージをふくらませようとしている。
　（主体的に学習に取り組む態度）
・栽培に必要な物を考えながら話し合っている。（思考・判断・表現）

## 6．献　立

| たたききゅうり | |
| --- | --- |
| 料理／食品名 | 1人分正味<br>重量(g) |
| きゅうり | 40 |
| 食塩 | 0.1 |
| こいくちしょうゆ | 0.3 |
| 上白糖 | 0.3 |
| ごま油 | 0.5 |
| 白いりごま | 1 |

1食当たりの
エネルギー・栄養素量

| エネルギー | 17 kcal |
| --- | --- |
| たんぱく質 | 0.6 g |
| 脂　　質 | 1.1 g |
| カルシウム | 23 mg |
| マグネシウム | 10 mg |
| 食塩相当量 | 0.1 g |

| 総合的な学習の時間<br>（第3学年） | 単元名：すがたをかえる大豆 |
|---|---|

**1．単元の目標**
- ・姿を変える身近な食べ物について興味をもつ。
- ・国語で学習した『すがたをかえる大豆』を振り返り，大豆はどのような調理の工夫で変身するのか考える。
- ・自分たちで育てた大豆が変身するまでを体験する意欲を高める。

**2．食育の視点**
　日本の食事に欠かせない身近な食べ物に興味・関心をもち，地域の伝統や気候風土と深く結びつき，先人によって培われてきた多様な食文化があることが分かる。（食文化）

**3．本時の目標**
　大豆から姿を変えた食べ物には，色々な調理の工夫で変わる身近な食べ物があることを知り，自分たちで育てた大豆の変身を体験したいとする意欲を高める。

**4．本時の展開**

| 過程 | ○主な学習活動 | ◇教師の主な働きかけ | ■評価　＊資料等 |
|---|---|---|---|
| 導入T1 | ○姿を変える身近な食べ物にはどのようなものがあるか考える。 | | |
| | 牛乳がヨーグルト，豚肉がベーコン，小麦粉がパンや麺，米が餅。 | | |
| | ○国語で学習した『すがたをかえる大豆』から総合学習で調べてまとめた，大豆が変化していく様子を自分の総合シートから発表してみよう。 | | ＊総合シート |
| 展開T2 | ○大豆のことに詳しい栄養教諭にもっと詳しく聞いてみよう。 | | ＊食品図 |
| | 納豆，豆腐，みそ，しょうゆ，油，豆乳，高野豆腐，油揚げ，厚揚げ，ゆば，きな粉，もやし | | |
| | ○姿を変えた大豆は，毎日の給食にどれだけ使われているのだろうか。<br>○大豆から変身した食べ物は，大豆がどのような調理の旅をすると，できあがるのかを知る。 | ◇今日の給食の献立から，姿を変えた大豆を説明する。<br>◇煮る旅…豆腐，ゆば<br>　煮て凍らせる旅…高野豆腐<br>　煮て揚げる旅…油揚げ，厚揚げ<br>　絞る旅…油，豆乳<br>　発酵させる旅…納豆，みそ，しょうゆ<br>　炒る旅…きな粉<br>　発芽の旅…もやし | ＊献立のカット図と食品図<br>＊食品図と加工の関係を矢印でつなぐ（ワークシート） |
| | 大豆は，こんなに沢山の旅をしながら，いろいろな食べ物に姿を変えていたんだ！ | | |
| | ○畑の枝豆が大豆になるところを観察し収穫したら，次は大豆の変身を見てみたい。 | ◇豆腐作りの前工程（浸す，砕く，絞る，煮る）をデモンストレーションし，調理への期待感を高める。 | ■姿を変えた大豆食品を知り，自ら豆腐作りに取り組もうとしている。<br>【主体的に学習に取り組む態度】 |
| まとめT1 | ○学習のまとめをする。<br>○次の学習内容を知る。 | ◇大豆は，沢山の旅をしながら姿を変えていたことが分かった。<br>◇豆腐作りの準備について説明する。 | |

※T1：担任，T2：栄養教諭

**5．教材とした学校給食の献立**

| み　そ　汁 | |
|---|---|
| 料理／食品名 | 1人分正味<br>重量(g) |
| 木綿豆腐 | 30 |
| 油揚げ | 15 |
| こまつな | 10 |
| 白みそ | 8 |
| ｛かつお節 | 2.5 |
| 昆布 | 1 |
| 水 | 150 |

1食当たりの<br>エネルギー・栄養素量

| エネルギー | 78 kcal |
|---|---|
| たんぱく質 | 6.0 g |
| 脂　　質 | 5.5 g |
| カルシウム | 87 mg |
| マグネシウム | 53 mg |
| 食塩相当量 | 1.0 g |

| 理科（第4学年） | 単元名：季節と生き物（夏と生き物） |
|---|---|

## 1. 単元の目標

　身近な動物や植物を育てたり探したりして，夏の植物の成長や動物の活動と季節に着目して，それらを関係づけて調べる活動を通して，夏の生き物の成長や活動と季節との関係についての理解や観察に関する技能を身につけ，身近な植物や動物について追求する中で，既習の内容や生活体験をもとに根拠のある予想や仮説を発想して表現できるようにする。

## 2. 食育の視点

　食べ物は季節や成長の度合いによって種類や名前が変わることを理解する。（食品を選択する能力）

## 3. 本時の目標

　つるれいし（ゴーヤ）の様子の変化を気温と関連づけながら調べ，植物の成長の変化を捉えることができるようにする。

## 4. 本時の展開

| 過程 | ○主な学習活動 | ◇教師の主な働きかけ | ■評価　＊資料等 |
|---|---|---|---|
| 導入 | ○課題を確認する。 | ◇前時に観察したつるれいしの成長と温度の記録を各自で確認させる。 | |
| | つるれいし（ゴーヤ）の様子や気温は，春の頃からどのように変わっているのだろうか。 | | |
| 展開 | ○つるれいしの成長の記録と気温の記録を並べて，春の頃からの変化をグループでまとめる。<br><br>○つるれいしが春の頃からどのように変わってきたのか話し合う。<br><br>　・春に比べて夏になると…？<br>　・葉の数が増えた<br>　・茎がどんどん伸びている<br>　・ゴーヤのような小さな実ができている | ◇つるれいしの高さと気温の上がり方をグラフで表し，グラフの変化の仕方を比べることで，成長と気温の変化の関係を捉えさせる。<br><br>◇つるれいしの実は，ゴーヤとして食べられる。沖縄県の人にとって，昔から薬としても大切にしてきた食べ物である。（栄養教諭） | ■つるれいしの成長と関連付けて気温のあがり方を予想し，表現している。【思考・判断・表現】＊献立（ゴーヤチャンプル）の写真 |
| まとめ | ○つるれいしの成長の様子をワークシートにまとめる。<br><br>○本時を振り返る。次時の学習について知る。 | ◇この後，つるれいしがどのように変わっていくのかを予想させる。 | ＊ワークシート<br>■つるれいしの成長と関連つけて気温のあがり方を予想し，表現している。【思考・判断・表現】 |

## 5. 献　立

| ゴーヤチャンプルー | |
|---|---|
| 料理／食品名 | 1人分正味重量(g) |
| 豚肉 | 20 |
| つるれいし（ゴーヤ） | 20 |
| にんじん | 10 |
| たまねぎ | 30 |
| もやし | 30 |
| ごま油 | 0.5 |
| 清酒 | 1 |
| オイスターソース | 2.5 |
| こいくちしょうゆ | 1.2 |
| 上白糖 | 0.5 |
| 食塩 | 0.4 |
| こしょう | 0.02 |

1食当たりの
エネルギー・栄養素量

| エネルギー | 72 kcal |
|---|---|
| たんぱく質 | 5.1 g |
| 脂　質 | 3.5 g |
| カルシウム | 1.6 mg |
| マグネシウム | 16 mg |
| 食塩相当量 | 1.9 g |

| 体育科〔保健領域〕 | 単元名：育ちゆく体とわたし |
|---|---|
| （第4学年） | 体をよりよく発育・発達させるための生活 |

**1．単元の目標**

　　体の発育・発達について，課題を見つけ，その解決を目指した活動を通して，体は年齢に伴って変化すること，体の発育・発達には個人差があること，思春期になると体に変化が起こり，異性への関心が芽生えること，体をよりよく発育・発達させるには適切な運動・食事・休養および睡眠が必要であることを理解できるようにする。

**2．食育の視点**

　　健康に過ごすことを意識して，いろいろな食べ物を好き嫌いせずに食べようとする。（心身の健康）

**3．本時の目標**

　　心身の健全な発育や健康の保持増進には，食事，休養・睡眠，運動について調和のとれた生活が必要であることを理解できるようにする。

**4．本時の展開**

| 過程 | ○主な学習活動 | ◇教師の主な働きかけ | ■評価　＊資料等 |
|---|---|---|---|
| 導入 | ○体の成長や健康のために大切なことは何かを考える。 | ◇班ごとにブレーンストーミングで意見を出させる。<br>◇出された意見を食事，運動，休養・睡眠の3つのグループに分けて黒板にはる。 | ＊短冊の紙 |
| 展開 | すくすく育つためには，どのようなことに気をつけたらよいのかを考えよう。 | | |
| 展開 | ○多くの種類の食品をとることができるような調和のとれた食事が必要であることを理解する。<br>○体がよりよく育つために，運動や休養・睡眠が大切なことを知る。 | ◇給食の写真を提示し，給食は成長に大切な栄養素がとれるようバランスよく考えられていることを伝える。（栄養教諭）<br>◇成長期に特に必要なカルシウム，ビタミン，たんぱく質の役割を説明し，それを多く含む食品を示す。（栄養教諭）<br>◇主食のみの朝食を例示して，栄養のバランスや量についても補足説明する。（栄養教諭）<br>◇運動と骨の関係がわかるように骨の断面写真を掲示し，適度な運動が大切なことを知らせる。<br>◇睡眠の大切さがわかるように，睡眠と成長の関係を成長ホルモンのグラフで説明する。（栄養教諭） | ＊今日の給食の写真<br>＊食品カード<br>＊骨の断面写真<br>＊骨の模型・成長ホルモン分泌グラフ<br>■体をよりよく発育・発達させるためには，適切な運動・食事・休養および睡眠が必要であることを理解している。【知識・技能】 |
| まとめ | ○自分の生活を振り返り，課題を見つけ，これからのめあてをもつ。 | ◇ワークシートを使って自分の生活の食事，運動，休養・睡眠のバランスを振りかえらせ，今日から実行しようと思うことを書かせる。 | ＊ワークシート<br>■体をよりよく発育・発達させるための自分の課題を見つけその解決に向けて考え，それを表現している。【思考・判断・表現】 |

**5．献　立**

| さけのクリームソースかけ | | こまつなのサラダ | |
|---|---|---|---|
| 料理／食品名 | 1人分正味重量(g) | 料理／食品名 | 1人分正味重量(g) |
| さけ | 40 | こまつな | 25 |
| オールスパイス | 0.01 | ひじき | 0.3 |
| たまねぎ／マッシュルーム | 15/8 | こいくちしょうゆ／きび砂糖 | 0.8/0.2 |
| ホールコーン | 5 | 緑豆はるさめ | 5 |
| パセリ | 0.5 | ハム | 7 |
| 薄力粉／バター | 3/3 | こいくちしょうゆ | 2.4 |
| 牛乳 | 30 | 穀物酢／上白糖 | 1.7/0.7 |
| 白ワイン／コンソメ | 0.5/0.2 | ごま油／とうがらし | 0.3/0.1 |
| 食塩／こしょう | 0.1/0.01 | | |

1食当たりの
エネルギー・栄養素量

| エネルギー | 157 kcal |
|---|---|
| たんぱく質 | 12.5 g |
| 脂　質 | 7.0 g |
| カルシウム | 93 mg |
| マグネシウム | 16 mg |
| 食塩相当量 | 1.0 g |

2．学　　校　　113

| 社会科（第5学年） | 単元名：未来を支える食料生産 |
| --- | --- |
| | これからの食料生産 |

## 1．単元の目標

・我が国の農業や水産業における食料生産の現状について，国民生活との関連を踏まえて理解するとともに，地図帳や地球儀，統計などの各種の基礎的資料を通して，情報を適切に調べまとめる技術を身に付けるようにする。
・我が国の食料生産が国民生活に果たす役割や食料生産に関わる人々の働きを多角的に考える力，食料生産に見られる課題を把握してその解決に向けて考える力，考えたことを説明したり，それらをもとに議論したりする力を養う。
・我が国の食料生産について，主体的に学習の問題を解決しようとする態度や，よりよい社会を考え学習したことを社会生活に生かそうとする態度を養うとともに，多角的な思考や理解を通して，我が国の産業の発展を願い我が国の将来を担う国民としての自覚を養う。

## 2．食育の視点

・正しい知識・情報に基づいて，食物の品質および安全性について自ら判断できる能力を身に付ける。（食品を選択する能力）

## 3．本時の目標

食料輸入の現状に着目して，これからの食料生産や輸入の進め方についての学習問題をつくり，追求の見通しをもつことができるようにする。

## 4．本時の展開

| 過程 | ○主な学習活動 | ◇教師の主な働きかけ | ■評価 ＊資料等 |
| --- | --- | --- | --- |
| 導入 | ○資料集の輸入コーナーの写真と食料の輸入先の地図を見る。 | ◇飛行機や船で運ばれることにも触れる。 | ＊資料集 |
| 展開 | 日本の食料生産について考えよう。 | | |
| 展開 | ○「主な国の食料自給率の変化」のグラフを見て考える。<br>○「日本の主な食料の自給率」のグラフを見て考える。<br>○小麦粉を主食にした今日の給食献立を取り上げてみる。<br>○学校給食の献立を例に，輸入している分を取り除くとどうなるのか考える。 | ◇日本と他の国の自給率を比較させる。<br>◇それぞれの食料の自給率を確認する。<br>◇小麦，大豆を原料とした食品にも触れる。<br>◇給食では，地域でとれるものも使っていることに気づかせる。<br>◇学校給食の献立で大切にしていることを知らせる。（栄養教諭）<br>　・一般的な食事の自給率と学校給食の比較<br>　・地産地消の取り組みの利点（安全・安心，環境，新鮮，生産者の顔がみえる等）と問題点（コスト，量の確保等） | ＊献立の写真 |
| 展開 | ○「日本の食料輸入額の変化」のグラフを見て考える。<br>○食料自給率が低いことの問題点について考える。（ワークシート）<br>○各グループで話し合い，考えを発表する。 | ◇多くの食料が輸入に頼っていることでどんなことが心配されるか気づかせる。<br>　・安全性，お金，他の国の人の食料のことなど。 | ■資料から読み取ったことをもとに，これからの食料の生産や輸入に関する学習問題をつくり，表現している。【思考・判断・表現】 |
| まとめ | ○今日の学習の感想を書く。 | ◇書けない児童には，グラフや友達の発表を参考にさせる。 | ■これからの食料の生産や輸入に関して予想を話し合い，それをもとに主体的に追求しようとしている。【主体的に学習に取り組む態度】 |

## 5．献　立

| 天ぷらうどん | | なたね油（揚用） | 3.5 | ｛削り節（むろあじ）／昆布 | 4/2 |
| --- | --- | --- | --- | --- | --- |
| 料理／食品名 | 1人分正味重量(g) | ゆでうどん | 220 | ｛水 | 240 |
| | | 根深ねぎ | 10 | 1食当たりのエネルギー・栄養素量 | |
| えび | 10 | ほうれんそう | 10 | エネルギー | 216 kcal |
| あさり／いか | 10/10 | 干ししいたけ | 1 | たんぱく質／脂質 | 11.4 g／4.9 g |
| にんじん／たまねぎ | 5/5 | こいくちしょうゆ | 10 | カルシウム | 115 mg |
| しゅんぎく | 1 | きび砂糖／清酒 | 1/1 | マグネシウム | 50 mg |
| 薄力粉／鶏卵 | 13/4 | 本みりん／穀物酢 | 2/0.15 | 食塩相当量 | 1.7 g |
| 水 | 4 | とうがらし | 0.01 | | |

| 家庭科（第6学年） | 題材名：献立を工夫して |
|---|---|
| | 1食分の献立を立てよう |

## 1．題材の目標
　　・1食分の献立を構成する要素が分かり，1食分の献立作成の方法について理解する。
　　・栄養バランスのよい1食分の献立について考え，課題解決する力を身につけている。

## 2．食育の視点
　　食品をバランスよく組み合わせて簡単な献立を立てることができる。（心身の健康）

## 3．本時の目標
　　栄養バランスを考え，ご飯とみそ汁を中心にした1食分の献立を考えることができる。

## 4．本時の展開

| 過程 | ○主な学習活動 | ◇教師の主な働きかけ | ■評価　＊資料等 |
|---|---|---|---|
| 導入 | ○学習計画表から本時のめあてを確認する。 | ◇家族に食べてもらうことを知らせ，献立作りに意欲をもたせる。 | |
| | ごはんとみそ汁を中心とした，栄養バランスの良い食事を考えよう。 | | |
| | ○五大栄養素を復習する。<br>・栄養バランスの良い献立とは，五大栄養素が入った献立<br>○献立の基礎を学習する。<br>・主食～ごはん<br>・主菜～肉や魚，卵，大豆などを多く使ったおかず<br>・副菜，汁物～野菜やきのこなどを多く使ったおかず | ◇教科書を使って，五大栄養素について確認する。<br><br>◇給食の献立を取り上げながら，主食，汁物，主菜，副菜の組み合わせで考えていくとバランスがとれやすいことを説明する。（栄養教諭） | ＊今日の給食の献立の絵<br>＊栄養素のカード |
| 展開 | ○主菜，副菜，みそ汁の具を決める。 | ◇ワークシートを利用し，主菜，副菜，みそ汁の具を決めさせる。<br>◇五色のシールを用意し，配膳図に貼りながら作業ができるようにする。 | ＊ワークシート<br>＊ヒントカード |
| まとめ | ○自分の立てた献立を確認し，見直す。<br>○次時の学習内容を知る。 | ◇立てた献立の栄養バランスを五色のシールで確認させる。<br>◇次時にいろどり，味付け，季節の食品などの観点から見直し，もっと良い献立にするための作業を行うことを伝える。 | ■献立を構成する要素が分かり，1食分の献立作成の方法について理解している。【知識・技能】<br>※ワークシート |

## 5．献立

| 料理／食品名 | 1人分正味重量(g) | 料理／食品名 | 1人分正味重量(g) |
|---|---|---|---|
| ご飯 | | なたね油 | 2.8 |
| 精白米 | 80 | かぼす | 5 |
| きのこ汁 | | こいくちしょうゆ／上白糖 | 3/4 |
| えのきたけ | 8 | 清酒／本みりん／水 | 1/1/3 |
| しめじ | 8 | いりごま(白) | 1 |
| だいこん | 30 | 磯香和え | |
| 油揚げ | 2 | こまつな | 20 |
| みそ／煮干し／水 | 10/0.6/150 | キャベツ | 30 |
| さばのかぼす風味 | | にんじん | 5 |
| さば | 40 | 焼きのり | 1 |
| 上新粉 | 4 | こいくちしょうゆ | 2.5 |

1食当たりの
エネルギー・栄養素量

| エネルギー | 476 kcal |
|---|---|
| たんぱく質 | 17.5 g |
| 脂　質 | 12.3 g |
| カルシウム | 95 mg |
| マグネシウム | 73 mg |
| 食塩相当量 | 2.2 g |

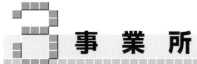

## 1）650 kcal の献立

| 料理名 | 食品名 | 1人分正味重量(g) |
|---|---|---|
| **スマートミール[しっかり]適合メニュー** | | |
| ご飯 | 精白米 | 90 |
| チキンピカタ | 若鶏もも肉(皮つき) | 60 |
| | 食塩 | 0.2 |
| | こしょう | 0.05 |
| | 薄力粉 | 1.5 |
| | 鶏卵 | 15 |
| | 調合油 | 2 |
| | あおのり | 0.3 |
| 付け合わせ | トマト | 20 |
| | キャベツ | 10 |
| | もやし | 40 |
| えび入りチャプチェ | しばえび | 20 |
| | たけのこ(水煮) | 20 |
| | たまねぎ | 30 |
| | にんじん | 10 |
| | きくらげ(乾) | 2 |
| | はるさめ | 10 |
| | ピーマン | 10 |
| | 食塩 | 0.4 |
| | こしょう | 0.05 |
| | 顆粒中華だし | 0.3 |
| | トウバンジャン | 2 |
| | コチジャン | 2 |
| | 調合油 | 2 |
| | ごま油 | 1 |
| アスパラガスのサラダ | アスパラガス | 20 |
| | 黄ピーマン | 5 |
| | きゅうり | 20 |
| | レタス | 10 |
| | フレンチドレッシング | 10 |
| こまつなのみそ汁 | 減塩みそ | 8 |
| | 顆粒和風だし/水 | 0.5/150 |
| | こまつな | 20 |
| | 麩 | 1 |

E…651 kcal　PFC…16:28:56

食塩 3.4g/食繊 6g　Fe 3.9mg　VB₁ 0.27mg
Ca 110mg　VA 213μg　VB₂ 0.32mg
Mg 82mg　　　　　　VC 42mg

| 料理名 | 食品名 | 1人分正味重量(g) |
|---|---|---|
| **スマートミール[ちゃんと]適合メニュー** | | |
| ご飯 | 精白米 | 80 |
| えび玉甘酢あんかけ | 鶏卵 | 75 |
| | 根深ねぎ | 10 |
| | しばえび | 20 |
| | たけのこ(水煮) | 30 |
| | 干ししいたけ | 1 |
| | 清酒 | 3 |
| | 食塩 | 0.2 |
| | 調合油 | 5 |
| | 顆粒中華だし | 0.3 |
| | こいくちしょうゆ | 3 |
| | 穀物酢 | 5 |
| | 清酒 | 3 |
| | かたくり粉 | 2 |
| | グリンピース(冷凍) | 3 |
| カラフルピーマン炒め | ピーマン | 20 |
| | 赤ピーマン | 20 |
| | 黄ピーマン | 20 |
| | もやし | 30 |
| | 豚もも肉(脂身つき) | 15 |
| | たまねぎ | 30 |
| | 調合油 | 5 |
| | 食塩 | 0.5 |
| | こしょう | 0.05 |
| レタスのしょうが和え | レタス | 30 |
| | きゅうり | 20 |
| | こいくちしょうゆ | 3 |
| | 本みりん | 2 |
| | 上白糖 | 1 |
| | しょうが | 5 |
| にらとえのきのスープ | にら | 10 |
| | えのきたけ | 10 |
| | 顆粒中華だし/水 | 0.5/150 |
| | 食塩 | 0.2 |
| | こしょう | 0.05 |

E…589 kcal　PFC…17:31:52

食塩 2.6g/食繊 5g　Fe 3.1mg　VB₁ 0.38mg
Ca 93mg　VA 229μg　VB₂ 0.49mg
Mg 66mg　VD 3.1μg　VC 93mg

| 料理名 | 食品名 | 1人分正味重量(g) |
|---|---|---|
| **650 kcal　1** | | |
| ご飯 | 精白米 | 90 |
| 豚肉の野菜巻きフライ | 豚もも肉 | 40 |
| | 食塩 | 0.3 |
| | こしょう | 0.05 |
| | アスパラガス | 35 |
| | にんじん | 15 |
| | 薄力粉 | 3 |
| | 鶏卵 | 5 |
| | パン粉(乾) | 8 |
| | 調合油 | 8 |
| 付け合わせ | キャベツ | 20 |
| つみれと根菜煮 | つみれ | 30 |
| | にんじん | 15 |
| | れんこん | 30 |
| | ごぼう | 20 |
| | 顆粒和風だし/水 | 0.2/80 |
| | めんつゆ(ストレート) | 5 |
| | 上白糖 | 2 |
| チンゲンサイのレモン和え | チンゲンサイ | 50 |
| | えのきたけ | 10 |
| | レモン果汁 | 5 |
| | こいくちしょうゆ | 1 |
| | かつお節 | 0.5 |
| もやしのみそ汁 | 減塩みそ | 8 |
| | 顆粒和風だし/水 | 0.5/150 |
| | もやし | 20 |
| | 油揚げ | 5 |

E…638 kcal　PFC…16:25:59

食塩 2.4g/食繊 6g　Fe 3.3mg　VB₁ 0.64mg
Ca 143mg　VA 316μg　VB₂ 0.35mg
Mg 91mg　VD 1.9μg　VC 47mg

## 650 kcal 2

| 料理名 | 食品名 | 1人分<br>正味重量<br>(g) |
|---|---|---|
| ご飯 | 精白米 | 90 |
| 牛肉となす<br>のみそ炒め | 牛もも肉(脂身つき) | 50 |
| | 食塩 | 0.1 |
| | こしょう | 0.05 |
| | たまねぎ | 30 |
| | なす | 40 |
| | 調合油 | 4 |
| | にんじん | 10 |
| | ピーマン | 10 |
| | 調合油 | 4 |
| | しょうが | 4 |
| | 減塩みそ | 8 |
| | 上白糖 | 5 |
| | 清酒 | 5 |
| じゃがいも<br>の甘辛煮 | じゃがいも | 50 |
| | スナップえんどう | 10 |
| | ボンレスハム | 10 |
| | 顆粒和風だし/水 | 0.3/60 |
| | こいくちしょうゆ | 3 |
| | 本みりん | 2 |
| | 上白糖 | 2 |
| ほうれんそ<br>うのナムル | ほうれんそう(冷凍) | 50 |
| | こいくちしょうゆ | 3 |
| | 本みりん | 2 |
| | 上白糖 | 1 |
| | ごま油 | 2 |
| | いりごま | 0.5 |
| とろろ昆布<br>汁 | 削り昆布 | 1 |
| | 根深ねぎ | 10 |
| | 顆粒和風だし/水 | 0.5/150 |
| | 食塩 | 0.3 |
| | こいくちしょうゆ | 1 |

| E…628kcal | PFC…14:24:62 | |
|---|---|---|
| 食塩 3.1g/食繊 10g | Fe 3.5mg | VB₁ 0.36mg |
| Ca 102mg | VA 303μg | VB₂ 0.29mg |
| Mg 102mg | VD 0.2μg | VC 47mg |

## 650 kcal 3

| 料理名 | 食品名 | 1人分<br>正味重量<br>(g) |
|---|---|---|
| ご飯 | 精白米 | 90 |
| 豆腐ステー<br>キ<br>イタリアン<br>ソース | 木綿豆腐 | 150 |
| | 食塩 | 0.3 |
| | こしょう | 0.05 |
| | 薄力粉 | 8 |
| | 調合油 | 3 |
| | たまねぎ | 20 |
| | しめじ | 10 |
| | えのきたけ | 7 |
| | しいたけ(生) | 3 |
| | 調合油 | 2 |
| | トマト(ホール)缶詰 | 30 |
| | トマトケチャップ | 10 |
| | 固形ブイヨン | 0.5 |
| | 食塩 | 0.3 |
| | こしょう | 0.02 |
| 付け合わせ | いんげん | 20 |
| | カリフラワー | 20 |
| かぼちゃの<br>甘煮 | かぼちゃ | 60 |
| | 顆粒和風だし/水 | 0.3/60 |
| | 上白糖 | 4 |
| | こいくちしょうゆ | 1.5 |
| レタスとコー<br>ンのサラ<br>ダ | レタス | 30 |
| | コーン(冷凍) | 10 |
| | フレンチドレッシング | 8 |
| ほうれんそ<br>うのスープ | ほうれんそう(冷凍) | 10 |
| | マッシュルーム(缶詰) | 10 |
| | 固形ブイヨン/水 | 0.5/150 |
| | 食塩 | 0.2 |
| | こしょう | 0.05 |

| E…640kcal | PFC…13:23:64 | |
|---|---|---|
| 食塩 2.5g/食繊 9g | Fe 4.3mg | VB₁ 0.38mg |
| Ca 196mg | VA 277μg | VB₂ 0.27mg |
| Mg 150mg | VD 0.2μg | VC 40mg |

## 650 kcal 4

| 料理名 | 食品名 | 1人分<br>正味重量<br>(g) |
|---|---|---|
| ご飯 | 精白米 | 90 |
| さけのちゃ<br>んちゃん焼<br>き | しろさけ | 60 |
| | 食塩 | 0.2 |
| | こしょう | 0.05 |
| | 減塩みそ | 4 |
| | 上白糖 | 3 |
| | しょうが | 1 |
| | キャベツ | 40 |
| | たまねぎ | 20 |
| | にんじん | 5 |
| | マーガリン | 2.5 |
| | 調合油 | 2.5 |
| 牛肉だいこ<br>ん煮 | 牛かたロース肉 | 30 |
| | だいこん | 40 |
| | にんじん | 15 |
| | こいくちしょうゆ | 4 |
| | 食塩 | 0.2 |
| | 上白糖 | 4 |
| | みりん風調味料 | 2 |
| | 顆粒和風だし/水 | 0.3/60 |
| | さやいんげん | 5 |
| ほうれんそ<br>うのごま和<br>え | ほうれんそう(冷凍) | 50 |
| | にんじん | 5 |
| | いりごま | 1 |
| | こいくちしょうゆ | 3 |
| | 上白糖 | 2 |
| 豆腐とねぎ<br>のすまし汁 | 顆粒和風だし/水 | 0.5/150 |
| | うすくちしょうゆ | 1 |
| | 食塩 | 0.3 |
| | 絹ごし豆腐 | 20 |
| | 根深ねぎ | 3 |

| E…604kcal | PFC…19:22:59 | |
|---|---|---|
| 食塩 3.0g/食繊 5g | Fe 2.9mg | VB₁ 0.30mg |
| Ca 137mg | VA 407μg | VB₂ 0.34mg |
| Mg 106mg | VD 19.6μg | VC 35mg |

## 650 kcal　5

| 料理名 | 食品名 | 1人分正味重量(g) |
|---|---|---|
| ご飯 | 精白米 | 90 |
| ささみ大葉めんたいこ揚げ | 若鶏ささみ | 60 |
| | 食塩 | 0.1 |
| | こしょう | 0.05 |
| | しそ | 3 |
| | からしめんたいこ | 5 |
| | 薄力粉 | 6 |
| | 鶏卵 | 2 |
| | 調合油 | 6 |
| 付け合わせ | きゅうり | 15 |
| | だいこん | 30 |
| 魚肉ソーセージ入り豆腐チャンプルー | 魚肉ソーセージ | 20 |
| | 木綿豆腐 | 30 |
| | たまねぎ | 40 |
| | にら | 10 |
| | 鶏卵 | 15 |
| | かつお節 | 0.5 |
| | 食塩 | 0.2 |
| | こしょう | 0.05 |
| | こいくちしょうゆ | 2 |
| | 顆粒和風だし | 0.2 |
| | 調合油 | 3 |
| なのはなのおひたし | なばな | 40 |
| | かつお節 | 0.5 |
| | こいくちしょうゆ | 3 |
| もやしとじゃがいものみそ汁 | 減塩みそ | 8 |
| | 顆粒和風だし/水 | 0.5/150 |
| | もやし | 20 |
| | じゃがいも | 20 |

E…625 kcal　PFC…21:23:56

| 食塩3.0g/食繊7g | Fe 2.9mg | VB₁ 0.33mg |
|---|---|---|
| Ca 144mg | VA 192μg | VB₂ 0.42mg |
| Mg 99mg | VD 0.9μg | VC 46mg |

## 650 kcal　6

| 料理名 | 食品名 | 1人分正味重量(g) |
|---|---|---|
| 白麻婆豆腐丼 | 精白米 | 100 |
| | 豚ひき肉 | 30 |
| | 黄ピーマン | 10 |
| | きくらげ | 1 |
| | とうがらし(乾) | 0.5 |
| | しょうが | 2 |
| | にんにく | 2 |
| | 調合油 | 1 |
| | 塩だれ | 11.5 |
| | トマト | 30 |
| | ブロッコリー(冷凍) | 15 |
| | 木綿豆腐 | 90 |
| | かたくり粉 | 3 |
| | ラー油 | 3 |
| | ごま油 | 1 |
| 棒々鶏サラダ | 若鶏むね肉(皮つき) | 30 |
| | 清酒 | 3 |
| | おろししょうが | 2 |
| | もやし | 30 |
| | レタス | 10 |
| | ごまドレッシング | 10 |
| 中華スープ | こまつな | 20 |
| | 根深ねぎ | 5 |
| | 顆粒中華だし/水 | 0.5/150 |
| | 食塩 | 0.2 |
| | こしょう | 0.05 |
| 果物 | グレープフルーツ | 50 |

E…677 kcal　PFC…16:29:55

| 食塩2.9g/食繊5g | Fe 4.0mg | VB₁ 0.51mg |
|---|---|---|
| Ca 167mg | VA 113μg | VB₂ 0.28mg |
| Mg 116mg | VD 1.0μg | VC 59mg |

## 650 kcal　7

| 料理名 | 食品名 | 1人分正味重量(g) |
|---|---|---|
| ご飯 | 精白米 | 90 |
| たらの香味ソースがけ | まだら | 60 |
| | 食塩 | 0.2 |
| | こしょう | 0.05 |
| | 薄力粉 | 3 |
| | 調合油 | 3 |
| | たまねぎ | 2 |
| | キャベツ | 15 |
| | 赤ピーマン | 10 |
| | 食塩 | 0.3 |
| | フレンチドレッシング | 15 |
| 付け合わせ | いんげん(冷凍) | 20 |
| | ミニトマト | 26 |
| 五色野菜のきんぴら | だいこん | 10 |
| | ごぼう | 5 |
| | たけのこ(水煮) | 20 |
| | きぬさや | 3 |
| | にんじん | 5 |
| | 調合油 | 3 |
| | 顆粒和風だし | 0.3 |
| | こいくちしょうゆ | 3 |
| | 清酒 | 3 |
| | 上白糖 | 1 |
| | 本みりん | 2 |
| | いりごま | 1 |
| | 粉とうがらし | 0.1 |
| 豆・豆サラダ | きゅうり | 10 |
| | ひよこまめ(ゆで) | 10 |
| | えだまめ(冷凍) | 10 |
| | だいず(ゆで) | 10 |
| | レタス | 8 |
| | ごまドレッシング | 10 |
| かき玉汁 | 鶏卵 | 10 |
| | にら | 5 |
| | 顆粒和風だし/水 | 0.5/150 |
| | こいくちしょうゆ | 1 |
| | 食塩 | 0.3 |
| | かたくり粉 | 1 |

E…625 kcal　PFC…16:28:56

| 食塩3.3g/食繊6g | Fe 2.5mg | VB₁ 0.28mg |
|---|---|---|
| Ca 111mg | VA 124μg | VB₂ 0.24mg |
| Mg 89mg | VD 1.0μg | VC 41mg |

| 650 kcal 8 | | |
|---|---|---|
| 料理名 | 食品名 | 1人分正味重量(g) |
| ご飯 | 精白米 | 90 |
| はんぺんチーズハムサンドフライ | はんぺん | 30 |
| | プロセスチーズ | 8 |
| | ボンレスハム | 10 |
| | 薄力粉 | 5 |
| | 鶏卵 | 5 |
| | パン粉(乾) | 15 |
| | 調合油 | 4 |
| 付け合わせ | トマト | 20 |
| | キャベツ | 10 |
| 鶏と花野菜のしょうが炒め | 若鶏むね肉(皮つき) | 30 |
| | ブロッコリー | 25 |
| | カリフラワー | 25 |
| | にんじん | 10 |
| | たまねぎ | 30 |
| | 調合油 | 2 |
| | ごま油 | 1 |
| | おろししょうが | 5 |
| | 顆粒中華だし | 0.3 |
| | 食塩 | 0.2 |
| | こしょう | 0.05 |
| 刻み昆布の煮物 | 刻み昆布 | 3 |
| | さつま揚げ | 40 |
| | にんじん | 20 |
| | 顆粒和風だし/水 | 0.2/60 |
| | めんつゆ(ストレート) | 4 |
| だいこんとたまねぎのみそ汁 | 減塩みそ | 8 |
| | 顆粒和風だし/水 | 0.5/150 |
| | だいこん | 20 |
| | たまねぎ | 20 |

E…682kcal PFC…18:21:61
食塩 4.0g/食繊 7g　Fe 2.8mg　VB₁ 0.34mg
Ca 171mg　VA 271μg　VB₂ 0.27mg
Mg 98mg　VD 0.7μg　VC 53mg

| 650 kcal 9 | | |
|---|---|---|
| 料理名 | 食品名 | 1人分正味重量(g) |
| ご飯 | 精白米 | 90 |
| 豚肉とたまねぎのカレー | 豚もも肉 | 60 |
| | 食塩 | 0.3 |
| | たまねぎ | 45 |
| | 調合油 | 2 |
| | カレー粉 | 2.5 |
| | トマトケチャップ | 7.5 |
| | ウスターソース | 7.5 |
| 付け合わせ | サニーレタス | 5 |
| | キャベツ | 30 |
| | トマト | 10 |
| ごぼうのカリカリ揚げ | ごぼう | 30 |
| | 天ぷら粉 | 3 |
| | 水 | 6 |
| | 調合油 | 5 |
| | 本みりん | 4 |
| | 上白糖 | 3 |
| | こいくちしょうゆ | 4 |
| | いりごま | 0.5 |
| グリーンサラダ | いんげん | 15 |
| | きゅうり | 20 |
| | ブロッコリー | 30 |
| | レタス | 10 |
| | 和風ドレッシング | 10 |
| 野菜汁 | れんこん | 10 |
| | にんじん | 5 |
| | 根深ねぎ | 5 |
| | 顆粒和風だし/水 | 0.5/150 |
| | 食塩 | 0.3 |
| | こいくちしょうゆ | 1 |
| | かたくり粉 | 1 |

E…627kcal PFC…15:23:62
食塩 2.6g/食繊 7g　Fe 3.3mg　VB₁ 0.75mg
Ca 110mg　VA 92μg　VB₂ 0.29mg
Mg 92mg　VD 0.1μg　VC 46mg

| 650 kcal 10 | | |
|---|---|---|
| 料理名 | 食品名 | 1人分正味重量(g) |
| ご飯 | 精白米 | 90 |
| 天ぷら盛り合わせ | ブラックタイガー | 20 |
| | まいたけ | 15 |
| | なす | 20 |
| | れんこん | 20 |
| | しそ | 1 |
| | 薄力粉 | 6 |
| | 天ぷら粉 | 15 |
| | 水 | 25 |
| | 調合油 | 10 |
| | 食塩 | 0.3 |
| | 抹茶 | 0.2 |
| さといもとこんにゃくの煮物 | さといも(冷凍) | 50 |
| | こんにゃく | 20 |
| | にんじん | 20 |
| | 干ししいたけ | 1 |
| | 顆粒和風だし/水 | 0.3/80 |
| | 上白糖 | 3 |
| | こいくちしょうゆ | 4 |
| | 清酒 | 4 |
| | きぬさや | 3 |
| キャベツと油揚げのおひたし | キャベツ | 50 |
| | 油揚げ | 5 |
| | めんつゆ(ストレート) | 3 |
| | 顆粒和風だし | 0.5 |
| | かつお節 | 0.3 |
| ほうれんそうと豆腐のみそ汁 | 減塩みそ | 8 |
| | 顆粒和風だし/水 | 0.5/150 |
| | ほうれんそう(冷凍) | 20 |
| | 木綿豆腐 | 20 |

E…637kcal PFC…12:21:67
食塩 2.6g/食繊 7g　Fe 2.7mg　VB₁ 0.28mg
Ca 159mg　VA 245μg　VB₂ 0.33mg
Mg 100mg　VD 0.9μg　VC 40mg

Ⅲ

事業所

# 2）850 kcal の献立

| 料理名 | 食品名 | 1人分正味重量 (g) |
|---|---|---|
| ご飯 | 精白米 | 100 |
| チキンソテー粒マスタードソース | 若鶏もも肉(皮つき) | 120 |
| | 食塩 | 0.2 |
| | こしょう | 0.05 |
| | 薄力粉 | 8 |
| | 調合油 | 5 |
| | キャベツ | 30 |
| | にんじん | 5 |
| | たまねぎ | 20 |
| | 食塩 | 0.1 |
| | こしょう | 0.02 |
| | オリーブ油 | 0.5 |
| 付け合わせ | スパゲッティ(乾) | 20 |
| | オリーブ油 | 0.5 |
| | 食塩 | 0.1 |
| | こしょう | 0.05 |
| | トマトケチャップ | 5 |
| | ブロッコリー | 20 |
| | マッシュルーム(水煮缶詰) | 10 |
| | 有塩バター | 1 |
| | 赤ワイン | 5 |
| | トマトケチャップ | 2 |
| | ハヤシルウ | 3 |
| | 固形ブイヨン | 0.2 |
| | 食塩 | 0.1 |
| | こしょう | 0.05 |
| | 上白糖 | 0.5 |
| | 粒マスタード | 1 |
| いんげんのピーナッツ和え | いんげん(冷凍) | 40 |
| | えのきたけ | 10 |
| | ピーナッツバター | 5 |
| | こいくちしょうゆ | 1 |
| | 上白糖 | 1 |
| コンソメスープ | たまねぎ | 20 |
| | ミックスベジタブル | 10 |
| | 固形ブイヨン/水 | 0.5/150 |
| | 食塩 | 0.2 |
| | こしょう | 0.05 |

**850 kcal 1**

E…844kcal PFC…16:31:53

食塩2.1g/食繊7g　Fe 3.0mg　VB₁ 0.37mg
Ca 78mg　VA 160μg　VB₂ 0.35mg
Mg 98mg　VD 0.6μg　VC 34mg

| 料理名 | 食品名 | 1人分正味重量 (g) |
|---|---|---|
| ご飯 | 精白米 | 100 |
| あじのから揚げ野菜あんかけ | あじ | 100 |
| | 薄力粉 | 10 |
| | 鶏卵 | 14 |
| | 調合油 | 13 |
| | 赤ピーマン | 10 |
| | たまねぎ | 20 |
| | たけのこ(水煮) | 20 |
| | はくさい | 40 |
| | 調合油 | 3 |
| | にんにく | 1 |
| | しょうが | 1 |
| | 顆粒中華だし/水 | 0.3/120 |
| | 食塩 | 0.3 |
| | こしょう | 0.05 |
| | 清酒 | 5 |
| | かたくり粉 | 3 |
| | ごま油 | 1 |
| | きぬさや | 5 |
| 飛龍頭と野菜の炊き合わせ | がんもどき | 20 |
| | じゃがいも | 40 |
| | ごぼう | 20 |
| | だいこん | 30 |
| | いんげん | 10 |
| | 干ししいたけ | 1 |
| | にんじん | 15 |
| | 顆粒和風だし/水 | 0.5/80 |
| | こいくちしょうゆ | 3 |
| | みりん風調味料 | 2 |
| | 清酒 | 3 |
| | 上白糖 | 1 |
| こまつなのみそ汁 | 淡色辛みそ | 10 |
| | 顆粒和風だし/水 | 0.5/150 |
| | 油揚げ | 3 |
| | こまつな(冷凍) | 20 |

**850 kcal 2**

E…840kcal PFC…18:32:50

食塩2.9g/食繊10g　Fe 4.2mg　VB₁ 0.36mg
Ca 240mg　VA 211μg　VB₂ 0.34mg
Mg 132mg　VD 9.6μg　VC 50mg

| 料理名 | 食品名 | 1人分正味重量 (g) |
|---|---|---|
| 牛肉ガーリックピラフ | 精白米 | 120 |
| | 牛もも肉 | 70 |
| | こいくちしょうゆ | 9 |
| | 清酒 | 9 |
| | 本みりん | 3 |
| | にんにく | 4 |
| | しょうが | 3 |
| | たまねぎ | 50 |
| | 調合油 | 3 |
| | 鶏卵 | 50 |
| | 調合油 | 2 |
| | たまねぎ | 50 |
| | 赤ピーマン | 5 |
| | 黄ピーマン | 5 |
| | にんにく | 5 |
| | 調合油 | 3 |
| | マーガリン | 2 |
| | 食塩 | 0.5 |
| | こしょう | 0.05 |
| | 固形ブイヨン | 0.2 |
| | こいくちしょうゆ | 0.5 |
| | いりごま | 1 |
| | わけぎ | 2 |
| 和風マカロニサラダ | マカロニ(乾) | 20 |
| | キャベツ | 10 |
| | にんじん | 5 |
| | レタス | 10 |
| | トマト | 10 |
| | 和風ドレッシング | 10 |
| コンソメスープ | たまねぎ | 20 |
| | コーン(冷凍) | 10 |
| | 固形ブイヨン/水 | 0.5/150 |
| | 食塩 | 0.2 |
| | こしょう | 0.05 |

**850 kcal 3**

E…862kcal PFC…16:26:58

食塩3.0g/食繊5g　Fe 4.6mg　VB₁ 0.33mg
Ca 85mg　VA 165μg　VB₂ 0.42mg
Mg 91mg　VD 2.3μg　VC 34mg

| 850 kcal 4 | | 1人分<br>正味重量<br>(g) |
|---|---|---|
| 料理名 | 食品名 | |
| ご飯 | 精白米 | 100 |
| 豚肉のごま<br>だれかけ | 豚ロース肉 | 120 |
| | たまねぎ | 20 |
| | ぽん酢しょうゆ | 35 |
| | すりごま | 2 |
| | 根深ねぎ | 15 |
| | キャベツ | 40 |
| | もやし | 40 |
| | にんじん | 7 |
| | きゅうり | 7 |
| | みずな | 7 |
| さつまいも<br>のきんぴら | さつまいも | 50 |
| | にんじん | 10 |
| | 調合油 | 3 |
| | こいくちしょうゆ | 2 |
| | 上白糖 | 2 |
| | みりん風調味料 | 3 |
| はくさいの<br>みそ汁 | 淡色辛みそ | 10 |
| | 顆粒和風だし/水 | 0.5/150 |
| | はくさい | 20 |
| | わかめ(乾) | 0.5 |

| E…833kcal | PFC…17:31:52 | |
|---|---|---|
| 食塩 4.0g/食繊 6g | Fe 3.0mg | VB₁ 1.06mg |
| Ca 138mg | VA 146μg | VB₂ 0.33mg |
| Mg 115mg | VD 0.1μg | VC 53mg |

| 850 kcal 5 | | 1人分<br>正味重量<br>(g) |
|---|---|---|
| 料理名 | 食品名 | |
| ご飯 | 精白米 | 100 |
| いわしの梅<br>みそ揚げ | まいわし | 120 |
| | 清酒 | 6 |
| | 練りうめ | 10 |
| | 淡色辛みそ | 2 |
| | 上白糖 | 1 |
| | 本みりん | 1 |
| | いりごま | 6 |
| | 調合油 | 12 |
| 付け合わせ | キャベツ | 30 |
| | レモン | 5 |
| 五目煮 | 若鶏もも肉(皮つき) | 25 |
| | さといも(冷凍) | 20 |
| | れんこん | 10 |
| | にんじん | 10 |
| | 顆粒和風だし/水 | 0.3/60 |
| | 上白糖 | 2 |
| | 本みりん | 3 |
| | 清酒 | 3 |
| | こいくちしょうゆ | 3 |
| かまぼこと<br>ねぎのすま<br>し汁 | 顆粒和風だし/水 | 0.5/150 |
| | こいくちしょうゆ | 1 |
| | 食塩 | 0.2 |
| | かに風味かまぼこ | 10 |
| | 根深ねぎ | 3 |

| E…820kcal | PFC…18:34:48 | |
|---|---|---|
| 食塩 2.7g/食繊 3g | Fe 5.2mg | VB₁ 0.23mg |
| Ca 211mg | VA 92μg | VB₂ 0.58mg |
| Mg 105mg | VD 38.6μg | VC 25mg |

| 850 kcal 6 | | 1人分<br>正味重量<br>(g) |
|---|---|---|
| 料理名 | 食品名 | |
| ご飯 | 精白米 | 100 |
| 鶏の中華炒<br>め | 若鶏もも肉(皮つき) | 70 |
| | こいくちしょうゆ | 2 |
| | 清酒 | 3 |
| | おろししょうが | 0.5 |
| | おろしにんにく | 0.5 |
| | かたくり粉 | 8 |
| | 調合油 | 8 |
| | 赤ピーマン | 10 |
| | たけのこ(水煮) | 20 |
| | たまねぎ | 30 |
| | はくさい | 50 |
| | きくらげ(乾) | 1 |
| | なると | 10 |
| | 調合油 | 2 |
| | にんにく | 2 |
| | しょうが | 2 |
| | 食塩 | 0.3 |
| | 顆粒中華だし | 1 |
| | 清酒 | 10 |
| | オイスターソース | 2 |
| | かたくり粉 | 4 |
| | ごま油 | 1 |
| | きぬさや | 3 |
| ごぼうとツ<br>ナの炒め煮 | ごぼう | 40 |
| | まぐろ(油漬け)缶詰 | 20 |
| | にんじん | 5 |
| | 調合油 | 2 |
| | めんつゆ(ストレート) | 4 |
| | 清酒 | 3 |
| | 上白糖 | 0.5 |
| | ごま油 | 1 |
| 中華スープ | トマト | 20 |
| | 鶏卵 | 10 |
| | 顆粒中華だし/水 | 0.5/150 |
| | 食塩 | 0.2 |
| | こしょう | 0.05 |
| | ごま油 | 1 |

| E…811kcal | PFC…13:35:52 | |
|---|---|---|
| 食塩 2.5g/食繊 6g | Fe 2.8mg | VB₁ 0.24mg |
| Ca 77mg | VA 108μg | VB₂ 0.26mg |
| Mg 87mg | VD 1.9μg | VC 37mg |

III

事業所

| 850 kcal 7 | | 1人分正味重量(g) |
|---|---|---|
| 料理名 | 食品名 | |
| ご飯 | 精白米 | 100 |
| サーモングリルカレーソース | しろさけ | 100 |
| | 食塩 | 0.3 |
| | こしょう | 0.05 |
| | 薄力粉 | 10 |
| | カレー粉 | 1 |
| | 調合油 | 3 |
| 付け合わせ | マカロニ(乾) | 15 |
| | 食塩 | 0.1 |
| | こしょう | 0.05 |
| | 調合油 | 2 |
| | カリフラワー | 40 |
| | ブロッコリー | 40 |
| | にんじん | 20 |
| | 食塩 | 0.2 |
| | こしょう | 0.02 |
| | マヨネーズ | 20 |
| | カレー粉 | 0.1 |
| | 白ワイン | 2 |
| 鶏とたけのこの中華きんぴら | 若鶏むね肉(皮つき) | 15 |
| | たけのこ(水煮) | 35 |
| | にんじん | 10 |
| | 調合油 | 2 |
| | 上白糖 | 2 |
| | 顆粒和風だし | 0.1 |
| | こいくちしょうゆ | 5 |
| | ごま油 | 1 |
| | とうがらし(乾) | 0.1 |
| コンソメスープ | たまねぎ | 10 |
| | コーン(冷凍) | 5 |
| | 固形コンソメ/水 | 0.5/150 |
| | 食塩 | 0.2 |
| | こしょう | 0.05 |

E…844kcal　PFC…19:32:49

| | | |
|---|---|---|
| 食塩2.4g/食繊7g | Fe 3.0mg | VB₁ 0.37mg |
| Ca 76mg | VA 256μg | VB₂ 0.37mg |
| Mg 90mg | VD 32.1μg | VC 47mg |

| 850 kcal 8 | | 1人分正味重量(g) |
|---|---|---|
| 料理名 | 食品名 | |
| ご飯 | 精白米 | 100 |
| 揚げ豚肉のサラダ仕立て | 豚かたロース肉 | 100 |
| | 食塩 | 0.2 |
| | こしょう | 0.05 |
| | しょうが | 2 |
| | かたくり粉 | 2 |
| | 調合油 | 10 |
| | にんじん | 10 |
| | レタス | 20 |
| | きゅうり | 10 |
| | サニーレタス | 5 |
| | たまねぎ | 20 |
| | 葉ねぎ | 2 |
| | 和風ドレッシング | 10 |
| 切干しだいこんの煮物 | 切干しだいこん | 8 |
| | 油揚げ | 8 |
| | にんじん | 10 |
| | 干ししいたけ | 0.5 |
| | こいくちしょうゆ | 4 |
| | 上白糖 | 3 |
| | 調合油 | 1 |
| | 顆粒和風だし | 0.3 |
| | 清酒 | 1 |
| もやしとねぎのみそ汁 | 淡色辛みそ | 10 |
| | 顆粒和風だし/水 | 0.5/150 |
| | もやし | 10 |
| | 根深ねぎ | 3 |

E…812kcal　PFC…14:32:54

| | | |
|---|---|---|
| 食塩2.9g/食繊5g | Fe 2.8mg | VB₁ 0.80mg |
| Ca 109mg | VA 162μg | VB₂ 0.34mg |
| Mg 88mg | VD 0.4μg | VC 12mg |

| 850 kcal 9 | | 1人分正味重量(g) |
|---|---|---|
| 料理名 | 食品名 | |
| いかチリ丼 | 精白米 | 120 |
| | やりいか | 60 |
| | 薄力粉 | 10 |
| | 調合油 | 6 |
| | なす | 40 |
| | 調合油 | 4 |
| | 根深ねぎ | 20 |
| | 調合油 | 3 |
| | トウバンジャン | 1 |
| | にんにく | 1 |
| | しょうが | 1 |
| | トマトケチャップ | 20 |
| | 顆粒中華だし | 0.8 |
| | 上白糖 | 10 |
| | こいくちしょうゆ | 5 |
| | かたくり粉 | 2 |
| | ごま油 | 1 |
| | にら | 10 |
| だいこんの照煮 | だいこん | 60 |
| | 若鶏もも肉(皮つき) | 20 |
| | にんじん | 10 |
| | 調合油 | 2 |
| | めんつゆ(ストレート) | 4 |
| | 顆粒和風だし/水 | 0.5/80 |
| | 上白糖 | 0.8 |
| | 清酒 | 4 |
| | きぬさや | 3 |
| 中華スープ | 鶏卵 | 10 |
| | こねぎ | 2 |
| | 顆粒中華だし/水 | 0.5/150 |
| | 食塩 | 0.2 |
| | こしょう | 0.05 |
| | ごま油 | 1 |
| | かたくり粉 | 1 |

E…815kcal　PFC…12:25:63

| | | |
|---|---|---|
| 食塩3.0g/食繊4g | Fe 2.0mg | VB₁ 0.24mg |
| Ca 66mg | VA 151μg | VB₂ 0.20mg |
| Mg 87mg | VD 0.5μg | VC 19mg |

| 850 kcal 10 | | |
|---|---|---|
| 料理名 | 食品名 | 1人分<br>正味重量<br>(g) |
| ご飯 | 精白米 | 100 |
| 牛肉の香り<br>炒め | 牛かたロース肉 | 80 |
| | たまねぎ | 40 |
| | 調合油 | 5 |
| | めんつゆ(ストレート) | 15 |
| | にんにく | 0.5 |
| | 清酒 | 10 |
| | 上白糖 | 2 |
| | いりごま | 2 |
| | こしょう | 0.05 |
| | ごま油 | 1.5 |
| | いりごま | 1 |
| | 鶏卵 | 25 |
| | めんつゆ(ストレート) | 5 |
| | 顆粒和風だし | 0.2 |
| | 上白糖 | 1 |
| | 焼きちくわ | 15 |
| | あおのり | 0.1 |
| | 薄力粉 | 3 |
| | 調合油 | 2 |
| | キャベツ | 40 |
| | にんじん | 10 |
| カリフラワ<br>ーといんげ<br>んのマリネ | カリフラワー | 40 |
| | いんげん | 10 |
| | にんじん | 10 |
| | フレンチドレッシング | 7 |
| | 食塩 | 0.2 |
| | こしょう | 0.05 |
| じゃがいも<br>と豆腐のみ<br>そ汁 | 淡色辛みそ | 10 |
| | 顆粒和風だし/水 | 0.5/150 |
| | じゃがいも | 30 |
| | 木綿豆腐 | 10 |
| E…817kcal PFC…16:35:49 | | |
| 食塩3.3g/食繊8g | Fe 4.1mg | VB₁ 0.29mg |
| Ca 127mg | VA 207μg | VB₂ 0.38mg |
| Mg 95mg | VD 1.4μg | VC 52mg |

| 850 kcal 11 | | |
|---|---|---|
| 料理名 | 食品名 | 1人分<br>正味重量<br>(g) |
| ご飯 | 精白米 | 100 |
| さわらのマ<br>ヨネーズ焼<br>き | さわら | 100 |
| | 食塩 | 0.2 |
| | こしょう | 0.05 |
| | 調合油 | 1 |
| | たまねぎ | 20 |
| | にんじん | 10 |
| | 調合油 | 1 |
| | 食塩 | 0.2 |
| | こしょう | 0.05 |
| | マヨネーズ | 15 |
| | 万能ねぎ | 3 |
| | 淡色辛みそ | 5 |
| 付け合わせ | サニーレタス | 5 |
| | もやし | 40 |
| | にんじん | 30 |
| | 酒 | 3 |
| | みりん | 3.5 |
| | さとう | 3.5 |
| 乱切り野菜<br>のトマト煮 | かぼちゃ | 40 |
| | なす | 10 |
| | れんこん | 40 |
| | 調合油 | 3 |
| | 固形ブイヨン/水 | 0.6/70 |
| | トマト(ホール)缶詰 | 25 |
| | トマトケチャップ | 12 |
| | 食塩 | 0.2 |
| | こしょう | 0.05 |
| コンソメス<br>ープ | キャベツ | 20 |
| | ベーコン | 5 |
| | 固形ブイヨン/水 | 0.5/150 |
| | 食塩 | 0.2 |
| | こしょう | 0.05 |
| E…817kcal PFC…16:33:51 | | |
| 食塩3.0g/食繊6g | Fe 3.0mg | VB₁ 0.36mg |
| Ca 81mg | VA 458μg | VB₂ 0.51mg |
| Mg 99mg | VD 7.1μg | VC 61mg |

| 850 kcal 12 | | |
|---|---|---|
| 料理名 | 食品名 | 1人分<br>正味重量<br>(g) |
| ご飯 | 精白米 | 100 |
| 鶏肉のピリ<br>辛ソース | 若鶏もも肉(皮つき) | 120 |
| | こいくちしょうゆ | 3 |
| | 清酒 | 3 |
| | しょうが | 1 |
| | かたくり粉 | 12 |
| | 調合油 | 12 |
| | 葉ねぎ | 20 |
| | しょうが | 3 |
| | トウバンジャン | 1 |
| | ごま油 | 2 |
| | こいくちしょうゆ | 2.5 |
| | 穀物酢 | 2.5 |
| | 清酒 | 5 |
| 付け合わせ | キャベツ | 60 |
| | さつまいも | 20 |
| | 水 | 25 |
| | さとう | 2 |
| | こいくちしょうゆ | 1 |
| はくさいの<br>ゆず香り和<br>え | はくさい | 20 |
| | にんじん | 5 |
| | 蒸しかまぼこ | 10 |
| | はるさめ | 5 |
| | ゆず(果皮) | 1 |
| | 顆粒和風だし | 0.1 |
| | めんつゆ(ストレート) | 3 |
| たけのこと<br>わかめのス<br>ープ | たけのこ(水煮) | 20 |
| | わかめ(乾) | 1 |
| | 顆粒中華だし/水 | 0.5/150 |
| | 食塩 | 0.2 |
| | こしょう | 0.05 |
| | ごま油 | 1 |
| E…851kcal PFC…14:35:51 | | |
| 食塩2.4g/食繊4g | Fe 2.5mg | VB₁ 0.28mg |
| Ca 95mg | VA 133μg | VB₂ 0.30mg |
| Mg 88mg | VD 0.7μg | VC 48mg |

# 3）四季のイベント献立

| 春 | | | 夏 | | | 秋 | | |
|---|---|---|---|---|---|---|---|---|
| 料理名 | 食品名 | 1人分正味重量(g) | 料理名 | 食品名 | 1人分正味重量(g) | 料理名 | 食品名 | 1人分正味重量(g) |
| 【春の味わい膳】 | | | 【夏のにぎわいセット】 | | | 【秋の味覚膳】 | | |
| たけのこご飯 | 精白米 | 100 | しょうがご飯 | 精白米 | 100 | さんまの蒲焼き丼 | 精白米 | 120 |
| | たけのこご飯の素 | 35 | | しょうが | 10 | | さんま | 60 |
| | きぬさや | 5 | | きゅうり | 10 | | かたくり粉 | 4 |
| | 焼きのり | 0.5 | | 食塩 | 0.1 | | 調合油 | 4 |
| | | | | いりごま | 1 | | こいくちしょうゆ | 6 |
| 青豆と野菜の天ぷら | えだまめ(冷凍) | 20 | | | | | 清酒 | 3 |
| | たまねぎ | 10 | ゴーヤが入ったラタトゥイユ | にがうり | 20 | | 上白糖 | 4 |
| | じゃがいも | 30 | | ズッキーニ | 20 | | 粉さんしょう | 0.2 |
| | たけのこ(水煮) | 25 | | かぼちゃ | 40 | | 根深ねぎ | 3 |
| | いんげん(冷凍) | 10 | | 赤ピーマン | 10 | | | |
| | 薄力粉 | 15 | | 黄ピーマン | 10 | こまつなの黄菊和え | こまつな | 40 |
| | 水 | 25 | | たまねぎ | 40 | | きく | 0.5 |
| | 調合油 | 10 | | ベーコン | 20 | | こいくちしょうゆ | 3 |
| | だいこん | 20 | | 調合油 | 3 | | | |
| | めんつゆ(ストレート) | 6 | | トマト(ホール)缶詰 | 40 | 野菜けんちん汁 | ごぼう | 10 |
| | 顆粒和風だし | 0.2 | | トマトケチャップ | 15 | | にんじん | 10 |
| | | | | 固形ブイヨン/水 | 0.5/60 | | れんこん | 10 |
| 春キャベツの酢みそ和え | キャベツ | 40 | | 食塩 | 0.5 | | こんにゃく | 10 |
| | やりいか | 20 | | こしょう | 0.05 | | 根深ねぎ | 10 |
| | きゅうり | 20 | | 粉チーズ | 0.5 | | いんげん | 5 |
| | 淡色辛みそ | 5 | | | | | 顆粒和風だし/水 | 0.5/150 |
| | 穀物酢 | 3 | 揚げなすの香味だれ | なす | 40 | | こいくちしょうゆ | 1 |
| | 上白糖 | 3 | | 調合油 | 4 | | 食塩 | 0.3 |
| | | | | 根深ねぎ | 5 | | | |
| 若竹汁 | たけのこ(水煮) | 20 | | みょうが | 5 | 果物 | かき | 50 |
| | わかめ(乾) | 0.5 | | 調合油 | 4 | | | |
| | 顆粒和風だし/水 | 0.5/150 | | ごま油 | 1 | | | |
| | うすくちしょうゆ | 1 | | 穀物酢 | 5 | | | |
| | 食塩 | 0.3 | | こいくちしょうゆ | 2 | | | |
| | | | そうめん汁 | そうめん | 5 | | | |
| | | | | かに風味かまぼこ | 10 | | | |
| | | | | オクラ | 3 | | | |
| | | | | 顆粒和風だし/水 | 0.5/150 | | | |
| | | | | うすくちしょうゆ | 1 | | | |
| | | | | 食塩 | 0.3 | | | |
| | | | 果物 | すいか | 50 | | | |

| 春 | | 夏 | | 秋 | |
|---|---|---|---|---|---|
| E…645kcal | PFC…12:20:68 | E…684kcal | PFC…9:29:62 | E…719kcal | PFC…12:26:62 |
| 食塩2.4g/食繊9g | Fe 2.5mg / VB₁ 0.25mg | 食塩3.1g/食繊6g | Fe 2.3mg / VB₁ 0.34mg | 食塩2.2g/食繊4g | Fe 3.2mg / VB₁ 0.17mg |
| Ca 96mg | VA 34μg / VB₂ 0.16mg | Ca 86mg | VA 224μg / VB₂ 0.21mg | Ca 114mg | VA 203μg / VB₂ 0.27mg |
| Mg 91mg | VD 0.0μg / VC 40mg | Mg 87mg | VD 0.2μg / VC 93mg | Mg 71mg | VD 9.6μg / VC 51mg |

| 冬 | | |
|---|---|---|
| 料理名 | 食品名 | 1人分正味重量(g) |
| 【豆まめおまめセット】 | | |
| 豆まめドライカレー | 精白米 | 120 |
| | レモン | 10 |
| | 豚ひき肉 | 20 |
| | 牛ひき肉 | 20 |
| | だいず(ゆで) | 35 |
| | おろししょうが | 1 |
| | おろしにんにく | 1 |
| | たまねぎ | 40 |
| | にんじん | 20 |
| | セロリ | 10 |
| | カレールウ | 10 |
| | トマトピューレー | 5 |
| おからとツナのふわふわナゲット | おから | 20 |
| | まぐろ缶詰 | 10 |
| | じゃがいも | 30 |
| | たまねぎ | 20 |
| | かたくり粉 | 2 |
| | 鶏卵 | 5 |
| | 食塩 | 1 |
| | こしょう | 0.05 |
| | 調合油 | 2 |
| | トマトケチャップ | 3 |
| | 粒入りマスタード | 3 |
| 付け合わせ | キャベツ | 40 |
| かぶの彩りサラダ | かぶ | 50 |
| | ラディッシュ | 10 |
| | かぶ(葉) | 10 |
| | フレンチドレッシング | 5 |
| 豆づくしプリン | 調製豆乳 | 30 |
| | ゼラチン | 2 |
| | 水 | 150 |
| | 黒だいず(乾) | 5 |
| | きな粉 | 3 |
| | 黒みつ | 2 |

E…850kcal PFC… 15:28:57

| | | | |
|---|---|---|---|
| 食塩 2.9g/食繊 15g | Fe 5.1mg | VB₁ 0.51mg | |
| Ca 178mg | VA 184μg | VB₂ 0.28mg | |
| Mg 143mg | VD 0.5μg | VC 62mg | |

| 通年ヴィーガン適合メニュー 1 | | |
|---|---|---|
| 料理名 | 食品名 | 1人分正味重量(g) |
| 【ヴィーガン適合メニュー】 | | |
| 玄米ご飯 | 精白米 | 60 |
| | 発芽玄米 | 30 |
| 大豆ミートの油淋鶏サラダ仕立て | だいずミート | 55 |
| | こいくちしょうゆ | 2 |
| | 本みりん | 1 |
| | しょうが | 0.5 |
| | 清酒 | 0.5 |
| | かたくり粉 | 6 |
| | 調合油 | 5 |
| | レタス | 30 |
| | サニーレタス | 15 |
| | きゅうり | 10 |
| | たまねぎ | 20 |
| | みずな | 10 |
| | もやし | 50 |
| | なす | 20 |
| | 調合油 | 2 |
| | トマト | 15 |
| | こいくちしょうゆ | 15 |
| | 穀物酢 | 10 |
| | 根深ねぎ | 10 |
| | てんさい糖 | 5 |
| | しょうが | 2 |
| | ごま油 | 1 |
| 菜の花塩炒め | なばな | 70 |
| | 根深ねぎ | 10 |
| | 食塩 | 0.5 |
| | こしょう | 0.05 |
| | にんにく | 1 |
| | ごま油 | 2 |
| 果物 | りんご | 60 |

E…719kcal PFC… 21:17:62

| | | | |
|---|---|---|---|
| 食塩 3.0g/食繊 18g | Fe 7.5mg | VB₁ 0.69mg | |
| Ca 321mg | VA 196μg | VB₂ 0.4mg | |
| Mg 259mg | VD 0.0μg | VC 56mg | |

| 通年ヴィーガン適合メニュー 2 | | |
|---|---|---|
| 料理名 | 食品名 | 1人分正味重量(g) |
| 【ヴィーガン適合メニュー】 | | |
| 玄米ご飯 | 精白米 | 60 |
| | 発芽玄米 | 30 |
| 精進カキフライ | まいたけ | 20 |
| | 絹ごし豆腐 | 100 |
| | あおのり | 0.2 |
| | 食塩 | 0.2 |
| | こしょう | 0.05 |
| | 薄力粉 | 20 |
| | 豆乳 | 15 |
| | パン粉(乾) | 20 |
| | 調合油 | 10 |
| 付け合わせ | キャベツ | 40 |
| | レタス | 20 |
| | トマト | 20 |
| | じゃがいも | 40 |
| | 食塩 | 0.1 |
| | こしょう | 0.05 |
| タルタルソース | たまねぎ | 20 |
| | きゅうり | 10 |
| | 赤ピーマン | 10 |
| | ベジマヨネーズ | 18 |
| | ワインビネガー | 1.5 |
| | 食塩 | 0.2 |
| | こしょう | 0.05 |
| コーンと野菜の洋風和え | コーン(冷凍) | 20 |
| | グリーンピース(冷凍) | 10 |
| | だいず(缶詰) | 20 |
| | 食塩 | 0.2 |
| | こしょう | 0.05 |
| | オリーブ油 | 1 |
| | サニーレタス | 5 |
| 果物 | キウイフルーツ | 50 |

E…837kcal PFC… 11:32:57

| | | | |
|---|---|---|---|
| 食塩 1.4g/食繊 15g | Fe 4.5mg | VB₁ 0.53mg | |
| Ca 168mg | VA 45μg | VB₂ 0.22mg | |
| Mg 177mg | VD 1.0μg | VC 90mg | |

Ⅲ
事業所

# 4）選択食：主食

## 1

| 料理名 | 食品名 | 1人分正味重量(g) |
|---|---|---|
| 鶏ごぼうご飯 | 精白米 | 80 |
| | ごぼう | 20 |
| | こいくちしょうゆ | 4 |
| | 顆粒和風だし | 0.5 |
| | 上白糖 | 2 |
| | 清酒 | 3 |
| | 若鶏もも肉(皮つき) | 50 |
| | にんじん | 15 |
| | たけのこ(水煮) | 20 |
| | 油揚げ | 5 |
| | 調合油 | 2 |
| | 甘酢しょうが | 15 |
| | 焼きのり | 1 |

E…451kcal　PFC…14:23:63

| | | |
|---|---|---|
| 食塩1.2g／食繊3g | Fe 1.6mg | VB₁ 0.24mg |
| Ca 49mg | VA 147μg | VB₂ 0.15mg |
| Mg 56mg | VD 0.2μg | VC 5mg |

## 2

| 料理名 | 食品名 | 1人分正味重量(g) |
|---|---|---|
| 和風エビピラフ | 精白米 | 100 |
| | しばえび | 50 |
| | たまねぎ | 30 |
| | にんじん | 20 |
| | ピーマン | 20 |
| | マッシュルーム(水煮缶詰) | 20 |
| | こいくちしょうゆ | 6 |
| | 顆粒和風だし | 0.5 |
| | 食塩 | 0.8 |
| | こしょう | 0.05 |
| | 調合油 | 4 |
| | アスパラガス(冷凍) | 20 |
| | マーガリン | 5 |

E…488kcal　PFC…15:18:67

| | | |
|---|---|---|
| 食塩2.4g／食繊3g | Fe 1.9mg | VB₁ 0.16mg |
| Ca 54mg | VA 154μg | VB₂ 0.16mg |
| Mg 52mg | VD 0.6μg | VC 23mg |

## 3

| 料理名 | 食品名 | 1人分正味重量(g) |
|---|---|---|
| たっぷり薬味のソースカツ丼 | 精白米 | 100 |
| | 豚ロースとんかつ | 100 |
| | 調合油 | 10 |
| | ウスターソース | 10 |
| | 中濃ウスターソース | 10 |
| | 顆粒和風だし | 0.2 |
| | キャベツ | 30 |
| | しょうが | 2 |
| | しそ | 1 |
| | みょうが | 2 |

E…893kcal　PFC…13:47:40

| | | |
|---|---|---|
| 食塩1.8g／食繊2g | Fe 1.9mg | VB₁ 0.85mg |
| Ca 47mg | VA 22μg | VB₂ 0.19mg |
| Mg 61mg | VD 0.7μg | VC 14mg |

## 4

| 料理名 | 食品名 | 1人分正味重量(g) |
|---|---|---|
| ロコモコ丼 | 精白米 | 100 |
| | ハンバーグ(冷凍) | 120 |
| | 調合油 | 3 |
| | 鶏卵 | 50 |
| | 調合油 | 2 |
| | レタス | 20 |
| | トマト | 20 |
| | ハヤシルウ | 10 |
| | こしょう | 0.05 |
| | 固形ブイヨン | 0.3 |
| | おろしにんにく | 1 |

E…753kcal　PFC…16:35:49

| | | |
|---|---|---|
| 食塩2.5g／食繊2g | Fe 3.3mg | VB₁ 0.42mg |
| Ca 71mg | VA 149μg | VB₂ 0.4mg |
| Mg 61mg | VD 2.1μg | VC 6mg |

## 5

| 料理名 | 食品名 | 1人分正味重量(g) |
|---|---|---|
| 大名天丼 | 精白米 | 100 |
| | こいくちしょうゆ | 8 |
| | 上白糖 | 10 |
| | 顆粒和風だし | 0.3 |
| | あなご | 30 |
| | やりいか | 30 |
| | ブラックタイガー | 20 |
| | かぼちゃ | 30 |
| | さつまいも | 20 |
| | きす | 20 |
| | しいたけ(生) | 20 |
| | 薄力粉 | 35 |
| | ベーキングパウダー | 2 |
| | 鶏卵 | 20 |
| | 調合油 | 16 |

E…835kcal　PFC…15:25:60

| | | |
|---|---|---|
| 食塩2.1g／食繊4g | Fe 2.1mg | VB₁ 0.26mg |
| Ca 129mg | VA 294μg | VB₂ 0.25mg |
| Mg 82mg | VD 1.1μg | VC 19mg |

## 6

| 料理名 | 食品名 | 1人分正味重量(g) |
|---|---|---|
| ルースー飯 | 精白米 | 100 |
| | 豚かたロース肉 | 90 |
| | たけのこ(水煮缶詰) | 80 |
| | たまねぎ | 70 |
| | ピーマン | 15 |
| | もやし | 40 |
| | こいくちしょうゆ | 10 |
| | 上白糖 | 5 |
| | オイスターソース | 3 |
| | 食塩 | 0.3 |
| | こしょう | 0.05 |
| | おろしにんにく | 1 |
| | おろししょうが | 1 |
| | 顆粒中華だし | 0.5 |
| | かたくり粉 | 3 |
| | 調合油 | 5 |
| | ごま油 | 1 |
| | 鶏卵 | 25 |

E…738kcal　PFC…16:33:51

| | | |
|---|---|---|
| 食塩2.6g／食繊4g | Fe 2.5mg | VB₁ 0.73mg |
| Ca 58mg | VA 63μg | VB₂ 0.41mg |
| Mg 65mg | VD 1.2μg | VC 23mg |

| 7 | | |
|---|---|---|
| 料理名 | 食品名 | 1人分 正味重量 (g) |
| イタリア飯 | 精白米 | 100 |
| | しばえび | 50 |
| | 鶏卵 | 50 |
| | トマトケチャップ | 15 |
| | 粉バジル | 1.5 |
| | しょうが | 1 |
| | にんにく | 1 |
| | 上白糖 | 6 |
| | こいくちしょうゆ | 3 |
| | 食塩 | 0.3 |
| | こしょう | 0.05 |
| | 固形ブイヨン | 0.5 |
| | 調合油 | 5 |
| | なす | 40 |
| | 調合油 | 5 |
| | チンゲンサイ(冷凍) | 30 |

| E…600kcal | PFC…15:25:60 | |
|---|---|---|
| 食塩 1.9g/食繊 2g | Fe 4.3mg | VB₁ 0.17mg |
| Ca 145mg | VA 186μg | VB₂ 0.3mg |
| Mg 72mg | VD 1.9μg | VC 8mg |

| 8 | | |
|---|---|---|
| 料理名 | 食品名 | 1人分 正味重量 (g) |
| ビビンバ | 精白米 | 100 |
| | 豚ひき肉 | 50 |
| | 清酒 | 5 |
| | こいくちしょうゆ | 5 |
| | 上白糖 | 2.5 |
| | 調合油 | 2 |
| | ほうれんそう(冷凍) | 30 |
| | こいくちしょうゆ | 2.5 |
| | 上白糖 | 1 |
| | ごま油 | 1 |
| | だいこん | 30 |
| | 食塩 | 0.1 |
| | 上白糖 | 1 |
| | ごま油 | 1 |
| | トウバンジャン | 0.5 |
| | 鶏卵 | 50 |

| E…593kcal | PFC…15:29:56 | |
|---|---|---|
| 食塩 1.5g/食繊 2g | Fe 2.5mg | VB₁ 0.48mg |
| Ca 61mg | VA 245μg | VB₂ 0.36mg |
| Mg 58mg | VD 2.1μg | VC 10mg |

| 9 | | |
|---|---|---|
| 料理名 | 食品名 | 1人分 正味重量 (g) |
| 豚ばら肉七 彩サラダプ レート | 精白米 | 100 |
| | 豚ばら肉 | 60 |
| | たまねぎ | 40 |
| | 調合油 | 5 |
| | 焼き肉のたれ | 20 |
| | 赤ピーマン | 10 |
| | 黄ピーマン | 10 |
| | キャベツ | 30 |
| | トマト | 15 |
| | サニーレタス | 5 |
| | マヨネーズ | 10 |
| | 鶏卵 | 50 |
| | 調合油 | 2 |

| E…823kcal | PFC…11:46:43 | |
|---|---|---|
| 食塩 2.1g/食繊 2g | Fe 2.5mg | VB₁ 0.47mg |
| Ca 61mg | VA 141μg | VB₂ 0.34mg |
| Mg 56mg | VD 2.2μg | VC 51mg |

| 10 | | |
|---|---|---|
| 料理名 | 食品名 | 1人分 正味重量 (g) |
| タコライス | 精白米 | 100 |
| | ミートソース | 40 |
| | サルサソース | 26 |
| | たまねぎ | 10 |
| | レタス | 20 |
| | 鶏卵 | 50 |
| | シュレッドチーズ | 15 |
| | トマト | 15 |
| | パセリ(乾) | 0.1 |

| E…520kcal | PFC…14:21:65 | |
|---|---|---|
| 食塩 1.3g/食繊 1g | Fe 2.1mg | VB₁ 0.20mg |
| Ca 149mg | VA 186μg | VB₂ 0.29mg |
| Mg 40mg | VD 1.9μg | VC 13mg |

Ⅲ

事業所

# 5）選択食：主菜

## 1

| 料理名 | 食品名 | 1人分正味重量(g) |
|---|---|---|
| 彩り八宝菜 | しばえび | 20 |
| | やりいか | 20 |
| | 豚ばら肉 | 20 |
| | にんじん | 20 |
| | たまねぎ | 30 |
| | ピーマン | 15 |
| | たけのこ(水煮) | 20 |
| | はくさい | 30 |
| | きくらげ(乾) | 1 |
| | 調合油 | 7 |
| | 根深ねぎ | 3 |
| | にんにく | 2 |
| | しょうが | 2 |
| | 食塩 | 0.8 |
| | こいくちしょうゆ | 6 |
| | 顆粒中華だし | 1 |
| | 清酒 | 3 |
| | こしょう | 0.05 |
| | かたくり粉 | 2 |
| | うずら卵(水煮) | 10 |

E…233kcal　PFC…23:62:15

| | | |
|---|---|---|
| 食塩2.4g/食繊3g | Fe 1.5mg | VB₁ 0.17mg |
| Ca 55mg | VA 198μg | VB₂ 0.14mg |
| Mg 36mg | VD 1.2μg | VC 22mg |

## 2

| 料理名 | 食品名 | 1人分正味重量(g) |
|---|---|---|
| 野菜たっぷり塩炒め | 豚ばら肉 | 30 |
| | たまねぎ | 30 |
| | にんじん | 10 |
| | たけのこ(水煮) | 30 |
| | キャベツ | 40 |
| | はくさい | 40 |
| | 赤ピーマン | 10 |
| | 黄ピーマン | 10 |
| | チンゲンサイ | 30 |
| | 調合油 | 4 |
| | にんにく | 1 |
| | しょうが | 1 |
| | 食塩 | 0.3 |
| | こしょう | 0.05 |
| | こいくちしょうゆ | 3 |
| | 上白糖 | 1 |
| | 清酒 | 1 |
| | 顆粒中華だし | 1 |
| | かたくり粉 | 1 |
| | ごま油 | 1 |

E…210kcal　PFC…14:68:18

| | | |
|---|---|---|
| 食塩1.3g/食繊3g | Fe 1.1mg | VB₁ 0.23mg |
| Ca 82mg | VA 139μg | VB₂ 0.13mg |
| Mg 29mg | VD 0.2μg | VC 66mg |

## 3

| 料理名 | 食品名 | 1人分正味重量(g) |
|---|---|---|
| 鶏とニンニクの芽塩炒め | 若鶏もも肉(皮つき) | 80 |
| | たまねぎ | 60 |
| | にんにくの芽 | 50 |
| | 食塩 | 1 |
| | こしょう | 0.05 |
| | おろしにんにく | 1 |
| | おろししょうが | 1 |
| | 顆粒中華だし | 0.8 |
| | 上白糖 | 2 |
| | 調合油 | 5 |
| | ごま油 | 2 |
| 付け合わせ | キャベツ | 25 |
| | トマト | 20 |

E…277kcal　PFC…22:61:17

| | | |
|---|---|---|
| 食塩1.6g/食繊3g | Fe 1.0mg | VB₁ 0.18mg |
| Ca 50mg | VA 72μg | VB₂ 0.19mg |
| Mg 36mg | VD 0.3μg | VC 44mg |

## 4

| 料理名 | 食品名 | 1人分正味重量(g) |
|---|---|---|
| きのこ入り回鍋肉 | 豚かたロース肉 | 60 |
| | キャベツ | 100 |
| | たまねぎ | 60 |
| | しめじ | 30 |
| | えのきたけ | 10 |
| | しいたけ | 10 |
| | エリンギ | 10 |
| | にんじん | 20 |
| | 豆みそ | 8 |
| | こいくちしょうゆ | 6 |
| | 上白糖 | 8 |
| | 顆粒中華だし | 0.5 |
| | こしょう | 0.05 |
| | トウバンジャン | 1 |
| | おろしにんにく | 1 |
| | おろししょうが | 1 |
| | 調合油 | 5 |
| | ごま油 | 2 |
| | 鶏卵 | 25 |
| | ピーマン | 20 |

E…363kcal　PFC…21:56:23

| | | |
|---|---|---|
| 食塩2.4g/食繊6g | Fe 2.3mg | VB₁ 0.57mg |
| Ca 90mg | VA 206μg | VB₂ 0.41mg |
| Mg 59mg | VD 1.5μg | VC 64mg |

## 5

| 料理名 | 食品名 | 1人分正味重量(g) |
|---|---|---|
| 野菜たっぷり麻婆豆腐 | 木綿豆腐 | 150 |
| | 豚ひき肉 | 30 |
| | 根深ねぎ | 20 |
| | たけのこ(水煮) | 25 |
| | しめじ | 20 |
| | にら | 15 |
| | しょうが | 3 |
| | 調合油 | 3 |
| | マーボー豆腐の素 | 30 |
| | かたくり粉 | 2 |

E…260kcal　PFC…29:61:10

| | | |
|---|---|---|
| 食塩1.1g/食繊4g | Fe 3.2mg | VB₁ 0.41mg |
| Ca 165mg | VA 50μg | VB₂ 0.21mg |
| Mg 101mg | VD 0.2μg | VC 7mg |

## 6

| 料理名 | 食品名 | 1人分正味重量(g) |
|---|---|---|
| 中華風ビーフソテー | 牛もも肉 | 90 |
| | たまねぎ | 30 |
| | にんじん | 20 |
| | アスパラガス(冷凍) | 10 |
| | 調合油 | 5 |
| | ごま油 | 1 |
| | オイスターソース | 10 |

E…215kcal　PFC…36:58:6

| | | |
|---|---|---|
| 食塩1.3g/食繊1g | Fe 2.5mg | VB₁ 0.11mg |
| Ca 17mg | VA 146μg | VB₂ 0.21mg |
| Mg 31mg | VD 0.2μg | VC 6mg |

| 7 | | |
|---|---|---|
| 料理名 | 食品名 | 1人分正味重量(g) |
| ローストポーク夏野菜ソース | 豚かたロース肉 | 100 |
| | 食塩 | 0.2 |
| | こしょう | 0.05 |
| | 調合油 | 5 |
| 付け合わせ | なす | 20 |
| | トマト | 20 |
| | きゅうり | 10 |
| | アスパラガス(冷凍) | 15 |
| | フレンチドレッシング | 20 |

| E…361kcal | PFC…20:76:4 |
|---|---|
| 食塩1.6g/食繊1g | Fe 0.8mg / VB₁ 0.67mg |
| Ca 15mg | VA 24μg / VB₂ 0.27mg |
| Mg 27mg | VD 0.3μg / VC 10mg |

| 8 | | |
|---|---|---|
| 料理名 | 食品名 | 1人分正味重量(g) |
| 牛肉赤ワイン煮 | 牛かたロース肉 | 90 |
| | 食塩 | 0.5 |
| | こしょう | 0.05 |
| | 調合油 | 3 |
| | 赤ワイン | 20 |
| | にんじん | 3 |
| | たまねぎ | 60 |
| | フライドポテト | 30 |
| | 調合油 | 2 |
| | ハヤシルウ | 20 |
| | 固形ブイヨン/水 | 0.5/40 |

| E…448kcal | PFC…17:61:22 |
|---|---|
| 食塩2.9g/食繊2g | Fe 1.8mg / VB₁ 0.15mg |
| Ca 24mg | VA 49μg / VB₂ 0.22mg |
| Mg 39mg | VD 0.4μg / VC 17mg |

| 9 | | |
|---|---|---|
| 料理名 | 食品名 | 1人分正味重量(g) |
| チキンソテーきのこソース | 若鶏もも肉(皮つき) | 120 |
| | 食塩 | 0.3 |
| | こしょう | 0.05 |
| | 調合油 | 4 |
| | しめじ | 20 |
| | しいたけ(生) | 5 |
| | えのきたけ | 10 |
| | 有塩バター | 3 |
| | 食塩 | 0.2 |
| | こしょう | 0.05 |
| | 白ワイン | 2 |
| | こいくちしょうゆ | 2 |
| 付け合わせ | スパゲッティ(乾) | 20 |
| | 調合油 | 1.5 |
| | 食塩 | 0.2 |
| | こしょう | 0.05 |
| | ブロッコリー(冷凍) | 30 |
| | ハヤシルウ | 10 |

| E…439kcal | PFC…23:59:18 |
|---|---|
| 食塩2.4g/食繊4g | Fe 1.7mg / VB₁ 0.24mg |
| Ca 27mg | VA 94μg / VB₂ 0.31mg |
| Mg 49mg | VD 0.7μg / VC 20mg |

III

事業所

| 10 | | |
|---|---|---|
| 料理名 | 食品名 | 1人分正味重量(g) |
| ポークパネマスタード焼き | 豚肩ロース肉 | 70 |
| | 食塩 | 0.3 |
| | こしょう | 0.05 |
| | 薄力粉 | 10 |
| | 鶏卵 | 5 |
| | パン粉(乾) | 12 |
| | 調合油 | 5 |
| | マヨネーズ | 15 |
| | 粒入りマスタード | 10 |
| 付け合わせ | レタス | 15 |
| | リーフレタス | 10 |
| | にんじん | 5 |
| | 赤キャベツ | 5 |
| | トマト | 20 |
| | マカロニ(乾) | 15 |
| | 食塩 | 0.4 |
| | こしょう | 0.05 |
| | マヨネーズ | 8 |

| E…536kcal | PFC…14:66:20 |
|---|---|
| 食塩1.8g/食繊2g | Fe 1.5mg / VB₁ 0.57mg |
| Ca 42mg | VA 87μg / VB₂ 0.23mg |
| Mg 44mg | VD 0.5μg / VC 11mg |

| 11 | | |
|---|---|---|
| 料理名 | 食品名 | 1人分正味重量(g) |
| 牛肉と野菜のカレー南蛮煮 | 牛肩ロース肉 | 40 |
| | たけのこ(水煮) | 40 |
| | たまねぎ | 60 |
| | にんじん | 30 |
| | しいたけ | 30 |
| | キャベツ | 50 |
| | はくさい | 60 |
| | こいくちしょうゆ | 6 |
| | 顆粒和風だし | 0.5 |
| | カレー粉 | 2 |
| | 上白糖 | 5 |
| | みりん風調味料 | 2 |
| | 食塩 | 0.5 |
| | かたくり粉 | 3 |
| | 調合油 | 4 |
| | いんげん | 15 |
| | 鶏卵 | 25 |

| E…276kcal | PFC…22:46:32 |
|---|---|
| 食塩1.7g/食繊7g | Fe 2.5mg / VB₁ 0.19mg |
| Ca 108mg | VA 278μg / VB₂ 0.34mg |
| Mg 49mg | VD 1.2μg / VC 39mg |

| 12 | | |
|---|---|---|
| 料理名 | 食品名 | 1人分正味重量(g) |
| 若鶏磯辺天ぷら | 若鶏もも肉(皮つき) | 100 |
| | こいくちしょうゆ | 8 |
| | みりん風調味料 | 2 |
| | 上白糖 | 8 |
| | かたくり粉 | 2 |
| | 薄力粉 | 6 |
| | 水 | 10 |
| | 鶏卵 | 2 |
| | あおのり | 1 |
| | 調合油 | 10 |
| 付け合わせ | キャベツ | 20 |
| | にんじん | 10 |
| | トマト | 20 |
| | スパゲッティ(乾) | 15 |
| | 食塩 | 0.1 |
| | こしょう | 0.05 |
| | マヨネーズ | 8 |
| | 和風ドレッシング | 8 |

| E…485kcal | PFC…17:60:23 |
|---|---|
| 食塩2g/食繊2g | Fe 2.0mg / VB₁ 0.18mg |
| Ca 34mg | VA 142μg / VB₂ 0.22mg |
| Mg 57mg | VD 0.5μg / VC 15mg |

| 13 | | |
|---|---|---|
| 料理名 | 食品名 | 1人分<br>正味重量<br>(g) |
| 豚肉となす<br>の卵炒め | 豚かたロース肉 | 90 |
| | たまねぎ | 70 |
| | にんじん | 20 |
| | 鶏卵 | 50 |
| | 食塩 | 0.3 |
| | こしょう | 0.05 |
| | こいくちしょうゆ | 6 |
| | 顆粒中華だし | 0.3 |
| | おろししょうが | 1 |
| | おろしにんにく | 1 |
| | 調合油 | 4 |
| | ごま油 | 1 |
| | なす | 50 |
| | 調合油 | 5 |
| | キャベツ | 20 |
| | にんじん | 10 |
| | カリフラワー(冷凍) | 30 |
| | 食塩 | 0.1 |
| | こしょう | 0.05 |
| | マヨネーズ | 8 |

E…487kcal　PFC…20:72:8

| 食塩1.9g/食繊4g | Fe 2.1mg | VB₁ 0.7mg |
|---|---|---|
| Ca 74mg | VA 324μg | VB₂ 0.48mg |
| Mg 50mg | VD 2.2μg | VC 36mg |

| 14 | | |
|---|---|---|
| 料理名 | 食品名 | 1人分<br>正味重量<br>(g) |
| さけごま衣<br>焼き | しろさけ | 80 |
| | 薄力粉 | 2 |
| | 鶏卵 | 3 |
| | いりごま | 4 |
| | 調合油 | 3 |
| 付け合わせ | キャベツ | 30 |
| | 赤キャベツ | 10 |
| | トマト | 20 |

E…175kcal　PFC…45:46:9

| 食塩02g/食繊2g | Fe 1.0mg | VB₁ 0.17mg |
|---|---|---|
| Ca 79mg | VA 26μg | VB₂ 0.20mg |
| Mg 45mg | VD 25.7μg | VC 23mg |

| 15 | | |
|---|---|---|
| 料理名 | 食品名 | 1人分<br>正味重量<br>(g) |
| さけの千草<br>焼き | しろさけ | 80 |
| | にら | 10 |
| | みずな | 10 |
| | にんじん | 10 |
| | 鶏卵 | 25 |
| | こいくちしょうゆ | 6 |
| | 上白糖 | 8 |
| | 顆粒和風だし | 0.5 |
| | 調合油 | 3 |
| | かたくり粉 | 2 |
| 付け合わせ | もやし | 60 |
| | トマト | 20 |

E…225kcal　PFC…41:36:23

| 食塩1.4g/食繊2g | Fe 1.4mg | VB₁ 0.19mg |
|---|---|---|
| Ca 61mg | VA 179μg | VB₂ 0.34mg |
| Mg 41mg | VD 26.6μg | VC 17mg |

| 16 | | |
|---|---|---|
| 赤魚のハー<br>ブ焼き | 赤魚 | 100 |
| | ハーブシーズニング | 2 |
| | オリーブ油 | 5 |
| 付け合わせ | ブロッコリー(冷凍) | 12 |
| | かぼちゃ(冷凍) | 15 |
| | 調合油 | 1.6 |
| | 食塩 | 0.1 |
| | ミックスベジタブル(冷凍) | 20 |
| | 食塩 | 0.1 |
| | こしょう | 0.05 |
| | マヨネーズ | 5 |

E…209kcal　PFC…35:56:9

| 食塩1.9g/食繊2g | Fe 1.1mg | VB₁ 0.16mg |
|---|---|---|
| Ca 40mg | VA 152μg | VB₂ 0.09mg |
| Mg 37mg | VD 1.0μg | VC 15mg |

| 17 | | |
|---|---|---|
| たらにら辛<br>味焼き | まだら | 80 |
| | にら | 20 |
| | こいくちしょうゆ | 4 |
| | 上白糖 | 3 |
| | トウバンジャン | 1 |
| | おろしにんにく | 0.5 |
| | おろししょうが | 0.5 |
| | 調合油 | 3 |
| 付け合わせ | キャベツ | 30 |
| | もやし | 40 |
| | にんじん | 20 |
| | 食塩 | 0.3 |
| | こしょう | 0.05 |
| | ごま油 | 3 |
| | トマト | 20 |

E…153kcal　PFC…42:38:20

| 食塩1.3g/食繊2g | Fe 0.7mg | VB₁ 0.15mg |
|---|---|---|
| Ca 61mg | VA 215μg | VB₂ 0.16mg |
| Mg 37mg | VD 0.8μg | VC 24mg |

| 18 | | |
|---|---|---|
| たら磯辺揚<br>げ出し風 | まだら | 80 |
| | 焼きのり | 0.8 |
| | 薄力粉 | 4 |
| | 天ぷら粉/水 | 10/17 |
| | 調合油 | 8 |
| | なす | 25 |
| | にんじん | 20 |
| | オクラ | 15 |
| | 調合油 | 6 |
| | めんつゆ | 15 |
| | 上白糖 | 2 |
| | 顆粒和風だし/水 | 1/100 |
| | かたくり粉 | 2 |
| | だいこん | 30 |
| | 葉ねぎ | 2 |

E…279kcal　PFC…25:47:28

| 食塩1.3g/食繊4g | Fe 0.7mg | VB₁ 0.15mg |
|---|---|---|
| Ca 89mg | VA 185μg | VB₂ 0.25mg |
| Mg 47mg | VD 0.8μg | VC 7mg |

# 6）選択食：副菜

## 1

| 料理名 | 食品名 | 1人分正味重量(g) |
|---|---|---|
| ゆで野菜の<br>おろしぽん<br>酢 | キャベツ | 40 |
| | かぼちゃ | 20 |
| | なす | 10 |
| | ピーマン | 10 |
| | だいこん | 20 |
| | 葉ねぎ | 1 |
| | ぽん酢しょうゆ | 10 |

E…22kcal　PFC…22:4:74

| 食塩 0.6g／食繊 2g | Fe 0.3mg | VB₁ 0.04mg |
|---|---|---|
| Ca 28mg | VA 14μg | VB₂ 0.03mg |
| Mg 14mg | VD 0.0μg | VC 30mg |

## 2

| 料理名 | 食品名 | 1人分正味重量(g) |
|---|---|---|
| ひじきとチー<br>ズの洋風<br>和え | ひじき(乾) | 8 |
| | プロセスチーズ | 20 |
| | きゅうり | 20 |
| | だいこん | 40 |
| | フレンチドレッシング | 10 |

E…119kcal　PFC…19:66:15

| 食塩 1.6g／食繊 5g | Fe 0.7mg | VB₁ 0.03mg |
|---|---|---|
| Ca 221mg | VA 86μg | VB₂ 0.12mg |
| Mg 62mg | VD 0.0μg | VC 7mg |

## 3

| 料理名 | 食品名 | 1人分正味重量(g) |
|---|---|---|
| なすとれん<br>こんの中華<br>和え | なす | 40 |
| | 調合油 | 4 |
| | れんこん | 20 |
| | ピーマン | 5 |
| | 顆粒中華だし | 0.5 |
| | オイスターソース | 0.7 |
| | ごま油 | 1 |

E…68kcal　PFC…6:68:26

| 食塩 0.3g／食繊 1g | Fe 0.3mg | VB₁ 0.04mg |
|---|---|---|
| Ca 12mg | VA 5μg | VB₂ 0.03mg |
| Mg 11mg | VD 0.0μg | VC 15mg |

## 4

| 料理名 | 食品名 | 1人分正味重量(g) |
|---|---|---|
| 切干しだい<br>こんのツナ<br>マヨ和え | 切干しだいこん | 8 |
| | にんじん | 5 |
| | まぐろ(油漬)缶詰 | 10 |
| | 調合油 | 2 |
| | 清酒 | 2 |
| | 上白糖 | 1 |
| | こいくちしょうゆ | 3 |
| | マヨネーズ | 7 |

E…123kcal　PFC…9:70:21

| 食塩 0.7g／食繊 2g | Fe 0.4mg | VB₁ 0.03mg |
|---|---|---|
| Ca 43mg | VA 37μg | VB₂ 0.03mg |
| Mg 18mg | VD 0.2μg | VC 3mg |

## 5

| 料理名 | 食品名 | 1人分正味重量(g) |
|---|---|---|
| いんげんと<br>ツナの香り<br>サラダ | いんげん | 40 |
| | まぐろ(油漬)缶詰 | 10 |
| | にんじん | 5 |
| | いりごま | 3 |
| | 和風ドレッシング | 10 |

E…76kcal　PFC…18:65:17

| 食塩 0.4g／食繊 2g | Fe 0.8mg | VB₁ 0.05mg |
|---|---|---|
| Ca 61mg | VA 54μg | VB₂ 0.07mg |
| Mg 24mg | VD 0.4μg | VC 3mg |

## 6

| 料理名 | 食品名 | 1人分正味重量(g) |
|---|---|---|
| ひじきとえ<br>だまめのサ<br>ラダ | ひじき(乾) | 3 |
| | えだまめ(冷凍) | 10 |
| | もやし | 20 |
| | きゅうり | 20 |
| | ごまドレッシング | 10 |

E…65kcal　PFC…15:65:20

| 食塩 0.6g／食繊 3g | Fe 0.6mg | VB₁ 0.05mg |
|---|---|---|
| Ca 53mg | VA 18μg | VB₂ 0.05mg |
| Mg 35mg | VD 0.0μg | VC 7mg |

| 7 | | |
| --- | --- | --- |
| 料理名 | 食品名 | 1人分<br>正味重量<br>(g) |
| 彩りピクルス | だいこん | 20 |
| | きゅうり | 20 |
| | 赤ピーマン | 15 |
| | 穀物酢 | 5 |
| | 上白糖 | 2 |
| | ごま油 | 1 |

E…28kcal　PFC…6:35:59

| | | |
| --- | --- | --- |
| 食塩0g/食繊1g | Fe 0.2mg | VB₁ 0.02mg |
| Ca 11mg | VA 19μg | VB₂ 0.03mg |
| Mg 7mg | VD 0.0μg | VC 31mg |

| 8 | | |
| --- | --- | --- |
| 料理名 | 食品名 | 1人分<br>正味重量<br>(g) |
| 切昆布と<br>高野豆腐煮 | 高野豆腐 | 5 |
| | 刻み昆布 | 3 |
| | にんじん | 10 |
| | しらたき | 10 |
| | たけのこ(水煮) | 10 |
| | 調合油 | 2 |
| | こいくちしょうゆ | 6 |
| | 上白糖 | 2 |
| | 本みりん | 2 |
| | 顆粒和風だし/水 | 0.6/60 |

E…71kcal　PFC…21:48:31

| | | |
| --- | --- | --- |
| 食塩1.5g/食繊2g | Fe 0.8mg | VB₁ 0.02mg |
| Ca 74mg | VA 72μg | VB₂ 0.03mg |
| Mg 34mg | VD 0.0μg | VC 1mg |

| 9 | | |
| --- | --- | --- |
| 料理名 | 食品名 | 1人分<br>正味重量<br>(g) |
| かぼちゃと<br>オクラの冷<br>やし鉢 | かぼちゃ(冷凍) | 60 |
| | オクラ | 20 |
| | 顆粒和風だし/水 | 0.2/60 |
| | 上白糖 | 2 |
| | 清酒 | 3 |
| | こいくちしょうゆ | 3 |
| | かたくり粉 | 1 |

E…68kcal　PFC…12:3:85

| | | |
| --- | --- | --- |
| 食塩0.5g/食繊4g | Fe 0.5mg | VB₁ 0.06mg |
| Ca 34mg | VA 198μg | VB₂ 0.08mg |
| Mg 28mg | VD 0.0μg | VC 22mg |

| 10 | | |
| --- | --- | --- |
| 料理名 | 食品名 | 1人分<br>正味重量<br>(g) |
| ぜんまいと<br>つきこんの<br>ごま風味煮 | ぜんまい | 40 |
| | こんにゃく | 40 |
| | にんじん | 20 |
| | 生揚げ | 40 |
| | 調合油 | 1 |
| | 顆粒和風だし/水 | 0.4/80 |
| | 上白糖 | 3 |
| | こいくちしょうゆ | 5 |
| | 本みりん | 3 |
| | 清酒 | 3 |
| | 練りごま | 3 |
| | いりごま | 2 |
| | きぬさや | 3 |

E…144kcal　PFC…19:53:28

| | | |
| --- | --- | --- |
| 食塩0.9g/食繊4g | Fe 1.9mg | VB₁ 0.07mg |
| Ca 171mg | VA 140μg | VB₂ 0.05mg |
| Mg 50mg | VD 0.0μg | VC 3mg |

| 11 | | |
| --- | --- | --- |
| 料理名 | 食品名 | 1人分<br>正味重量<br>(g) |
| だいずと根<br>菜の五目煮 | だいず(ゆで) | 40 |
| | さといも(冷凍) | 60 |
| | れんこん | 30 |
| | ごぼう | 30 |
| | にんじん | 20 |
| | こんにゃく | 30 |
| | 顆粒和風だし/水 | 0.5/80 |
| | 上白糖 | 3 |
| | こいくちしょうゆ | 6 |
| | 本みりん | 3 |
| | 清酒 | 3 |
| | いんげん | 10 |

E…182kcal　PFC…20:20:60

| | | |
| --- | --- | --- |
| 食塩1.1g/食繊8g | Fe 1.9mg | VB₁ 0.18mg |
| Ca 89mg | VA 143μg | VB₂ 0.09mg |
| Mg 82mg | VD 0.0μg | VC 20mg |

| 12 | | |
| --- | --- | --- |
| 料理名 | 食品名 | 1人分<br>正味重量<br>(g) |
| じゃがいも<br>とコーンの<br>ミルク煮 | じゃがいも | 80 |
| | コーン(冷凍) | 30 |
| | にんじん | 15 |
| | 有塩バター | 4 |
| | 薄力粉 | 3 |
| | 牛乳 | 40 |
| | 固形ブイヨン | 0.3 |
| | 食塩 | 0.3 |
| | こしょう | 0.05 |

E…143kcal　PFC…11:33:56

| | | |
| --- | --- | --- |
| 食塩0.6g/食繊9g | Fe 0.5mg | VB₁ 0.13mg |
| Ca 53mg | VA 141μg | VB₂ 0.12mg |
| Mg 28mg | VD 0.1μg | VC 25mg |

| 13 | | |
|---|---|---|
| 料理名 | 食品名 | 1人分<br>正味重量<br>(g) |
| 五色野菜の<br>きんぴら | だいこん | 10 |
| | ごぼう | 20 |
| | たけのこ（水煮） | 20 |
| | きぬさや | 25 |
| | にんじん | 5 |
| | しらたき | 10 |
| | 調合油 | 3 |
| | 顆粒和風だし | 0.3 |
| | こいくちしょうゆ | 5 |
| | 清酒 | 2 |
| | 上白糖 | 1 |
| | 本みりん | 2 |
| | いりごま | 0.5 |
| | とうがらし（乾） | 0.1 |

E…74kcal　PFC…13:41:46

| 食塩0.9g/食繊3g | Fe 0.6mg | VB₁ 0.06mg |
|---|---|---|
| Ca 41mg | VA 48μg | VB₂ 0.06mg |
| Mg 25mg | VD 0.0μg | VC 13mg |

| 14 | | |
|---|---|---|
| 料理名 | 食品名 | 1人分<br>正味重量<br>(g) |
| 彩り野菜の<br>さっぱり炒<br>め | たまねぎ | 50 |
| | もやし | 50 |
| | にんにくの芽 | 40 |
| | ソーセージ | 20 |
| | 赤ピーマン | 15 |
| | 調合油 | 3 |
| | ぽん酢しょうゆ | 8 |

E…140kcal　PFC…14:60:26

| 食塩0.8g/食繊3g | Fe 0.7mg | VB₁ 0.17mg |
|---|---|---|
| Ca 36mg | VA 38μg | VB₂ 0.12mg |
| Mg 21mg | VD 0.1μg | VC 59mg |

| 15 | | |
|---|---|---|
| 料理名 | 食品名 | 1人分<br>正味重量<br>(g) |
| こまつなの<br>卵炒め | こまつな | 50 |
| | 鶏卵 | 30 |
| | キャベツ | 40 |
| | たまねぎ | 30 |
| | 赤ピーマン | 10 |
| | 調合油 | 3 |
| | 食塩 | 0.5 |
| | こしょう | 0.05 |

E…97kcal　PFC…22:58:20

| 食塩0.6g/食繊2g | Fe 2.1mg | VB₁ 0.1mg |
|---|---|---|
| Ca 122mg | VA 203μg | VB₂ 0.21mg |
| Mg 18mg | VD 1.1μg | VC 55mg |

| 16 | | |
|---|---|---|
| 玉ねぎと菜<br>の花のペペ<br>ロンチーノ<br>風 | たまねぎ | 45 |
| | なのはな（冷凍） | 25 |
| | オリーブ油 | 1.5 |
| | おろしにんにく | 2 |
| | とうがらし（乾） | 0.2 |
| | 固形ブイヨン | 0.5 |
| | 食塩 | 0.2 |

E…40kcal　PFC…18:36:46

| 食塩0.5g/食繊2g | Fe 0.6mg | VB₁ 0.04mg |
|---|---|---|
| Ca 43mg | VA 53μg | VB₂ 0.04mg |
| Mg 10mg | VD 0.0μg | VC 14mg |

| 17 | | |
|---|---|---|
| 豚肉と卵の<br>炒め物<br>ごま風味 | 豚もも肉 | 20 |
| | 清酒 | 3 |
| | おろししょうが | 0.5 |
| | たまねぎ | 40 |
| | いんげん | 20 |
| | にんじん | 15 |
| | 調合油 | 3 |
| | 鶏卵 | 25 |
| | 調合油 | 2 |
| | 顆粒和風だし | 0.2 |
| | 清酒 | 4 |
| | こいくちしょうゆ | 4 |
| | 本みりん | 4 |
| | すりごま | 1 |
| | いりごま | 0.5 |

E…167kcal　PFC…21:57:22

| 食塩0.8g/食繊2g | Fe 1.0mg | VB₁ 0.24mg |
|---|---|---|
| Ca 54mg | VA 166μg | VB₂ 0.18mg |
| Mg 25mg | VD 1.0μg | VC 6mg |

| 18 | | |
|---|---|---|
| なすとハム<br>のチーズ焼<br>き | なす | 40 |
| | ボンレスハム | 20 |
| | 調合油 | 2 |
| | 有塩バター | 2 |
| | とろけるチーズ | 15 |

E…115kcal　PFC…28:69:3

| 食塩0.9g/食繊1g | Fe 0.3mg | VB₁ 0.2mg |
|---|---|---|
| Ca 111mg | VA 54μg | VB₂ 0.13mg |
| Mg 15mg | VD 0.1μg | VC 11mg |

# 7）選択食：めん類

| 1 | | |
|---|---|---|
| 料理名 | 食品名 | 1人分<br>正味重量<br>（g） |
| ねばねばう<br>どん<br>ちくわ天の<br>せ | うどん（ゆで） | 250 |
| | めんつゆ（三倍濃厚） | 25 |
| | 顆粒和風だし | 2 |
| | 水 | 300 |
| | オクラ | 25 |
| | ながいも | 30 |
| | 挽きわり納豆 | 25 |
| | 焼きちくわ | 20 |
| | 天ぷら粉 | 5 |
| | 水 | 10 |
| | 調合油 | 5 |
| | 根深ねぎ | 10 |

E…428kcal　PFC…15:19:66

| | | |
|---|---|---|
| 食塩 4.5g／食繊 7g | Fe 1.9mg | VB₁ 0.17mg |
| Ca 76mg | VA 16μg | VB₂ 0.23mg |
| Mg 69mg | VD 0.2μg | VC 5mg |

| 2 | | |
|---|---|---|
| 料理名 | 食品名 | 1人分<br>正味重量<br>（g） |
| ねばねばそ<br>ば<br>ちくわ天の<br>せ | そば（ゆで） | 200 |
| | めんつゆ（三倍濃厚） | 25 |
| | 顆粒和風だし | 2 |
| | 水 | 300 |
| | オクラ | 25 |
| | ながいも | 30 |
| | 挽きわり納豆 | 25 |
| | 焼きちくわ | 20 |
| | 天ぷら粉 | 5 |
| | 水 | 10 |
| | 調合油 | 5 |
| | 根深ねぎ | 10 |

E…450kcal　PFC…17:20:63

| | | |
|---|---|---|
| 食塩 3.7g／食繊 9g | Fe 3mg | VB₁ 0.22mg |
| Ca 79mg | VA 16μg | VB₂ 0.25mg |
| Mg 108mg | VD 0.2μg | VC 5mg |

| 3 | | |
|---|---|---|
| 料理名 | 食品名 | 1人分<br>正味重量<br>（g） |
| あつもりチ<br>ゲ豆腐うど<br>ん | うどん（ゆで） | 250 |
| | めんつゆ（三倍濃厚） | 25 |
| | 顆粒和風だし | 2 |
| | 水 | 300 |
| | 上白糖 | 2 |
| | キムチの素 | 10 |
| | 豚ばら肉 | 30 |
| | にんじん | 10 |
| | だいこん | 20 |
| | はくさい | 30 |
| | きくらげ（乾） | 0.5 |
| | 鶏卵 | 50 |
| | 木綿豆腐 | 30 |
| | 根深ねぎ | 15 |

E…506kcal　PFC…17:33:50

| | | |
|---|---|---|
| 食塩 5.2g／食繊 5g | Fe 2.6mg | VB₁ 0.30mg |
| Ca 102mg | VA 200μg | VB₂ 0.32mg |
| Mg 63mg | VD 2.5μg | VC 11mg |

| 4 | | |
|---|---|---|
| 鶏団子入り<br>かしわうど<br>ん | うどん（ゆで） | 250 |
| | めんつゆ（三倍濃厚） | 25 |
| | 顆粒和風だし | 2 |
| | 水 | 300 |
| | 若鶏もも肉（皮つき） | 20 |
| | チキンボール | 32 |
| | にんじん | 20 |
| | だいこん | 40 |
| | こんにゃく | 15 |
| | 油揚げ | 10 |
| | ごぼう | 20 |
| | なると | 10 |
| | 根深ねぎ | 20 |

E…457kcal　PFC…18:24:58

| | | |
|---|---|---|
| 食塩 4.9g／食繊 7g | Fe 1.9mg | VB₁ 0.16mg |
| Ca 101mg | VA 160μg | VB₂ 0.17mg |
| Mg 72mg | VD 0.2μg | VC 10mg |

| 5 | | |
|---|---|---|
| 鶏団子入り<br>かしわそば | そば（ゆで） | 200 |
| | めんつゆ（三倍濃厚） | 25 |
| | 顆粒和風だし | 2 |
| | 水 | 300 |
| | 若鶏もも肉（皮つき） | 20 |
| | チキンボール | 32 |
| | にんじん | 20 |
| | だいこん | 40 |
| | こんにゃく | 15 |
| | 油揚げ | 10 |
| | ごぼう | 20 |
| | なると | 10 |
| | 根深ねぎ | 20 |

E…479kcal　PFC…20:25:55

| | | |
|---|---|---|
| 食塩 4.1g／食繊 10g | Fe 3.0mg | VB₁ 0.21mg |
| Ca 104mg | VA 160μg | VB₂ 0.19mg |
| Mg 111mg | VD 0.2μg | VC 10mg |

| 6 | | |
|---|---|---|
| いか天ちら<br>しうどん | うどん（ゆで） | 250 |
| | めんつゆ（三倍濃厚） | 25 |
| | 顆粒和風だし | 2 |
| | 水 | 300 |
| | いか天 | 80 |
| | 調合油 | 8 |
| | わらび | 10 |
| | ぜんまい | 10 |
| | 鶏卵 | 10 |
| | 調合油 | 1 |
| | なると | 10 |
| | 根深ねぎ | 15 |

E…517kcal　PFC…19:34:47

| | | |
|---|---|---|
| 食塩 4.6g／食繊 5g | Fe 1.1mg | VB₁ 0.13mg |
| Ca 55mg | VA 32μg | VB₂ 0.15mg |
| Mg 62mg | VD 0.6μg | VC 3mg |

| 7 | | |
|---|---|---|
| 料理名 | 食品名 | 1人分正味重量(g) |
| いか天ちらしそば | そば(ゆで) | 200 |
| | めんつゆ(三倍濃厚) | 25 |
| | 顆粒和風だし | 2 |
| | 水 | 300 |
| | いか天 | 80 |
| | 調合油 | 8 |
| | わらび | 10 |
| | ぜんまい | 10 |
| | 鶏卵 | 10 |
| | 調合油 | 1 |
| | なると | 10 |
| | 根深ねぎ | 15 |

E…540kcal PFC…20:35:45
食塩3.8g/食繊8g | Fe 2.2mg | VB₁ 0.18mg
Ca 58mg | VA 32μg | VB₂ 0.17mg
Mg 101mg | VD 0.6μg | VC 3mg

| 8 | | |
|---|---|---|
| 料理名 | 食品名 | 1人分正味重量(g) |
| かき玉きのこうどん | うどん(ゆで) | 250 |
| | めんつゆ(三倍濃厚) | 25 |
| | 顆粒和風だし | 2 |
| | 水 | 300 |
| | 上白糖 | 2 |
| | かたくり粉 | 4 |
| | 若鶏もも肉(皮つき) | 50 |
| | にんじん | 10 |
| | たまねぎ | 20 |
| | しめじ | 15 |
| | まいたけ | 15 |
| | えのきたけ | 30 |
| | 鶏卵 | 25 |
| | ほうれんそう(冷凍) | 25 |
| | なると | 10 |
| | 根深ねぎ | 15 |

E…463kcal PFC…20:21:59
食塩4.5g/食繊7g | Fe 2.3mg | VB₁ 0.27mg
Ca 72mg | VA 253μg | VB₂ 0.37mg
Mg 64mg | VD 2.2μg | VC 10mg

| 9 | | |
|---|---|---|
| 料理名 | 食品名 | 1人分正味重量(g) |
| かき玉きのこそば | そば(ゆで) | 200 |
| | めんつゆ(三倍濃厚) | 25 |
| | 顆粒和風だし | 2 |
| | 水 | 300 |
| | 上白糖 | 2 |
| | かたくり粉 | 4 |
| | 若鶏もも肉(皮つき) | 50 |
| | にんじん | 10 |
| | たまねぎ | 20 |
| | しめじ | 15 |
| | まいたけ | 15 |
| | えのきたけ | 30 |
| | 鶏卵 | 25 |
| | ほうれんそう(冷凍) | 25 |
| | なると | 10 |
| | 根深ねぎ | 15 |

E…486kcal PFC…21:22:57
食塩3.8g/食繊10g | Fe 3.4mg | VB₁ 0.32mg
Ca 75mg | VA 253μg | VB₂ 0.38mg
Mg 103mg | VD 2.2μg | VC 10mg

| 10 | | |
|---|---|---|
| 料理名 | 食品名 | 1人分正味重量(g) |
| いかとみずなのペペロンチーノ | スパゲティー(乾) | 100 |
| | 食塩 | 0.3 |
| | にんにく | 3 |
| | とうがらし(乾) | 0.2 |
| | オリーブ油 | 9 |
| | 固形ブイヨン | 3 |
| | 食塩 | 0.5 |
| | こしょう | 0.05 |
| | やりいか | 50 |
| | 根深ねぎ | 20 |
| | みずな | 20 |
| | 調合油 | 2 |

E…508kcal PFC…18:24:58
食塩2.3g/食繊7g | Fe 2.0mg | VB₁ 0.24mg
Ca 74mg | VA 33μg | VB₂ 0.12mg
Mg 87mg | VD 0.0μg | VC 15mg

| 11 | | |
|---|---|---|
| 料理名 | 食品名 | 1人分正味重量(g) |
| 和風カルボナーラ | スパゲティー(乾) | 100 |
| | 食塩 | 0.3 |
| | ベーコン | 20 |
| | たまねぎ | 40 |
| | マーガリン | 3 |
| | かつお・昆布だし | 5 |
| | 卵黄 | 40 |
| | 粉チーズ | 5 |
| | 食塩 | 0.2 |
| | 黒こしょう | 0.1 |
| | 生クリーム | 24 |
| | 牛乳 | 24 |
| | みずな | 5 |

E…720kcal PFC…14:47:39
食塩1.2g/食繊6g | Fe 3.7mg | VB₁ 0.4mg
Ca 197mg | VA 308μg | VB₂ 0.37mg
Mg 75mg | VD 5.3μg | VC 13mg

| 12 | | |
|---|---|---|
| 料理名 | 食品名 | 1人分正味重量(g) |
| あさりとトマトの冷製パスタ | スパゲティー(乾) | 100 |
| | 食塩 | 0.3 |
| | トマト(缶詰) | 40 |
| | にんにく | 1 |
| | とうがらし(乾) | 0.1 |
| | 食塩 | 0.3 |
| | 固形ブイヨン | 0.5 |
| | オリーブ油 | 0.8 |
| | トマト | 70 |
| | たまねぎ | 15 |
| | 食塩 | 2 |
| | こしょう | 0.05 |
| | おろしにんにく | 2 |
| | あさり(冷凍) | 20 |
| | オリーブ油 | 10 |
| | 固形ブイヨン | 1 |
| | パセリ(乾) | 0.5 |

E…487kcal PFC…13:24:63
食塩3.8g/食繊7g | Fe 26.0mg | VB₁ 0.27mg
Ca 50mg | VA 67μg | VB₂ 0.13mg
Mg 91mg | VD 0.0μg | VC 20mg

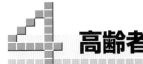

### 1. 嚥下調整の目的で使用される食材・食品の表記

高齢者施設では，軟菜食，マッシュ食，ムース食等について，市販の嚥下調整食材や介護用食品が活用され，調理時間・コスト等の軽減がはかられている。

本書では，"実際に実施されている献立を例示する"という基本方針に従い，下表に示す表記ルールで嚥下調整食材・介護用食品を用いた献立を示した。

右欄は市販商品の例である。栄養計算は記載商品の栄養表示に基づいて行った。

| 献立の食品名 | 一般名称・説明 | 商品の例 |
|---|---|---|
| ゼリー① | 冷菜料理に使用されるゼリー<br>―食用ゲル化剤 | ミキサーパウダー MJ<br>（株式会社フードケア） |
| ゼリー② | 主食に使用されるゼリー<br>―食用ゲル化剤 | ホット＆ソフト<br>（ヘルシーフード株式会社） |
| ゼリー③ | 副菜（温菜）に使用されるゼリー<br>―食用ゲル化剤 | ソフティア GEL<br>（ニュートリー株式会社） |
| Ca 強化食品 | カルシウム強化食品 | クッキングカルシウム Fe<br>（株式会社カルナー） |
| 食繊強化食品 | 食物繊維強化食品 | ファイン食物繊維　（株式会社ファイン） |
| （介護） | 介護用のやわらかい食材 | ソフミート　（林兼産業株式会社） |
| ⚠ | 嚥下や咀嚼に配慮した加工食品<br>（ムース状） | やさしい素材［メディケア食品］<br>（マルハニチロ株式会社） |
| とろみ調整 | とろみ調整食品 | ネオハイトロミールスリム<br>（株式会社フードケア） |
| ゼリーの素 | ビタミン・ミネラルを強化したゼリーの素（粉末） | ゼリー用ヴィタッチ［レシピ計画］<br>（株式会社タケショー） |
| ゼラチン寒天 | 介護食用のゼラチン製材 | 介護食用ゼラチン寒天<br>（伊那食品工業株式会社） |

### 2. 献立に記載の食品名

献立内の「料理名」および「食品名」の一部について，レイアウトの制約のため，『日本食品標準成分表2020年版（八訂）』の表記に拠らず漢字を使用したり，省略して右表のように表記した。

| 献立の食品名 | 『成分表 2020 年版』<br>記載の食品名 |
|---|---|
| 米 | うるち米 |
| 低脂肪乳 | 低脂肪加工乳 |
| 長ねぎ | 根深ねぎ |
| 卵 | 鶏卵 |
| 淡みそ | 淡色辛みそ |
| 赤みそ | 赤色辛みそ |
| 油 | 調合油 |
| 和風だし・和風 | 顆粒和風だし |
| 中華だし | 顆粒中華だし |
| 酢 | 穀物酢 |
| 砂糖 | 上白糖 |
| 塩 | 食塩 |
| 酒 | 清酒 |
| 醤油 | こいくちしょうゆ |
| コンソメ | 固形ブイヨン |
| 味醂 | みりん風調味料 |

# 1）四季の献立：常食から軟菜食・嚥下調整食への展開

## 春1　常食

| | 料理名 | 食品名 | 1人分正味重量(g) |
|---|---|---|---|
| 朝食 | フレンチトースト | 食パン（6枚切） | 80 |
| | | 卵/低脂肪乳 | 40/60 |
| | | 砂糖/シナモンパウダー | 4/0.1 |
| | | グラニュー糖/蜂蜜 | 0.1/5 |
| | ジュリエンヌスープ | 水 | 150 |
| | | 玉ねぎ/大根 | 8/8 |
| | | セロリ/人参 | 5/5 |
| | | ピーマン/ベーコン | 8/8 |
| | | コンソメ/塩/胡椒 | 0.6/0.3/0.01 |
| | | 中華だし | 0.5 |
| | ブロッコリーサラダ | ブロッコリー/コーン | 40/10 |
| | | ハム | 10 |
| | | フレンチドレッシング | 8 |
| | 果物 | バレンシアオレンジ | 40 |
| | コーヒー牛乳 | コーヒー牛乳 | 200 |
| 昼食 | ご飯 | 米/水 | 50/75 |
| | 豆腐の味噌汁 | 水/豆腐/わかめ | 120/15/0.2 |
| | | 和風だし | 0.4 |
| | | 淡みそ/赤みそ | 4/2 |
| | | Ca強化食品 | 0.5 |
| | | 食繊強化食品 | 1 |
| | 鶏肉のチーズマヨ焼き | 若鶏もも肉（皮無） | 60 |
| | | 塩/胡椒/油 | 0.1/0.01/0.6 |
| | | ミックスチーズ | 8 |
| | | マヨネーズ | 5 |
| | | ドライプルーン | 12 |
| | | 赤ワイン/パセリ | 10/1 |
| | 南瓜の煮つけ | かぼちゃ/和風/水 | 42/0.4/30 |
| | | 砂糖/醤油 | 3/2 |
| | | きぬさや | 3 |
| | 春菊と椎茸のくるみ和え | 春菊/椎茸 | 40/10 |
| | | くるみ/ピーナツバター | 6/3 |
| | | 砂糖/醤油 | 4/4 |
| 夕食 | ご飯 | 米/水 | 50/75 |
| | 揚げ太刀魚の野菜あんかけ | たちうお（骨無） | 60 |
| | | 片栗粉/油 | 5/8 |
| | | 人参/きぬさや | 10/4 |
| | | 干し椎茸/たけのこ | 1/10 |
| | | 和風/水/醤油 | 0.5/30/6 |
| | | 片栗粉 | 2 |
| | じゃがいもとグリンピースの煮物 | じゃがいも | 40 |
| | | グリンピース | 5 |
| | | 和風/水/醤油 | 0.5/30/4 |
| | | 砂糖/味醂 | 2/1 |
| | もずく酢 | 味付もずく | 40 |
| | | きゅうり | 7 |
| | ヨーグルトの黄桃添え | プレーンヨーグルト | 70 |
| | | 黄桃（缶詰） | 20 |

| E…1,547kcal | PFC…16:32:52 | |
|---|---|---|
| 食塩 8.2g | VA 641μg | VB₂ 0.93mg |
| Ca 533mg | VD 10.8μg | VC 97mg |
| Fe 5.7mg | VB₁ 0.64mg | 食繊 18.1g |

## 春1　軟菜食

| | 料理名 | 食品名 | 1人分正味重量(g) |
|---|---|---|---|
| 朝食 | フレンチトースト | 食パン（6枚切） | 80 |
| | | 卵/低脂肪乳 | 40/60 |
| | | 砂糖/シナモンパウダー | 4/0.1 |
| | | グラニュー糖/蜂蜜 | 0.1/5 |
| | ジュリエンヌスープ | 水 | 150 |
| | | 玉ねぎ/大根 | 8/8 |
| | | セロリ/人参 | 5/5 |
| | | ピーマン/ベーコン | 8/8 |
| | | コンソメ/塩/胡椒 | 0.6/0.3/0.01 |
| | | 中華だし | 0.5 |
| | ブロッコリーサラダ | ブロッコリー | 40 |
| | | 黄ピーマン | 10 |
| | | ツナ（缶詰） | 10 |
| | | フレンチドレッシング | 8 |
| | 果物 | みかん（缶詰） | 40 |
| | コーヒー牛乳 | コーヒー牛乳 | 200 |
| 昼食 | 軟飯 | 米 | 50 |
| | 豆腐の味噌汁 | 水/豆腐/あおさ | 120/15/0.2 |
| | | 和風だし | 0.4 |
| | | 淡みそ/赤みそ | 4/2 |
| | | Ca強化食品 | 0.5 |
| | | 食繊強化食品 | 1 |
| | 鶏肉のチーズマヨ焼き | 若鶏挽肉/玉ねぎ | 40/20 |
| | | 卵/塩/胡椒 | 15/0.4/0.1 |
| | | 乾パン粉/長いも/醤油 | 6/10/1 |
| | | 油/粉チーズ | 0.6/6 |
| | | マヨネーズ | 5 |
| | | プルーン | 12 |
| | | 赤ワイン/パセリ | 10/1 |
| | 南瓜の煮つけ | かぼちゃ/和風/水 | 42/0.4/30 |
| | | 砂糖/醤油 | 3/2 |
| | | きぬさや | 3 |
| | 春菊とえのきのくるみ和え | 春菊/えのき | 40/10 |
| | | くるみ/ピーナツバター | 6/3 |
| | | 砂糖/醤油 | 4/4 |
| 夕食 | 軟飯 | 米/水 | 50/120 |
| | 揚げ太刀魚の野菜あんかけ | たちうお（骨無） | 60 |
| | | 片栗粉/油 | 5/8 |
| | | 人参/きぬさや | 10/4 |
| | | 干し椎茸/玉ねぎ | 1/10 |
| | | 和風/水/醤油 | 0.5/40/6 |
| | | 片栗粉 | 2 |
| | じゃがいもとグリンピースの煮物 | じゃがいも | 40 |
| | | グリンピース | 5 |
| | | 和風/水/醤油 | 0.5/30/4 |
| | | 砂糖/味醂 | 2/1 |
| | もずく酢 | 味付もずく/きゅうり | 40/7 |
| | ヨーグルトの白桃添え | プレーンヨーグルト | 70 |
| | | 白桃（缶詰） | 20 |

| E…1,620kcal | PFC…15:33:52 | |
|---|---|---|
| 食塩 8.6g | VA 699μg | VB₂ 0.98mg |
| Ca 540mg | VD 11.7μg | VC 93mg |
| Fe 6.3mg | VB₁ 0.60mg | 食繊 18.3g |

## 春1　マッシュ食

| | 料理名 | 食品名 | 1人分正味重量(g) |
|---|---|---|---|
| 朝食 | パンがゆ | 食パン（6枚切） | 60 |
| | | 低脂肪乳/砂糖 | 150/5 |
| | はちみつジャム | 蜂蜜 | 15 |
| | ジュリエンヌスープ | 水/玉ねぎ/大根 | 150/8/8 |
| | | セロリ/人参 | 5/5 |
| | | ピーマン/ベーコン | 8/8 |
| | | コンソメ/塩/胡椒 | 0.6/0.3/0.01 |
| | | 中華だし | 0.5 |
| | | とろみ調整 | 1 |
| | オムレツ | 卵/塩 | 50/0.3 |
| | | トマトケチャップ/パセリ | 5/1 |
| | ブロッコリーサラダ | ブロッコリー/黄ピーマン | 40/10 |
| | | ツナ（缶詰） | 10 |
| | | フレンチドレッシング | 8 |
| | 果物 | みかん（缶詰） | 40 |
| | コーヒー牛乳 | コーヒー牛乳 | 200 |
| 昼食 | とろみかゆ | 米/水 | 50/313 |
| | | とろみ調整 | 1 |
| | 豆腐の味噌汁 | 水/豆腐/あおさ | 120/15/0.2 |
| | | 和風だし | 0.4 |
| | | 淡みそ/赤みそ | 4/2 |
| | | Ca強化食品 | 0.5 |
| | | 食繊強化食品 | 1 |
| | | とろみ調整 | 1 |
| | 鶏肉のチーズマヨ焼き | 若鶏挽肉/玉ねぎ | 40/20 |
| | | 卵/塩/胡椒 | 15/0.4/0.1 |
| | | 乾パン粉/長いも/醤油 | 6/10/1 |
| | | 油/粉チーズ/マヨネーズ | 0.6/6/5 |
| | | プルーン/赤ワイン/パセリ | 12/10/1 |
| | 南瓜の煮つけ | かぼちゃ/和風/水 | 42/0.4/30 |
| | | 砂糖/醤油/きぬさや | 3/2/3 |
| | 春菊とえのきのくるみ和え | 春菊/えのき/くるみ | 40/10/6 |
| | | ピーナツバター | 3 |
| | | 砂糖/醤油 | 4/4 |
| 夕食 | とろみかゆ | 米/水 | 50/313 |
| | | とろみ調整 | 1 |
| | 揚げ太刀魚の野菜あんかけ | たちうお骨無 | 60 |
| | | 片栗粉/油 | 5/8 |
| | | 人参/きぬさや | 10/4 |
| | | 干し椎茸/玉ねぎ | 1/10 |
| | | 和風/水/醤油 | 0.5/40/6 |
| | | 片栗粉 | 2 |
| | じゃがいもとグリンピースの煮物 | じゃがいも/グリンピース | 40/5 |
| | | 和風/水/醤油 | 0.5/30/4 |
| | | 砂糖/味醂 | 2/1 |
| | もずく酢 | 味付もずく/きゅうり | 40/7 |
| | | ゼリー　③ | 0.6 |
| | ヨーグルトの白桃ソース添え | プレーンヨーグルト | 70 |
| | | 白桃（缶詰） | 20 |

| E…1,675kcal | PFC…14:34:52 | |
|---|---|---|
| 食塩 9.2g | VA 676μg | VB₂ 1.09mg |
| Ca 659mg | VD 10.6μg | VC 116mg |
| Fe 6.3mg | VB₁ 0.62mg | 食繊 18.9g |

## 春1　ムース食

| 料理名 | 食品名 | 1人分正味重量(g) |
|---|---|---|
| **朝食** | | |
| パンゼリー | 食パン(6枚) | 50 |
| | 低脂肪乳 | 200 |
| | ゼリー③/砂糖 | 2.75/10 |
| はちみつジャム | 蜂蜜 | 15 |
| ジュリエンヌスープゼリー | 水/玉ねぎ/大根 | 150/8/8 |
| | セロリ/人参 | 5/5 |
| | ピーマン/ベーコン | 8/8 |
| | コンソメ/塩/胡椒 | 0.6/0.3/0.01 |
| | 中華だし/ゼリー② | 0.5/1.6 |
| オムレツ | 卵焼き(Ａ) | 50 |
| | トマトケチャップ/パセリ | 5/1 |
| ブロッコリーサラダ | ブロッコリー(Ａ)/人参(Ａ) | 10/10 |
| | フレンチドレッシング | 8 |
| オレンジゼリー | オレンジゼリー | 50 |
| コーヒー牛乳 | コーヒー牛乳 | 200 |
| **昼食** | | |
| かゆゼリー | 米/水/ゼリー② | 50/313/4.5 |
| 味噌汁ゼリー | 水/豆腐/和風だし | 120/15/0.4 |
| | 淡みそ/赤みそ | 4/2 |
| | Ca強化/食繊強化 | 0.5/1 |
| | ゼリー② | 1.6 |
| 鶏肉のチーズマヨ焼き | 若鶏もも肉皮無 | 60 |
| | 塩/胡椒/油 | 0.1/0.01/0.6 |
| | 粉チーズ/ゼリー③ | 8/1.3 |
| | マヨネーズ/プルーン | 5/12 |
| | 赤ワイン/ゼリー③/パセリ | 10/0.15/1 |
| 南瓜の煮つけ | かぼちゃ/和風/水 | 42/0.4/30 |
| | 砂糖/醤油/ゼリー③ | 3/2/0.7 |
| | ブロッコリー(Ａ) | 5 |
| 春菊と椎茸のくるみあえ | 春菊/椎茸 | 40/10 |
| | くるみ/ピーナツバター | 6/3 |
| | 砂糖/醤油/ゼリー③ | 4/4/0.6 |
| **夕食** | | |
| かゆゼリー | 米/水/ゼリー② | 50/313/4.5 |
| 揚げ太刀魚の野菜あんかけ | たちうお骨無 | 60 |
| | 片栗粉/油 | 5/8 |
| | ゼリー③/人参 | 1.2/10 |
| | 干し椎茸/たけのこ | 1/10 |
| | ゼリー③ | 0.3 |
| | ブロッコリー(Ａ) | 5 |
| | 和風/水/醤油 | 0.5/40/6 |
| | 片栗粉 | 2 |
| じゃがいもとグリンピースの煮物 | じゃがいも/ゼリー③ | 40/0.7 |
| | やわらかほうれん草 | 5 |
| | 和風/水/醤油 | 0.5/30/4 |
| | 砂糖/味醂 | 2/1 |
| もずく酢 | 味付もずく/きゅうり | 40/7 |
| | ゼリー③ | 0.6 |
| ヨーグルトの白桃ソース添え | プレーンヨーグルト | 70 |
| | 白桃(缶詰) | 20 |

| E…1,661kcal | PFC…15:29:56 | |
|---|---|---|
| 食塩 8.7g | VA 648μg | VB₂ 1.10mg |
| Ca 770mg | VD 9.7μg | VC 68mg |
| Fe 9.8mg | VB₁ 0.57mg | 食繊 21.6g |

## 春2　常食

| 料理名 | 食品名 | 1人分正味重量(g) |
|---|---|---|
| **朝食** | | |
| 麦入りご飯 | 米/押麦 | 45/5 |
| 味噌汁 | 水/かぶ/かぶの葉 | 120/30/5 |
| | 和風だし | 0.4 |
| | 淡みそ/赤みそ | 4/2 |
| | Ca強化食品 | 0.5 |
| | 食繊強化食品 | 1 |
| 赤魚の粕漬け焼き | 赤魚/甘みそ | 40/9 |
| | 味醂/酒 | 2/2 |
| | 甘酢生姜 | 10 |
| ほうれんそうとコーンのソテー | ほうれん草/玉ねぎ | 40/10 |
| | ハム/コーン | 5/8 |
| | 油/塩/胡椒 | 4/0.5/0.01 |
| ふりかけ | しそふりかけ | 2.5 |
| 牛乳 | 低脂肪乳 | 200 |
| **昼食** | | |
| ご飯 | 米/水 | 50/75 |
| 味噌汁 | 水/いんげん/もやし | 120/15/10 |
| | 和風だし | 0.4 |
| | 淡みそ/赤みそ | 4/2 |
| | Ca強化食品 | 0.5 |
| | 食繊強化食品 | 1 |
| 豚肉のしょうが焼き | 豚小間切/玉ねぎ | 70/40 |
| | おろし生姜 | 1 |
| | おろしニンニク/醤油 | 0.3/4 |
| | 酒/味醂/油 | 1/1/2 |
| | キャベツ/人参 | 35/5 |
| 切干大根の煮つけ | 切干大根/人参 | 5/10 |
| | 油揚げ | 4 |
| | 油/和風/水 | 0.1/0.3/40 |
| | 砂糖/醤油/味醂 | 1/4/1 |
| とろろのあおさあえ | 長いも/和風だし | 40/0.2 |
| | あおさ/醤油 | 0.1/2 |
| **夕食** | | |
| ご飯 | 米/水 | 50/75 |
| 中華スープ | 水/中華だし/塩 | 150/0.4/0.5 |
| | 胡椒/おろし生姜 | 0.01/0.5 |
| | おろしニンニク/薄口醤油 | 0.5/1 |
| | ごま油/なると | 0.5/15 |
| | チンゲンサイ/刻みねぎ | 15/2 |
| かに玉 | かにフレーク/にら/長ねぎ | 30/15/20 |
| | 人参/干し椎茸 | 5/1 |
| | たけのこ水煮/塩 | 10/0.1 |
| | 油/中華だし/卵 | 1/0.3/70 |
| | 油/グリンピース/砂糖 | 1/3/4 |
| | 醤油/酢/片栗粉 | 4/2/1 |
| | 水 | 45 |
| 春雨マヨサラダ | 春雨/ハム | 6/8 |
| | きゅうり/人参 | 20/10 |
| | マヨネーズ/粉からし | 8/1 |
| 杏仁豆腐 | 杏仁豆腐の素/水 | 7.5/50 |
| | みかん(缶詰) | 20 |

| E…1,401kcal | PFC…18:28:54 | |
|---|---|---|
| 食塩 8.4g | VA 693μg | VB₂ 1.28mg |
| Ca 711mg | VD 4.6μg | VC 78mg |
| Fe 7.4mg | VB₁ 1.19mg | 食繊 13.5g |

## 春2　軟菜食

| 料理名 | 食品名 | 1人分正味重量(g) |
|---|---|---|
| **朝食** | | |
| 麦入り軟飯 | 米/押麦/水 | 45/5/120 |
| 味噌汁 | 水/かぶ/かぶの葉 | 120/30/5 |
| | 和風だし | 0.4 |
| | 淡みそ/赤みそ | 4/2 |
| | Ca強化食品 | 0.5 |
| | 食繊強化食品 | 1 |
| 鱈の粕漬け焼き | まだら粕漬 | 40 |
| | つぼ漬け(介護) | 10 |
| ほうれん草と卵のソテー | ほうれん草/玉ねぎ | 40/10 |
| | 卵 | 15 |
| | 油/塩/胡椒 | 4/0.5/0.01 |
| ふりかけ | しそふりかけ | 2.5 |
| 牛乳 | 低脂肪乳 | 200 |
| **昼食** | | |
| 軟飯 | 米/水 | 50/120 |
| 味噌汁 | 水/豆腐/白菜 | 120/15/10 |
| | 和風だし | 0.4 |
| | 淡みそ/赤みそ | 4/2 |
| | Ca強化食品 | 0.5 |
| | 食繊強化食品 | 1 |
| 豚肉のしょうが焼き | 豚小間切/玉ねぎ | 70/40 |
| | おろし生姜 | 1 |
| | おろしニンニク/醤油 | 0.3/4 |
| | 酒/味醂/油 | 1/1/2 |
| | キャベツ/人参 | 35/5 |
| 大根の煮つけ | 大根/人参 | 45/10 |
| | さつま揚げ(介護) | 8 |
| | 油/和風/水 | 0.1/0.3/30 |
| | 砂糖/醤油/味醂 | 1/4/1 |
| とろろのあおさあえ | 長いも/和風だし | 40/0.2 |
| | あおさ/薄口醤油 | 0.1/2 |
| **夕食** | | |
| 軟飯 | 米/水 | 50/120 |
| 中華スープ | 水/中華だし/塩 | 150/0.4/0.5 |
| | 胡椒/おろし生姜 | 0.01/0.5 |
| | おろしニンニク/薄口醤油 | 0.5/1 |
| | ごま油/豆腐 | 0.5/15 |
| | チンゲンサイ/刻みねぎ | 15/2 |
| かに玉 | かにフレーク/にら/長ねぎ | 30/15/20 |
| | 人参/干し椎茸 | 5/1 |
| | じゃがいも/塩 | 10/0.1 |
| | 油/中華だし/鶏卵 | 1/0.3/70 |
| | 油/グリンピース/砂糖 | 1/3/4 |
| | 醤油/酢/片栗粉 | 4/2/1 |
| 春雨マヨサラダ | 春雨/ツナ缶 | 6/8 |
| | きゅうり/人参 | 20/10 |
| | マヨネーズ/粉からし | 8/1 |
| 杏仁豆腐 | 杏仁豆腐の素(介護) | 7.5 |
| | 水 | 50 |
| | みかん(缶詰) | 20 |

| E…1,411kcal | PFC…18:29:53 | |
|---|---|---|
| 食塩 8.2g | VA 714μg | VB₂ 1.32mg |
| Ca 720mg | VD 4.6μg | VC 73mg |
| Fe 7.8mg | VB₁ 1.09mg | 食繊 13.1g |

Ⅲ
高齢者施設

## 春2　マッシュ食

| | 料理名 | 食品名 | 1人分正味重量 (g) |
|---|---|---|---|
| 朝食 | 麦入りとろみかゆ | 米/押麦/水 | 45/5/313 |
| | | とろみ調整 | 1 |
| | 鱈の粕漬け焼き | まだら粕漬皮付骨無 | 40 |
| | | 油 | 3 |
| | | つぼ漬け(介護) | 10 |
| | ほうれんそうと卵のソテー | ほうれん草/玉ねぎ | 40/10 |
| | | 卵 | 15 |
| | | 油/塩/胡椒 | 4/0.5/0.01 |
| | たいみそ | たいみそ | 8 |
| | 牛乳 | 低脂肪乳 | 200 |
| 昼食 | とろみかゆ | 米/水 | 50/313 |
| | | とろみ調整 | 1 |
| | 味噌汁 | 水/かぼちゃ/白菜 | 120/30/10 |
| | | 和風だし | 0.4 |
| | | 淡みそ/赤みそ | 4/2 |
| | | Ca強化食品 | 0.5 |
| | | 食繊強化食品 | 1 |
| | | とろみ調整 | 1 |
| | 豚肉のしょうが焼き | 豚小間切/玉ねぎ | 70/40 |
| | | おろし生姜 | 1 |
| | | おろしニンニク/醤油 | 0.3/4 |
| | | 酒/味醂/油 | 1/1/2 |
| | | キャベツ/人参 | 35/5 |
| | 大根の煮つけ | 大根/人参 | 45/10 |
| | | さつま揚(介護) | 8 |
| | | 油/和風/水 | 0.1/0.3/30 |
| | | 砂糖/醤油/味醂 | 1/4/1 |
| | とろろのあおさあえ | 長いも/和風だし | 40/0.2 |
| | | あおさ/薄口醤油 | 0.1/2 |
| 夕食 | とろみかゆ | 米/水 | 50/313 |
| | | とろみ調整 | 1 |
| | 中華スープ | 水/中華だし | 150/0.4 |
| | | 塩/胡椒 | 0.5/0.01 |
| | | おろし生姜/おろしニンニク | 0.5/0.5 |
| | | 薄口醤油/ごま油 | 1/0.5 |
| | | 豆腐/とろみ調整 | 15/1 |
| | かに玉 | かにフレーク/にら/長ねぎ | 30/15/20 |
| | | 人参/干し椎茸 | 5/1 |
| | | じゃがいも/塩 | 10/0.1 |
| | | 油/中華だし/卵 | 1/0.3/70 |
| | | 油/グリンピース/砂糖 | 1/3/4 |
| | | 醤油/酢/片栗粉 | 4/2/1 |
| | | 水 | 45 |
| | 春雨マヨサラダ | 春雨/ツナ缶 | 6/8 |
| | | きゅうり/人参 | 20/10 |
| | | マヨネーズ/粉からし | 8/1 |
| | 杏仁豆腐 | 杏仁豆腐の素(介護) | 7.5 |
| | | 水 | 50 |
| | | みかん(缶詰) | 20 |

| E…1,453kcal | PFC…17:30:53 | |
|---|---|---|
| 食塩 7.2g | VA 757μg | VB2 1.31mg |
| Ca 619mg | VD 4.6μg | VC 70mg |
| Fe 6.7mg | VB1 1.08mg | 食繊 13.3g |

## 春3　常食

| | 料理名 | 食品名 | 1人分正味重量 (g) |
|---|---|---|---|
| 朝食 | 麦入りご飯 | 米/押麦/水 | 45/5/75 |
| | 味噌汁 | 水/かぼちゃ | 120/20 |
| | | しめじ/和風だし | 10/0.4 |
| | | 淡みそ/赤みそ | 4/2 |
| | | Ca強化食品 | 0.5 |
| | | 食繊強化食品 | 1 |
| | オムレツ | 卵/塩/バター | 50/0.3/2 |
| | | トマトケチャップ | 5 |
| | 付け合わせ | ブロッコリー | 20 |
| | 春キャベツと竹輪マスタード和え | キャベツ/焼ちくわ | 35/15 |
| | | マヨネーズ | 8 |
| | | 粒マスタード | 0.2 |
| | | 醤油 | 0.5 |
| | 練り梅 | うめびしお | 8 |
| | 牛乳 | 低脂肪乳 | 200 |
| 昼食 | パン | あんパン | 50 |
| | | 胚芽ロールパン | 30 |
| | 鶏肉とそら豆のシチュー | 若鶏もも肉皮無 | 40 |
| | | 玉ねぎ/人参/油 | 40/30/5 |
| | | じゃがいも | 40 |
| | | むき空豆 | 30 |
| | | 低脂肪乳 | 65 |
| | | クリームシチューの素 | 20 |
| | | マーガリン | 1 |
| | 人参のフレンチサラダ | 人参/玉ねぎ | 40/10 |
| | | レーズン | 3 |
| | | フレンチドレッシング | 8 |
| | 果物 | パイン | 40 |
| 夕食 | ご飯 | うるち米/水 | 50/75 |
| | 鰆の胡麻味噌焼き | さわら/塩 | 60/0.2 |
| | | おろしニンニク | 1 |
| | | 白すりごま | 1.5 |
| | | 砂糖/淡みそ | 2/8 |
| | | 味醂/ごま油 | 3/0.2 |
| | 付け合わせ | ゆでキャベツ | 30 |
| | | かつお節 | 0.2 |
| | | 和風/水/醤油 | 0.1/1/1 |
| | けんちん炒め | 木綿豆腐/しめじ | 35/10 |
| | | いんげん/人参 | 10/10 |
| | | 長ねぎ | 10 |
| | | おろしニンニク | 0.1 |
| | | ごま油 | 3 |
| | | 砂糖/醤油 | 2/4 |
| | | 味醂 | 2 |
| | きゅうりとわかめの酢の物 | きゅうり/乾わかめ | 35/0.2 |
| | | 干菊/砂糖/塩 | 0.1/3/0.5 |
| | | 酢 | 7 |
| | 果物 | 甘夏みかん(缶詰) | 40 |

| E…1,524kcal | PFC…16:29:55 | |
|---|---|---|
| 食塩 8.9g | VA 774μg | VB2 1.26mg |
| Ca 666mg | VD 5.8μg | VC 103mg |
| Fe 7.0mg | VB1 0.81mg | 食繊 18.8g |

## 春3　軟菜食

| | 料理名 | 食品名 | 1人分正味重量 (g) |
|---|---|---|---|
| 朝食 | 麦入り軟飯 | 米/押麦/水 | 45/5/120 |
| | 味噌汁 | 水/かぼちゃ | 120/20 |
| | | しめじ/和風だし | 10/0.4 |
| | | 淡みそ/赤みそ | 4/2 |
| | | Ca強化食品 | 0.5 |
| | | 食繊強化食品 | 1 |
| | オムレツ | 卵/塩/バター | 50/0.3/2 |
| | | トマトケチャップ | 5 |
| | 付け合わせ | ブロッコリー | 20 |
| | 春キャベツと竹輪マスタード和え | キャベツ | 35 |
| | | ちくわ(介護) | 15 |
| | | マヨネーズ | 8 |
| | | 粒マスタード | 0.2 |
| | | 醤油 | 0.5 |
| | 練り梅 | うめびしお | 8 |
| | 牛乳 | 低脂肪乳 | 200 |
| 昼食 | パン | あんパン | 50 |
| | | 胚芽ロールパン | 30 |
| | ミートボールとそら豆のシチュー | ミートボール | 40 |
| | | 玉ねぎ/人参/油 | 40/30/5 |
| | | じゃがいも | 40 |
| | | むき空豆 | 30 |
| | | 低脂肪乳 | 65 |
| | | クリームシチューの素 | 20 |
| | | マーガリン | 1 |
| | 人参のフレンチサラダ | 人参/玉ねぎ | 40/10 |
| | | レーズン | 3 |
| | | フレンチドレッシング | 8 |
| | 果物 | おろしパイン | 40 |
| 夕食 | 軟飯 | 米/水 | 50/120 |
| | かれいの胡麻味噌焼き | あぶらかれい/塩 | 60/0.2 |
| | | おろしニンニク | 1 |
| | | 白すりごま | 1.5 |
| | | 砂糖/淡みそ | 2/8 |
| | | 味醂/ごま油 | 3/0.2 |
| | 付け合わせ | ゆでキャベツ | 30 |
| | | かつお節 | 0.2 |
| | | 和風/水/醤油 | 0.1/1/1 |
| | けんちん炒め | キャベツ/きぬさや | 20/20 |
| | | 絹厚揚げ/人参 | 36/10 |
| | | 長ねぎ | 10 |
| | | おろしにニンニク/ごま油 | 0.1/3 |
| | | 砂糖/醤油 | 2/4 |
| | | 味醂/片栗粉 | 2/0.5 |
| | きゅうりとあおさの酢の物 | きゅうり/あおさ | 35/0.2 |
| | | 干菊/砂糖 | 0.1/3 |
| | | 塩/酢 | 0.5/7 |
| | 果物 | 甘夏ミカン(缶詰) | 40 |

| E…1,541kcal | PFC…15:31:54 | |
|---|---|---|
| 食塩 9.2g | VA 819μg | VB2 1.02mg |
| Ca 702mg | VD 4.2μg | VC 221mg |
| Fe 7.1mg | VB1 0.77mg | 食繊 20.8g |

## 春3　マッシュ食

| | 料理名 | 食品名 | 1人分 正味重量 (g) |
|---|---|---|---|
| 朝食 | 麦入りとろみかゆ | 米/押麦/水 | 45/5/313 |
| | | とろみ調整 | 1 |
| | オムレツ | 卵/塩/バター | 50/0.3/2 |
| | | トマトケチャップ | 5 |
| | 付け合わせ | ブロッコリー | 20 |
| | 春キャベツと竹輪マスタード和え | キャベツ | 35 |
| | | ちくわ(介護) | 15 |
| | | マヨネーズ | 8 |
| | | 粒マスタード | 0.2 |
| | | 醤油 | 0.5 |
| | 練り梅 | うめびしお | 8 |
| | 牛乳 | 低脂肪乳 | 200 |
| 昼食 | パンかゆ | 食パン(8枚切耳無) | 60 |
| | | 低脂肪乳/砂糖 | 150/5 |
| | ジャム | りんごジャム | 15 |
| | ミートボールとそら豆のシチュー | ミートボール | 40 |
| | | 玉ねぎ/人参/油 | 40/30/5 |
| | | じゃがいも | 40 |
| | | むき空豆 | 30 |
| | | 低脂肪乳 | 65 |
| | | クリームシチューの素 | 20 |
| | | マーガリン | 1 |
| | 人参のフレンチサラダ | 人参/玉ねぎ | 40/10 |
| | | レーズン | 3 |
| | | フレンチドレッシング | 8 |
| | 果物 | おろしパイン | 40 |
| 夕食 | とろみかゆ | 米/水 | 50/313 |
| | | とろみ調整 | 1 |
| | かれいの胡麻味噌焼き | あぶらかれい骨無/塩 | 60/0.2 |
| | | おろしニンニク | 1 |
| | | すりごま | 1.5 |
| | | 砂糖/淡みそ | 2/8 |
| | | 味醂/ごま油 | 3/0.2 |
| | 付け合わせ | ゆでキャベツ | 30 |
| | | かつお節 | 0.2 |
| | | 和風/水/醤油 | 0.1/1/1 |
| | けんちん炒め | キャベツ/きぬさや | 20/20 |
| | | 絹厚揚げ/人参 | 36/10 |
| | | 長ねぎ | 10 |
| | | おろしニンニク | 0.1 |
| | | ごま油 | 3 |
| | | 砂糖/醤油 | 2/4 |
| | | 味醂/片栗粉 | 2/0.5 |
| | きゅうりとあおさの酢の物 | きゅうり/あおさ | 35/0.2 |
| | | 干菊/砂糖 | 0.1/3 |
| | | 塩/酢 | 0.5/7 |
| | | ゼリー③ | 0.6 |
| | オレンジゼリー | オレンジゼリー | 50 |

| E…1,651 kcal | PFC…14:31:55 | |
|---|---|---|
| 食塩 8.7g | VA 775μg | VB₂ 1.23mg |
| Ca 820mg | VD 4.3μg | VC 219mg |
| Fe 5.8mg | VB₁ 0.78mg | 食繊 17.6g |

## 夏1　常食

| | 料理名 | 食品名 | 1人分 正味重量 (g) |
|---|---|---|---|
| 朝食 | 麦入りご飯 味噌汁 | 米/押麦/水 | 45/5/75 |
| | | 水/小松菜/舞茸 | 120/20/10 |
| | | 和風だし | 0.4 |
| | | 淡みそ/赤みそ | 4/2 |
| | | Ca強化食品 | 0.5 |
| | | 食繊強化食品 | 1 |
| | いり鶏 | 鶏もも肉/人参/油 | 45/20/1 |
| | | ごぼう/いんげん | 15/10 |
| | | 和風/水/砂糖/醤油 | 1/30/2/2 |
| | なすと茗荷の甘酢和え | なす/茗荷/ごま油 | 50/8/1 |
| | | 砂糖/酢/塩 | 4/6/0.5 |
| | ふりかけ | さけふりかけ | 2.5 |
| | 牛乳 | 低脂肪乳 | 200 |
| 昼食 | ご飯 | 米/水 | 50/75 |
| | 中華スープ | 水/中華だし/塩 | 150/0.4/0.5 |
| | | 胡椒 | 0.01 |
| | | おろし生姜 | 0.5 |
| | | おろしニンニク | 0.5 |
| | | 薄口醤油/ごま油 | 1/0.5 |
| | | かに風味蒲鉾 | 15 |
| | | あおさ/冬瓜 | 0.3/20 |
| | ゴーヤーチャンプルー | にがり/卵/木綿豆腐 | 25/30/60 |
| | | 豚ばら肉/キャベツ | 30/50 |
| | | 長ねぎ | 20 |
| | | 油/砂糖/中華だし | 3/0.1/0.5 |
| | | 塩/醤油 | 0.3/3 |
| | もやしときゅうりのナムル | きゅうり/もやし/ハム | 15/20/10 |
| | | いりごま/酢/砂糖 | 1/3/1 |
| | | 醤油/ごま油 | 4/0.5 |
| | みつ豆 | フルーツみつ豆(缶詰) | 40 |
| 夕食 | ご飯 | 米/水 | 50/75 |
| | いわしハンバーグ | 鰯/長ねぎ/大葉 | 60/20/1 |
| | | 片栗粉/おろし生姜/酒 | 3/10/6 |
| | | 乾パン粉/卵/いりごま | 3/10/2 |
| | | 油/味醂 | 1/4 |
| | | 大根/パセリ | 40/2 |
| | 青梗菜としめじのソテー | チンゲンサイ | 45 |
| | | しめじ | 15 |
| | | 玉ねぎ/ハム/油 | 10/10/2 |
| | | コンソメ | 0.3 |
| | | 塩/胡椒 | 0.4/0.01 |
| | | 醤油 | 0.5 |
| | マセドアンサラダ | じゃがいも/玉ねぎ | 40/5 |
| | | 人参/きゅうり | 5/10 |
| | | フレンチドレッシング | 8 |
| | | 粒マスタード/塩 | 2/0.2 |
| | | 胡椒 | 0.01 |
| | 果物 | メロン | 40 |

| E…1,388 kcal | PFC…18:28:54 | |
|---|---|---|
| 食塩 8.1g | VA 468μg | VB₂ 1.18mg |
| Ca 759mg | VD 21.6μg | VC 142mg |
| Fe 8.3mg | VB₁ 0.83mg | 食繊 17.6g |

## 夏1　軟菜食

| | 料理名 | 食品名 | 1人分 正味重量 (g) |
|---|---|---|---|
| 朝食 | 麦入り軟飯 味噌汁 | 米/押麦/水 | 45/5/120 |
| | | 水/小松菜/えのき | 120/20/10 |
| | | 和風だし | 0.4 |
| | | 淡みそ/赤みそ | 4/2 |
| | | Ca強化食品 | 0.5 |
| | | 食繊強化食品 | 1 |
| | 鶏の信田煮 | ミートボール/人参 | 40/20 |
| | | いんげん/れんこん | 10/15 |
| | | 和風/水/砂糖 | 1/30/1/2 |
| | | 醤油 | 2 |
| | なすと茗荷の甘酢和え | なす/茗荷/ごま油 | 50/8/1 |
| | | 砂糖/酢/塩 | 4/6/0.5 |
| | ふりかけ | さけふりかけ | 2.5 |
| | 牛乳 | 低脂肪乳 | 200 |
| 昼食 | 軟飯 | 米/水 | 50/120 |
| | 中華スープ | 水/中華だし/塩 | 150/0.4/0.5 |
| | | 胡椒 | 0.01 |
| | | おろし生姜 | 0.5 |
| | | おろしニンニク | 0.5 |
| | | 薄口醤油/ごま油 | 1/0.5 |
| | | かに風味蒲鉾/あおさ | 15/0.3 |
| | | 冬瓜 | 20 |
| | ゴーヤーチャンプルー | にがり/卵 | 25/30 |
| | | 絹豆腐 | 60 |
| | | 豚肩ロース肉/キャベツ | 30/50 |
| | | 長ねぎ/油/砂糖 | 20/3/0.1 |
| | | 中華だし/塩/醤油 | 0.5/0.3/3 |
| | 小松菜と人参のナムル | 小松菜/人参 | 40/8 |
| | | ツナ缶詰 | 10 |
| | | いりごま/酢/砂糖 | 1/3/1 |
| | | 醤油/ごま油 | 4/0.5 |
| | 果物 | みかん・白桃(缶詰) | 20/20 |
| 夕食 | 軟飯 | 米/水 | 50/120 |
| | いわしハンバーグ | 鰯/長ねぎ/大葉 | 60/20/1 |
| | | 片栗粉/おろし生姜/酒 | 3/10/6 |
| | | 乾パン粉/卵/いりごま | 3/10/2 |
| | | 油/味醂/大根 | 1/4/40 |
| | | パセリ | 2 |
| | 青梗菜とえのきのソテー | チンゲンサイ/えのき | 45/15 |
| | | 玉ねぎ | 10 |
| | | ちくわ(介護)/油 | 10/2 |
| | | コンソメ/塩/胡椒 | 0.3/0.4/0.01 |
| | | 醤油 | 0.5 |
| | マセドアンサラダ | じゃがいも/玉ねぎ | 40/5 |
| | | 人参/きゅうり | 5/10 |
| | | フレンチドレッシング | 8 |
| | | 粒マスタード/塩/胡椒 | 2/0.2/0.01 |
| | 果物 | メロン | 40 |

| E…1,408 kcal | PFC…18:29:53 | |
|---|---|---|
| 食塩 8.0g | VA 600μg | VB₂ 1.25mg |
| Ca 822mg | VD 21.4μg | VC 147mg |
| Fe 9.9mg | VB₁ 0.93mg | 食繊 18.1g |

III

高齢者施設

## 夏1　マッシュ食

| 料理名 | 食品名 | 1人分正味重量(g) |
|---|---|---|
| **朝食** | | |
| 麦入りとろみかゆ | 米/押麦/水 | 45/5/313 |
| | とろみ調整 | 1 |
| 味噌汁 | 水/豆腐/和風だし | 120/20/0.4 |
| | 淡みそ/赤みそ | 4/2 |
| | Ca強化/食繊強化 | 0.5/1 |
| | とろみ調整 | 1 |
| 鶏の信田煮 | ミートボール/人参 | 40/20 |
| | えんどう(介護) | 15 |
| | 和風/水/砂糖 | 1/30/2 |
| | 醤油 | 2 |
| なすと茗荷の甘酢和え | なす/茗荷/ごま油 | 50/8/1 |
| | 砂糖/酢/塩 | 4/6/0.5 |
| | ゼリー① | 0.2 |
| のりつくだ煮 | 減塩Feのり佃煮 | 8 |
| 牛乳 | 低脂肪乳 | 200 |
| **昼食** | | |
| とろみかゆ | 米/水/とろみ調整 | 50/313/1 |
| 中華スープ | 水/中華だし/塩 | 150/0.4/0.5 |
| | 胡椒/おろし生姜 | 0.01/0.5 |
| | おろしニンニク/薄口醤油 | 0.5/1 |
| | ごま油/かに風味蒲鉾 | 0.5/15 |
| | あおさ/冬瓜 | 0.3/20 |
| | とろみ調整 | 1 |
| ゴーヤーチャンプルー | にがり/卵/絹豆腐 | 25/60/40 |
| | 豚ひき肉/キャベツ/長葱 | 15/50/20 |
| | 油/砂糖/中華だし | 3/0.1/0.5 |
| | 塩/醤油 | 0.3/3 |
| 小松菜と人参のナムル | 小松菜/人参 | 40/8 |
| | ツナ缶詰 | 10 |
| | いりごま/酢/砂糖 | 1/3/1 |
| | 醤油/ごま油 | 4/0.5 |
| 果物 | みかん・白桃(缶詰) | 20/20 |
| **夕食** | | |
| とろみかゆ | 米/水/とろみ調整 | 50/313/1 |
| いわしハンバーグ | 鰯/長ねぎ/大葉 | 60/20/1 |
| | 片栗粉/おろし生姜 | 3/10 |
| | 酒 | 6 |
| | 乾パン粉/卵/いりごま | 3/10/2 |
| | 油/味醂 | 1/4 |
| | 大根/パセリ | 40/2 |
| 青梗菜とえのきのソテー | チンゲンサイ/えのき | 45/15 |
| | 玉ねぎ | 10 |
| | ちくわ(介護)/油 | 10/2 |
| | コンソメ/塩/胡椒 | 0.3/0.4/0.01 |
| | 醤油 | 0.5 |
| マセドアンサラダ | じゃがいも/玉ねぎ | 40/5 |
| | 人参/きゅうり | 5/10 |
| | フレンチドレッシング | 8 |
| | 粒マスタード/塩/胡椒 | 2/0.2/0.01 |
| メロンゼリー | メロンゼリー | 40 |

E…1,458kcal　PFC…17:28:55

| | | |
|---|---|---|
| 食塩8.3g | VA 615μg | VB₂ 1.26mg |
| Ca 833mg | VD 22.6μg | VC 133mg |
| Fe 11.7mg | VB₁ 0.78mg | 食繊17.9g |

## 夏1　ムース食

| 料理名 | 食品名 | 1人分正味重量(g) |
|---|---|---|
| **朝食** | | |
| 麦入りかゆゼリー | 米/押麦/水 | 45/5/313 |
| | ゼリー② | 4.5 |
| 味噌汁ゼリー | 水/豆腐/和風だし | 120/20/0.4 |
| | 淡みそ/赤みそ | 4/2 |
| | Ca強化/食繊強化 | 0.5/1 |
| | ゼリー② | 1.6 |
| 鶏の信田煮 | 鶏肉/人参Ⓐ | 54/15 |
| | えんどう/和風/水 | 15/1/30 |
| | 砂糖/醤油 | 2/2 |
| なすと茗荷の甘酢和え | 白菜/人参Ⓐ | 45/5 |
| | ごま油/砂糖/酢/塩 | 1/4/6/0.5 |
| のりつくだ煮 | 減塩Feのり佃煮 | 8 |
| 牛乳 | 低脂肪乳 | 200 |
| **昼食** | | |
| かゆゼリー | 米/水/ゼリー② | 50/313/4.5 |
| 中華スープゼリー | 水/中華だし/塩 | 150/0.4/0.5 |
| | 胡椒/おろし生姜 | 0.01/0.5 |
| | おろしニンニク | 0.5 |
| | 薄口醤油/ごま油 | 1/0.5 |
| | かに風味蒲鉾 | 15 |
| | 冬瓜/ゼリー③ | 20/1.6 |
| ゴーヤチャンブルー | にがり/キャベツ | 25/50 |
| | ゼリー③/卵/ゼリー③ | 0.9/30/0.6 |
| | 豚ばら肉/ゼリー③ | 30/0.6 |
| | 長ねぎ/ゼリー③ | 20/0.3 |
| | 絹豆腐/油/砂糖 | 60/3/0.1 |
| | 中華だし/塩/醤油 | 0.5/0.3/3 |
| もやしときゅうりのナムル | きゅうり/もやし/ハム | 15/20/10 |
| | いりごま/酢/砂糖 | 1/3/1 |
| | 醤油/ごま油 | 4/0.5 |
| | ゼリー③ | 0.6 |
| ピーチゼリー | ピーチゼリー | 40 |
| **夕食** | | |
| かゆゼリー | 米/水/ゼリー② | 50/313/4.5 |
| いわしハンバーグ | 鰯/ねぎ/大葉/醤油 | 60/20/1/4 |
| | 片栗粉/おろし生姜/酒 | 3/10/6 |
| | 乾パン粉/卵/いりごま | 3/10/2 |
| | 油/味醂/ゼリー③ | 1/4/1.6 |
| | 大根/ゼリー③/パセリ | 40/0.5/2 |
| 青梗菜としめじのソテー | チンゲンサイ/しめじ | 45/15 |
| | 玉ねぎ/ハム/油 | 10/10/2 |
| | コンソメ/塩/胡椒 | 0.3/0.4/0.01 |
| | 醤油/ゼリー③ | 0.5/1 |
| マセドアンサラダ | じゃがいも/ゼリー③ | 40/0.7 |
| | 玉ねぎ/きゅうり | 5/10 |
| | ゼリー③/人参 | 0.2/5 |
| | ゼリー③/フレンチドレッシング | 0.1/8 |
| | 粒マスタード | 2 |
| | 塩/胡椒 | 0.2/0.01 |
| メロンムース | 赤メロンⒶ | 40 |

E…1,596kcal　PFC…16:28:56

| | | |
|---|---|---|
| 食塩8.6g | VA 369μg | VB₂ 1.11mg |
| Ca 918mg | VD 21.1μg | VC 126mg |
| Fe 13.6mg | VB₁ 0.79mg | 食繊18.2g |

## 夏2　常食

| 料理名 | 食品名 | 1人分正味重量(g) |
|---|---|---|
| **朝食** | | |
| ご飯 | 米/水 | 50/75 |
| 味噌汁 | 水/麩/カットわかめ | 120/2個/0.2 |
| | 和風だし | 0.4 |
| | 淡みそ/赤みそ | 4/2 |
| | Ca強化食品 | 0.5 |
| | 食繊強化食品 | 1 |
| おろし納豆 | 挽割納豆/大根 | 40/20 |
| | 長ねぎ/粉からし/水 | 5/0.5/1 |
| | 醤油 | 1 |
| 野菜炒め | キャベツ/もやし | 60/20 |
| | 玉ねぎ | 20 |
| | 人参/椎茸/ベーコン | 10/5/3 |
| | きぬさや/油/塩 | 10/7/0.4 |
| | 胡椒/醤油 | 0.01/2 |
| 果物 | バナナ | 45 |
| 牛乳 | 低脂肪乳 | 200 |
| **昼食** | | |
| ざるそば | 乾そば/のり/長ねぎ | 60/0.5/10 |
| | 粉わさび/水/和風だし | 0.3/3/0.3 |
| | 醤油/味醂 | 8/8 |
| かき揚げ | 玉ねぎ/人参 | 20/5 |
| | 糸みつば | 2 |
| | 干えび/ししとう/卵 | 2/7/8 |
| | 薄力粉/油 | 10/7 |
| 人参と椎茸のずんだあえ | 人参/椎茸 | 20/10 |
| | つきこんにゃく/枝豆 | 10/25 |
| | 木綿豆腐/塩/砂糖 | 15/0.1/2 |
| | 醤油 | 2 |
| 果物 | すいか | 40 |
| **夕食** | | |
| オムライス | 米/水 | 62.5/94 |
| | 玉ねぎ/人参 | 20/10 |
| | 鶏豚合挽肉 | 30 |
| | マーガリン | 5 |
| | 粉パプリカ/油 | 0.2/3 |
| | コンソメ/塩/胡椒 | 0.5/0.2/0.01 |
| | 卵/デミグラスソース | 30/20 |
| | 赤ワイン | 2 |
| | マッシュルーム(水煮) | 5 |
| | グリンピース(冷凍) | 5 |
| パンプキンポタージュ | かぼちゃ/じゃがいも | 20/10 |
| | 玉ねぎ | 20 |
| | コンソメ/水 | 2/70 |
| | 低脂肪乳 | 40 |
| | 植物性生クリーム | 5 |
| | 乾パセリ | 0.01 |
| トマトとじゃことと大葉の和風サラダ | トマト/しらす干/大葉 | 50/8/0.5 |
| | 和風ドレッシング | 8 |
| マスカットゼリー | マスカットゼリーの素 | 16 |
| | 水 | 80 |

E…1,580kcal　PFC…15:27:58

| | | |
|---|---|---|
| 食塩8.4g | VA 579μg | VB₂ 1.05mg |
| Ca 641mg | VD 1.9μg | VC 126mg |
| Fe 6.9mg | VB₁ 0.87mg | 食繊17.8g |

## 夏2　軟菜食

| | 料理名 | 食品名 | 1人分 正味重量 (g) |
|---|---|---|---|
| 朝食 | 軟飯 | 米/水 | 50/120 |
| | 味噌汁 | 水/麩/あおさ | 120/2個/0.2 |
| | | 和風だし | 0.4 |
| | | 淡みそ/赤みそ | 4/2 |
| | | Ca強化食品 | 0.5 |
| | | 食繊強化食品 | 1 |
| | おろし納豆 | 挽割納豆/大根 | 40/20 |
| | | 長ねぎ/粉からし/水 | 5/0.5/1 |
| | | 醤油 | 1 |
| | 野菜炒め | キャベツ/玉ねぎ | 70/30 |
| | | 人参/えのき | 10/5 |
| | | ツナ缶詰 | 5 |
| | | きぬさや/油/塩 | 10/7/0.4 |
| | | 胡椒/醤油 | 0.01/2 |
| | 果物 | バナナ | 45 |
| | 牛乳 | 低脂肪乳 | 200 |
| 昼食 | ざるそば | 乾そば/のり/長ねぎ | 60/0.5/10 |
| | | 粉わさび/水/和風だし | 0.3/40/0.3 |
| | | 醤油/味醂 | 8/8 |
| | かき揚げ | 玉ねぎ/人参 | 20/5 |
| | | 糸みつば | 2 |
| | | しらす干/ピーマン/卵 | 2/10/8 |
| | | 薄力粉/油 | 10/7 |
| | 人参と椎茸のずんだ和え | 人参/椎茸 | 20/10 |
| | | しらたき/枝豆 | 10/25 |
| | | 絹豆腐/塩/砂糖 | 15/0.1/2 |
| | | 醤油 | 2 |
| | 果物 | すいか | 40 |
| 夕食 | オムライス（軟飯） | 米/水 | 63/150 |
| | | 玉ねぎ/人参 | 20/10 |
| | | 鶏豚合挽肉 | 30 |
| | | マーガリン | 5 |
| | | 粉パプリカ/油 | 0.2/3 |
| | | コンソメ/塩/胡椒 | 0.5/0.2/0.01 |
| | | 卵/デミグラスソース | 30/20 |
| | | 赤ワイン | 2 |
| | | マッシュルーム（水煮） | 5 |
| | | グリンピース（冷凍） | 5 |
| | パンプキンポタージュ | かぼちゃ/じゃがいも | 20/10 |
| | | 玉ねぎ | 20 |
| | | コンソメ/水 | 2/70 |
| | | 低脂肪乳 | 40 |
| | | 生クリーム（植物性） | 5 |
| | | 乾パセリ | 0.01 |
| | トマトとじゃこと大葉の和風サラダ | トマト/しらす干/大葉 | 50/8/0.5 |
| | | 和風ドレッシング | 8 |
| | マスカットゼリー | マスカットゼリーの素 | 16 |
| | | 水 | 80 |

E…1,569kcal　PFC…15:27:58

| | | |
|---|---|---|
| 食塩 8.3g | VA 584μg | VB$_2$ 1.05mg |
| Ca 608mg | VD 2.3μg | VC 131mg |
| Fe 7.1mg | VB$_1$ 0.87mg | 食繊 17.8g |

## 夏2　マッシュ食

| | 料理名 | 食品名 | 1人分 正味重量 (g) |
|---|---|---|---|
| 朝食 | とろみかゆ | 米/水 | 50/313 |
| | | とろみ調整 | 1 |
| | 味噌汁 | 水/麩/あおさ | 120/2個/0.2 |
| | | 和風だし | 0.4 |
| | | 淡みそ/赤みそ | 4/2 |
| | | Ca強化食品 | 0.5 |
| | | 食繊強化食品 | 1 |
| | | とろみ調整 | 1 |
| | 豆腐のみぞれ煮 | 絹ごし豆腐/大根 | 50/60 |
| | | 和風/水/砂糖 | 1/40/0.4 |
| | | 醤油/味醂 | 1/1 |
| | 野菜炒め | キャベツ/玉ねぎ | 70/30 |
| | | 人参/えのき | 10/5 |
| | | ツナ缶詰 | 5 |
| | | きぬさや/油/塩 | 10/7/0.4 |
| | | 胡椒/醤油 | 0.01/2 |
| | 果物 | おろしバナナ | 50 |
| | 牛乳 | 低脂肪乳 | 200 |
| 昼食 | とろみかゆ | 米/水 | 50/313 |
| | | とろみ調整 | 1 |
| | たいみそ | たいみそ | 8 |
| | 鮭の塩焼き | サーモントラウト/塩 | 60/0.5 |
| | | 油/大根 | 0.7/30 |
| | | 醤油/レモン | 3/10 |
| | 人参と椎茸のずんだ和え | 人参/椎茸 | 20/10 |
| | | しらたき/枝豆 | 10/25 |
| | | 絹豆腐/塩/砂糖 | 15/0.1/2 |
| | | 醤油 | 2 |
| | ブルーベリーゼリー | ブルーベリーゼリー | 50 |
| 夕食 | とろみかゆ | 米/水 | 50/313 |
| | | とろみ調整 | 1 |
| | オムレツ | 鶏豚合挽肉/マーガリン | 15/5 |
| | | コンソメ | 0.5 |
| | | 塩/胡椒 | 0.2/0.01 |
| | | 卵/油 | 50/3 |
| | | デミグラスソース | 20 |
| | | 赤ワイン | 2 |
| | | グリンピース（冷凍） | 5 |
| | パンプキンポタージュ | かぼちゃ | 20 |
| | | じゃがいも/玉ねぎ | 10/20 |
| | | コンソメ/水 | 2/70 |
| | | 低脂肪乳 | 40 |
| | | 生クリーム（植物性） | 5 |
| | | 粉パセリ | 0.01 |
| | トマトとじゃこと大葉の和風サラダ | トマト/しらす干/大葉 | 50/8/0.5 |
| | | 和風ドレッシング | 8 |
| | | ゼリー③ | 0.8 |
| | ぶどうゼリー | ぶどうゼリー | 40 |

E…1,453kcal　PFC…16:28:56

| | | |
|---|---|---|
| 食塩 7.3g | VA 508μg | VB$_2$ 0.95mg |
| Ca 632mg | VD 9.5μg | VC 92mg |
| Fe 7.2mg | VB$_1$ 0.78mg | 食繊 14.0g |

## 夏3　常食

| | 料理名 | 食品名 | 1人分 正味重量 (g) |
|---|---|---|---|
| 朝食 | 胚芽食パン | 胚芽食パン（8枚切） | 90 |
| | いちごジャム | いちごジャム | 15 |
| | ポトフ | 水/ウィンナー | 150/27 |
| | | キャベツ | 50 |
| | | 人参/ブロッコリー | 20/15 |
| | | 玉ねぎ/コンソメ | 10/0.6 |
| | | 塩/胡椒 | 0.3/0.01 |
| | | 中華だし | 0.5 |
| | スクランブルエッグ | 卵/ミックスベジタブル | 40/15 |
| | | 低脂肪乳/塩/砂糖 | 0.3/2/3 |
| | | 油/トマトケチャップ | 3/3 |
| | 果物 | キウイフルーツ | 42 |
| | ヨーグルト | 脱脂加糖ヨーグルト | 82 |
| 昼食 | ご飯 | 米/水 | 50/75 |
| | 味噌汁 | 水/かぼちゃ | 120/20 |
| | | きぬさや/和風だし | 5/0.4 |
| | | 淡みそ/赤みそ | 4/2 |
| | | Ca強化食品 | 0.5 |
| | | 食繊強化食品 | 1 |
| | 鯵の南蛮漬け | あじ骨無/塩/胡椒 | 60/0.2/0.05 |
| | | 片栗粉/油/玉ねぎ | 4/8/20 |
| | | 赤パプリカ/黄パプリカ | 6/6 |
| | | 和風/水/砂糖/酢 | 0.2/15/3/5 |
| | | 醤油/味醂 | 4/2 |
| | | 七味とうがらし | 0.1 |
| | 冬瓜のえびあんかけ | とうがん/むきえび | 50/20 |
| | | 和風/水/塩 | 0.3/40/0.2 |
| | | 片栗粉/糸みつば | 2/2 |
| | 果物 | 白桃（缶詰） | 40 |
| 夕食 | ご飯 | 米/水 | 50/75 |
| | 味噌汁 | 水/大根/大根の葉 | 120/15/5 |
| | | 和風だし | 0.4 |
| | | 淡みそ/赤みそ | 4/2 |
| | | Ca強化食品 | 0.5 |
| | | 食繊強化食品 | 1 |
| | 蒸し鶏の胡麻だれかけ | 若鶏もも肉皮無/塩 | 60/0.3 |
| | | 酒/おろし生姜 | 3/1 |
| | | ごまドレッシング | 20 |
| | | もやし | 30 |
| | | きゅうり/トマト | 20/20 |
| | | 長ねぎ | 10 |
| | モロヘイヤの海苔和え | モロヘイヤ/刻みのり | 40/0.2 |
| | | 和風/水/醤油 | 0.2/3/3 |
| | | 砂糖 | 0.3 |
| | ジャーマンポテト | じゃがいも/玉ねぎ | 30/15 |
| | | ピーマン | 8 |
| | | ハム/油/塩 | 10/2/0.5 |
| | | 胡椒/コンソメ | 0.01/0.1 |

E…1,507kcal　PFC…16:31:53

| | | |
|---|---|---|
| 食塩 8.3g | VA 656μg | VB$_2$ 0.96mg |
| Ca 640mg | VD 3.3μg | VC 162mg |
| Fe 6.5mg | VB$_1$ 0.77mg | 食繊 17.5g |

## 夏3 軟菜食

| 食事 | 料理名 | 食品名 | 1人分正味重量(g) |
|---|---|---|---|
| 朝食 | 耳なし胚芽食パン | 胚芽食パン(8枚切耳無) | 90 |
| | いちごジャム | いちごジャム | 15 |
| | ポトフ | 水/ウィンナー(皮無) | 150/27 |
| | | キャベツ/人参 | 50/20 |
| | | ブロッコリー | 15 |
| | | 玉ねぎ/コンソメ | 10/0.6 |
| | | 塩/胡椒 | 0.3/0.01 |
| | | 中華だし | 0.5 |
| | スクランブルエッグ | 卵/トマト | 40/15 |
| | | 低脂肪乳/塩/砂糖 | 10/0.3/2 |
| | | 油/トマトケチャップ | 3/3 |
| | 果物 | キウイフルーツ | 42 |
| | ヨーグルト | 脱脂加糖ヨーグルト | 80 |
| 昼食 | 軟飯 | 米/水 | 50/120 |
| | 味噌汁 | 水/かぼちゃ | 120/20 |
| | | きぬさや/和風だし | 5/0.4 |
| | | 淡みそ/赤みそ | 4/2 |
| | | Ca強化食品 | 0.5 |
| | | 食繊強化食品 | 1 |
| | 鮭の南蛮漬け | サーモントラウト骨無 | 60 |
| | | 塩/胡椒/片栗粉 | 0.2/0.05/4 |
| | | 油/玉ねぎ | 8/20 |
| | | 赤パプリカ/黄パプリカ | 6/6 |
| | | ピーマン/和風/水 | 10/0.2/15 |
| | | 砂糖/酢 | 3/5 |
| | | 醤油/味醂 | 4/2 |
| | | 七味とうがらし | 0.1 |
| | 冬瓜のかにあんかけ | とうがん/かに風味蒲鉾 | 50/20 |
| | | 和風/水/塩/片栗粉 | 0.3/40/0.2/2 |
| | | 糸みつば | 2 |
| | 果物 | 白桃(缶詰) | 40 |
| 夕食 | 軟飯 | 米/水 | 50/120 |
| | 味噌汁 | 水/大根/大根の葉 | 120/15/5 |
| | | 和風だし | 0.4 |
| | | 淡みそ/赤みそ | 4/2 |
| | | Ca強化食品 | 0.5 |
| | | 食繊強化食品 | 1 |
| | 蒸し鶏の胡麻だれかけ | 若鶏挽肉/玉ねぎ/卵 | 40/20/15 |
| | | 塩/胡椒/乾パン粉 | 0.4/0.1/6 |
| | | 長いも/胡椒 | 10/1 |
| | | ごまドレッシング/白菜 | 20/30 |
| | | きゅうり/トマト/長ねぎ | 20/20/10 |
| | モロヘイヤの海苔和え | モロヘイヤ/刻みのり | 40/0.2 |
| | | 和風/水/醤油 | 0.2/3/3 |
| | | 砂糖 | 0.3 |
| | ジャーマンポテト | じゃがいも/玉ねぎ | 30/15 |
| | | ピーマン/油/塩 | 8/2/0.5 |
| | | 胡椒/コンソメ | 0.01/0.1 |

E…1,590kcal PFC…14:33:53

| | | |
|---|---|---|
| 食塩 8.4g | VA 797μg | VB₂ 0.99mg |
| Ca 727mg | VD 8.9μg | VC 200mg |
| Fe 6.7mg | VB₁ 0.99mg | 食繊 18.9g |

## 夏3 マッシュ食

| 食事 | 料理名 | 食品名 | 1人分正味重量(g) |
|---|---|---|---|
| 朝食 | 耳なし胚芽食パンかゆ | 胚芽食パン(8枚切耳無) | 60 |
| | | 低脂肪乳/砂糖 | 150/5 |
| | いちごジャム | いちごジャム | 15 |
| | ポトフ | 水/豚肉Ⓐ/キャベツⒶ | 150/30/50 |
| | | にんじんⒶ/ブロッコリーⒶ | 20/15 |
| | | 玉ねぎⒶ | 10 |
| | | コンソメ/塩/胡椒 | 0.6/0.3/0.01 |
| | | 中華だし/とろみ調整 | 0.5/1 |
| | スクランブルエッグ | 卵/トマト | 40/15 |
| | | 低脂肪乳/塩/砂糖 | 0.3/2/3 |
| | | 油/トマトケチャップ | 3/3 |
| | ハスカップゼリー | ハスカップゼリー | 50 |
| | ヨーグルト | 脱脂加糖ヨーグルト | 80 |
| 昼食 | とろみかゆ | 米/水/とろみ調整 | 50/313/1 |
| | 味噌汁 | 水/かぼちゃ | 120/20 |
| | | きぬさや/和風だし | 5/0.4 |
| | | 淡みそ/赤みそ | 4/2 |
| | | Ca強化/食繊強化 | 0.5/1 |
| | | とろみ調整 | 1 |
| | 鮭の南蛮漬け | サーモントラウト骨無 | 60 |
| | | 塩/胡椒/片栗粉 | 0.2/0.05/4 |
| | | 油/玉ねぎ | 8/20 |
| | | 赤パプリカ/黄パプリカ | 6/6 |
| | | ピーマン/和風だし/水 | 10/0.2/15 |
| | | 砂糖/酢/醤油 | 3/5/4 |
| | | 味醂/七味唐辛子 | 2/0.1 |
| | 冬瓜のかにあんかけ | とうがん/かに風味蒲鉾 | 50/20 |
| | | 和風/水/塩/片栗粉 | 0.3/40/0.2/2 |
| | | 糸みつば | 2 |
| | 果物 | 白桃缶詰/とろみ調整 | 40/1 |
| 夕食 | とろみかゆ | 米/水/とろみ調整 | 50/313/1 |
| | 味噌汁 | 水/大根/和風だし | 120/15/0.4 |
| | | 淡みそ/赤みそ | 4/2 |
| | | Ca強化/食繊強化 | 0.5/1 |
| | | とろみ調整 | 1 |
| | 蒸し鶏の胡麻だれかけ | 若鶏挽肉(2度挽) | 40 |
| | | 玉ねぎ/卵/塩 | 20/15/0.4 |
| | | 胡椒/乾パン粉/長いも | 0.1/6/10 |
| | | 醤油 | 1 |
| | | ごまドレッシング/白菜 | 20/30 |
| | | きゅうり/長ねぎ | 20/10 |
| | | ゼリー①/トマト/ゼリー③ | 0.6/20/0.3 |
| | モロヘイヤの海苔和え | モロヘイヤ/刻みのり | 40/0.2 |
| | | 和風/水/醤油 | 0.2/3/3 |
| | | 砂糖/ゼリー③ | 0.3/0.5 |
| | ジャーマンポテト | じゃがいも/玉ねぎ | 30/15 |
| | | ピーマン/油/塩 | 8/2/0.5 |
| | | 胡椒/コンソメ | 0.01/0.1 |

E…1,654kcal PFC…15:30:55

| | | |
|---|---|---|
| 食塩 8.7g | VA 720μg | VB₂ 1.19mg |
| Ca 1,002mg | VD 8.7μg | VC 256mg |
| Fe 10.7mg | VB₁ 0.78mg | 食繊 24.5g |

## 秋1 常食

| 食事 | 料理名 | 食品名 | 1人分正味重量(g) |
|---|---|---|---|
| 朝食 | 食パン | 食パン(8枚切) | 90 |
| | いちごジャム | いちごジャム | 15 |
| | ミネストローネ | マカロニ/ベーコン | 3/5 |
| | | じゃがいも | 12 |
| | | 玉ねぎ/人参 | 12/8 |
| | | 水煮大豆 | 8 |
| | | コンソメ | 0.8 |
| | | トマトケチャップ | 10 |
| | | トマトピューレ | 10 |
| | | ウスターソース/砂糖 | 2/2 |
| | | 食塩/粉パセリ | 0.1/0.01 |
| | ほうれんそうのソテー | ほうれん草/玉ねぎ | 50/20 |
| | | コーン(缶詰)/油 | 8/4 |
| | | コンソメ | 0.2 |
| | | 塩/胡椒 | 0.3/0.01 |
| | 果物 | バナナ | 45 |
| | 牛乳 | 低脂肪乳 | 200 |
| 昼食 | ご飯 | 米/水 | 50/75 |
| | 味噌汁 | 水/大根/白菜 | 120/15/15 |
| | | 和風だし | 0.4 |
| | | 淡みそ/赤みそ | 4/2 |
| | | Ca強化食品 | 0.5 |
| | | 食繊強化食品 | 1 |
| | 鶏のから揚げ | 若鶏もも肉皮無/塩 | 60/0.3 |
| | | 胡椒/卵 | 0.01/5 |
| | | おろし生姜/酒 | 1/4 |
| | | 薄力粉/片栗粉/油 | 7/3/5 |
| | | レモン/キャベツ | 10/20 |
| | | トマト | 10 |
| | ひじき煮 | 長ひじき/人参 | 7/10 |
| | | 油揚げ | 3 |
| | | 和風/水/砂糖 | 0.3/40/2 |
| | | 醤油/酒 | 4/1 |
| | 卵豆腐 | 卵豆腐 | 40 |
| 夕食 | ご飯 | 米/水 | 50/75 |
| | 秋刀魚のかば焼き | さんま骨無/塩/酒 | 60/0.2/8 |
| | | 薄力粉/油/酒 | 6/5/6 |
| | | 味醂/砂糖 | 3/1 |
| | | 醤油 | 3 |
| | | 卵/砂糖/塩 | 20/1/0.1 |
| | | 和風/水/ししとう | 0.2/6/15 |
| | さつまいものレーズン煮 | さつまいも/塩 | 50/0.2 |
| | | レーズン/マーガリン | 3/1 |
| | | 砂糖 | 4 |
| | 青梗菜のきつね和え | チンゲンサイ/油揚げ | 50/3 |
| | | 和風/水 | 0.2/3 |
| | | 薄口醤油 | 3 |
| | 果物 | ぶどう | 40 |

E…1,583kcal PFC…16:29:55

| | | |
|---|---|---|
| 食塩 8.4g | VA 626μg | VB₂ 1.20mg |
| Ca 708mg | VD 10.4μg | VC 91mg |
| Fe 10.7mg | VB₁ 0.71mg | 食繊 18.8g |

## 秋1　軟菜食

| | 料理名 | 食品名 | 1人分正味重量(g) |
|---|---|---|---|
| 朝食 | 耳なし食パン | 食パン(8枚切耳無) | 60 |
| | いちごジャム | いちごジャム | 15 |
| | ミネストローネ | マカロニ/じゃがいも | 3/12 |
| | | 玉ねぎ/人参 | 12/8 |
| | | ソフト水煮大豆 | 8 |
| | | コンソメ | 0.8 |
| | | トマトケチャップ | 10 |
| | | トマトピューレ | 10 |
| | | ウスターソース/砂糖 | 2/2 |
| | | 塩/粉パセリ | 0.1/0.01 |
| | ほうれんそうのソテー | ほうれん草/玉ねぎ | 50/20 |
| | | 黄ピーマン/油 | 8/4 |
| | | コンソメ | 0.2 |
| | | 塩/胡椒 | 0.3/0.01 |
| | 果物 | バナナ | 45 |
| | 牛乳 | 低脂肪乳 | 200 |
| 昼食 | 軟飯 | 米/水 | 50/120 |
| | 味噌汁 | 水/大根/白菜 | 120/15/15 |
| | | 和風だし | 0.4 |
| | | 淡みそ/赤みそ | 4/2 |
| | | Ca強化食品 | 0.5 |
| | | 食繊強化食品 | 1 |
| | 鶏のから揚げ | 鶏挽肉(2度挽) | 30 |
| | | 絹豆腐/塩/胡椒 | 30/0.3/0.01 |
| | | 卵/おろし生姜/酒 | 5/1/4 |
| | | 薄力粉/片栗粉/油 | 7/3/5 |
| | | レモン/キャベツ | 10/20 |
| | | トマト | 10 |
| | ひじき煮 | 長ひじき/人参 | 7/10 |
| | | やわらかさつま揚 | 8 |
| | | 和風/水/砂糖 | 0.3/40/2 |
| | | 醤油/酒 | 4/1 |
| | 卵豆腐 | 卵豆腐 | 40 |
| 夕食 | 軟飯 | 米/水 | 50/120 |
| | 秋刀魚のかば焼き | さんま(骨無)/塩/酒 | 60/0.2/8 |
| | | 薄力粉/油/酒 | 6/5/6 |
| | | 味醂/砂糖 | 3/1 |
| | | 醤油 | 3 |
| | | 卵/砂糖/塩 | 20/1/0.1 |
| | | 和風/水/いんげん | 0.2/6/15 |
| | さつまいものレーズン煮 | さつまいも/塩 | 50/0.2 |
| | | レーズン/マーガリン | 3/1 |
| | | 砂糖 | 4 |
| | 青梗菜とさつま揚げの和え物 | チンゲンサイ | 50 |
| | | やわらかさつま揚 | 8 |
| | | 和風/水 | 0.2/3 |
| | | 薄口醤油 | 3 |
| | 果物 | ぶどう | 40 |

E…1,493kcal　PFC…14:30:56

| | | |
|---|---|---|
| 食塩 7.8g | VA 628μg | VB₂ 1.12mg |
| Ca 762mg | VD 10.5μg | VC 90mg |
| Fe 10.3mg | VB₁ 0.62mg | 食繊 15.7g |

## 秋1　マッシュ食

| | 料理名 | 食品名 | 1人分正味重量(g) |
|---|---|---|---|
| 朝食 | パンがゆ | 食パン(8枚切耳無) | 60 |
| | | 低脂肪乳/砂糖 | 150/5 |
| | いちごジャム | いちごジャム | 15 |
| | ミネストローネ | じゃがいも | 10 |
| | | 玉ねぎ④ | 10 |
| | | にんじん/豚肉④ | 10/10 |
| | | ブロッコリー④ | 10 |
| | | コンソメ | 2 |
| | | トマトケチャップ | 20 |
| | | ウスターソース/砂糖 | 2/2 |
| | | 塩/とろみ調整 | 0.1/1 |
| | ほうれんそうのソテー | ほうれん草/玉ねぎ | 50/20 |
| | | 黄ピーマン/油 | 8/4 |
| | | コンソメ | 0.2 |
| | | 塩/胡椒 | 0.3/0.01 |
| | 果物 | 加工済おろしバナナ | 50 |
| | 牛乳 | 低脂肪乳 | 200 |
| 昼食 | とろみがゆ | 米/水 | 50/313 |
| | | ゼリー② | 1 |
| | 鶏のから揚げ | 鶏挽肉(2度挽) | 30 |
| | | 絹豆腐/塩/胡椒 | 30/0.3/0.01 |
| | | 卵/おろし生姜/酒 | 5/1/4 |
| | | 薄力粉/片栗粉/油 | 7/3/5 |
| | | レモン/キャベツ | 10/20 |
| | | トマト | 10 |
| | | ゼリー③ | 0.2 |
| | ひじき煮 | 長ひじき/人参 | 7/10 |
| | | やわらかさつま揚 | 8 |
| | | 和風/水/砂糖 | 0.3/40/2 |
| | | 醤油/酒 | 4/1 |
| | 卵豆腐 | 卵豆腐 | 40 |
| 夕食 | とろみがゆ | 米/水 | 50/313 |
| | | ゼリー② | 1 |
| | 秋刀魚のかば焼き | さんま(介護) | 60 |
| | | 薄力粉/油/酒 | 6/5/6 |
| | | 味醂/砂糖 | 3/1 |
| | | 醤油 | 3 |
| | | 卵/砂糖/塩 | 20/1/0.1 |
| | | 和風/水/いんげん | 0.2/6/15 |
| | さつまいものレーズン煮 | さつまいも/塩 | 50/0.2 |
| | | レーズン | 3 |
| | | マーガリン | 1 |
| | | 砂糖 | 4 |
| | 青梗菜とさつま揚げの和え物 | チンゲンサイ | 50 |
| | | やわらかさつま揚 | 8 |
| | | 和風/水 | 0.2/3 |
| | | 薄口醤油 | 3 |
| | ぶどうゼリー | ぶどうゼリー | 40 |

E…1,608kcal　PFC…14:28:58

| | | |
|---|---|---|
| 食塩 8.0g | VA 610μg | VB₂ 1.22mg |
| Ca 978mg | VD 0.9μg | VC 81mg |
| Fe 10.5mg | VB₁ 0.62mg | 食繊 16.5g |

## 秋1　ムース食

| | 料理名 | 食品名 | 1人分正味重量(g) |
|---|---|---|---|
| 朝食 | パンゼリー | 食パン(8枚切耳無) | 50 |
| | | 低脂肪乳/砂糖 | 200/10 |
| | | ゼリー③ | 2.75 |
| | いちごジャム | いちごジャム | 15 |
| | トマトサラダ | トマトゼリー | 18 |
| | | ブロッコリー④ | 1個 |
| | | シーザードレッシング | 6 |
| | ほうれんそうのソテー | ほうれん草④ | 50 |
| | | たまねぎ④/にんじん④ | 20/5 |
| | | コンソメ/塩/胡椒 | 0.2/0.3/0.01 |
| | | 片栗粉 | 0.3 |
| | 果物 | バナナ④ | 35 |
| | 牛乳 | 低脂肪乳 | 200 |
| 昼食 | かゆゼリー | 米/水 | 50/313 |
| | | ゼリー② | 4.5 |
| | 鶏のから揚げ | 若鶏もも肉皮無/塩 | 60/0.3 |
| | | 胡椒/卵/おろし生姜 | 0.01/5/1 |
| | | 酒/薄力粉/片栗粉 | 4/7/3 |
| | | 油/ゼリー③ | 5/1.2 |
| | | レモン/キャベツ | 10/20 |
| | | ゼリー③/トマト | 0.2/10 |
| | ひじき煮 | ゼリー③ | 0.2 |
| | | 長ひじき/ゼリー③ | 7/0.4 |
| | | 人参/刻み油揚げ | 10/3 |
| | | ゼリー③ | 0.2 |
| | | 和風/水/砂糖 | 0.3/40/2 |
| | | 醤油/酒 | 4/1 |
| | 卵豆腐 | 卵豆腐 | 40 |
| 夕食 | かゆゼリー | 米/水 | 50/313 |
| | | ゼリー② | 4.5 |
| | 秋刀魚のかば焼き | さんま骨無/塩/酒 | 60/0.2/8 |
| | | 薄力粉/油/酒 | 6/5/6 |
| | | 味醂/砂糖 | 3/1 |
| | | 醤油 | 3 |
| | | ゼリー③ | 1.2 |
| | | 卵/砂糖/塩 | 20/1/0.1 |
| | | ゼリー③ | 0.3 |
| | | ししとう | 15 |
| | | ゼリー③ | 0.2 |
| | さつまいものレーズン煮 | さつまいも/塩 | 50/0.2 |
| | | レーズン/マーガリン | 3/1 |
| | | 砂糖 | 4 |
| | | ゼリー③ | 0.9 |
| | 青梗菜のきつね和え | チンゲンサイ/油揚げ | 50/3 |
| | | 和風/水 | 0.2/3 |
| | | 薄口醤油 | 3 |
| | | ゼリー③ | 0.7 |
| | ぶどうゼリー | ぶどうゼリー | 40 |

E…1,711kcal　PFC…15:30:55

| | | |
|---|---|---|
| 食塩 6.4g | VA 516μg | VB₂ 1.53mg |
| Ca 1,020mg | VD 10.6μg | VC 125mg |
| Fe 14.0mg | VB₁ 0.61mg | 食繊 16.0g |

## 秋2 常食

| | 料理名 | 食品名 | 1人分正味重量(g) |
|---|---|---|---|
| 朝食 | 麦入りご飯 | 米/押麦/水 | 45/5/75 |
| | 味噌汁 | 水/なす/麩 | 120/25/0.5 |
| | | 和風だし | 0.4 |
| | | 淡みそ/赤みそ | 4/2 |
| | | Ca強化食品 | 0.5 |
| | | 食繊強化食品 | 1 |
| | にら玉 | 玉ねぎ/にら/卵 | 10/15/50 |
| | | 薄口醤油/油 | 2/4 |
| | 長いもの白煮 | 長いも/人参 | 45/15 |
| | | 和風/水 | 0.5/30 |
| | | 薄口醤油 | 3 |
| | | 味醂/酒/砂糖 | 1/1/1.5 |
| | | きぬさや | 3 |
| | ふりかけ | しそふりかけ | 2.5 |
| | 牛乳 | 低脂肪乳 | 200 |
| 昼食 | ドライカレー | 米/水 | 62/75 |
| | | 牛豚合挽肉/玉ねぎ | 60/30 |
| | | おろしニンニク | 1 |
| | | おろし生姜 | 1 |
| | | 人参/レーズン/塩 | 10/10/0.1 |
| | | 胡椒/固形ブイヨン | 0.01/0.5 |
| | | 中濃ソース | 2 |
| | | トマトケチャップ | 5 |
| | | 砂糖/カレー粉 | 1/4 |
| | | グリンピース冷凍/卵 | 5/30 |
| | コールスローサラダ | キャベツ/人参 | 30/10 |
| | | ハム/プロセスチーズ | 10/5 |
| | | フレンチドレッシング | 8 |
| | コーヒーゼリー | コーヒーゼリーの素 | 8 |
| | | 砂糖 | 0.2 |
| | | インスタントコーヒー | 0.05 |
| | | 水/ホイップクリーム | 70/5 |
| | 野菜ジュース | 野菜ジュース | 125 |
| 夕食 | ご飯 | 米/水 | 50/75 |
| | 鮭の更紗蒸し | サーモントラウト(骨無) | 60 |
| | | 人参/玉ねぎ/椎茸 | 15/15/10 |
| | | だし昆布/和風/水 | 0.1/0.3/20 |
| | | 醤油/味醂 | 4/4 |
| | | レモン/糸みつば | 10/3 |
| | ぜんまいの煮付け | 水煮ぜんまい/人参 | 30/5 |
| | | しらたき/油揚げ | 15/5 |
| | | 和風/水/砂糖 | 0.3/40/2 |
| | | 醤油 | 3 |
| | 白菜の柚子香和え | 白菜/人参 | 40/5 |
| | | 和風/水 | 0.2/3 |
| | | 薄口醤油 | 3 |
| | | ゆず果汁/刻ゆず | 2/0.2 |
| | 白桃 | 白桃(缶詰) | 40 |

E…1,507kcal　PFC…17:27:56

| | | |
|---|---|---|
| 食塩 7.1g | VA 821μg | VB₂ 1.05mg |
| Ca 590mg | VD 9.3μg | VC 123mg |
| Fe 7.6mg | VB₁ 0.70mg | 食繊 12.7g |

## 秋2 軟菜食

| | 料理名 | 食品名 | 1人分正味重量(g) |
|---|---|---|---|
| 朝食 | 麦入りご飯 | 米/押麦/水 | 45/5/120 |
| | 味噌汁 | 水/なす/麩 | 120/25/0.5 |
| | | 和風だし | 0.4 |
| | | 淡みそ/赤みそ | 4/2 |
| | | Ca強化食品 | 0.5 |
| | | 食繊強化食品 | 1 |
| | にら玉 | 玉ねぎ/にら/卵 | 10/15/50 |
| | | 薄口醤油/油 | 2/4 |
| | 長いもの白煮 | 長いも/人参 | 45/15 |
| | | 和風/水/薄口醤油 | 0.5/30/3 |
| | | 味醂/酒/砂糖 | 1/1/1.5 |
| | | きぬさや | 3 |
| | ふりかけ | しそふりかけ | 2.5 |
| | 牛乳 | 低脂肪乳 | 200 |
| 昼食 | ドライカレー(軟飯) | 米/水 | 62/120 |
| | | 牛豚合挽肉/玉ねぎ | 60/30 |
| | | おろしニンニク | 1 |
| | | おろし生姜 | 1 |
| | | 人参/レーズン/塩 | 10/10/0.1 |
| | | 胡椒/固形ブイヨン | 0.01/0.5 |
| | | 中濃ソース | 2 |
| | | トマトケチャップ | 5 |
| | | 砂糖/カレー粉 | 1/4 |
| | | グリンピース(冷凍)/卵 | 5/30 |
| | コールスローサラダ | キャベツ/人参 | 30/10 |
| | | ツナ(缶詰) | 10 |
| | | 粉チーズ | 5 |
| | | フレンチドレッシング | 8 |
| | コーヒーゼリー | コーヒーゼリーの素 | 8 |
| | | 砂糖 | 0.2 |
| | | インスタントコーヒー | 0.05 |
| | | 水/ホイップクリーム | 70/5 |
| | 野菜ジュース | 野菜ジュース | 125 |
| 夕食 | 軟飯 | 米/水 | 50/120 |
| | 鮭の更紗蒸し | サーモントラウト(骨無) | 60 |
| | | 人参/玉ねぎ/椎茸 | 15/15/10 |
| | | だし昆布/和風/水 | 0.1/0.3/20 |
| | | 醤油/味醂 | 4/4 |
| | | レモン/糸みつば | 10/3 |
| | ひじきの煮付け | 長ひじき/人参 | 7/5 |
| | | しらたき | 15 |
| | | さつま揚(介護) | 8 |
| | | 和風/水/砂糖 | 0.3/40/2 |
| | | 醤油 | 3 |
| | 白菜の柚子香和え | 白菜/人参 | 40/5 |
| | | 和風/水/薄口醤油 | 0.2/3/3 |
| | | ゆず果汁/刻ゆず | 2/0.2 |
| | 白桃 | 白桃(缶詰) | 40 |

E…1,507kcal　PFC…17:27:56

| | | |
|---|---|---|
| 食塩 6.9g | VA 826μg | VB₂ 1.15mg |
| Ca 701mg | VD 9.7μg | VC 113mg |
| Fe 11.4mg | VB₁ 0.71mg | 食繊 15.1g |

## 秋2 マッシュ食

| | 料理名 | 食品名 | 1人分正味重量(g) |
|---|---|---|---|
| 朝食 | 麦入りとろみかゆ | 米/押麦/水 | 45/5/313 |
| | | とろみ調整 | 1 |
| | 味噌汁 | 水/なす | 120/25 |
| | | 和風だし | 0.4 |
| | | 淡みそ/赤みそ | 4/2 |
| | | Ca強化食品 | 0.5 |
| | | 食繊強化食品 | 1 |
| | | とろみ調整 | 1 |
| | にら玉 | 玉ねぎ/にら/卵 | 10/15/50 |
| | | 薄口醤油/油 | 2/4 |
| | 長いもの白煮 | 長いも/人参 | 45/15 |
| | | 和風/水/薄口醤油 | 0.5/30/3 |
| | | 味醂/酒/砂糖 | 1/1/1.5 |
| | | きぬさや | 3 |
| | 練り梅 | うめびしお | 8 |
| | 牛乳 | 低脂肪乳 | 200 |
| 昼食 | とろみかゆ | 米/水 | 50/313 |
| | | とろみ調整 | 1 |
| | ドライカレー | 牛豚合挽肉/玉ねぎ | 60/30 |
| | | おろしニンニク/おろし生姜 | 1/1 |
| | | 人参/レーズン/塩 | 10/10/0.1 |
| | | 胡椒/固形ブイヨン | 0.01/0.5 |
| | | 中濃ソース | 2 |
| | | トマトケチャップ | 5 |
| | | 砂糖/カレー粉 | 1/4 |
| | | グリンピース(冷凍)/卵 | 5/30 |
| | コールスローサラダ | キャベツ/人参 | 30/10 |
| | | ツナ(缶詰) | 10 |
| | | 粉チーズ | 5 |
| | | フレンチドレッシング | 8 |
| | コーヒーゼリー | コーヒー牛乳/ゼラチン寒天 | 70/1 |
| | | ホイップクリーム | 5 |
| | 野菜ジュース | 野菜ジュース | 125 |
| 夕食 | とろみかゆ | 米/水 | 50/313 |
| | | とろみ調整 | 1 |
| | 鮭の更紗蒸し | サーモントラウト(骨無) | 60 |
| | | 人参/玉ねぎ/椎茸 | 15/15/10 |
| | | だし昆布/和風だし | 0.1/0.3 |
| | | 醤油/味醂 | 4/4 |
| | | レモン/糸みつば | 10/3 |
| | ひじきの煮付け | 長ひじき/人参/しらたき | 7/5/15 |
| | | さつま揚(介護) | 8 |
| | | 和風/水/砂糖 | 0.3/40/2 |
| | | 醤油 | 3 |
| | 白菜の柚子香和え | 白菜/人参 | 40/5 |
| | | 和風/水/薄口醤油 | 0.2/3/3 |
| | | ゆず果汁/刻ゆず | 2/0.2 |
| | 白桃 | 白桃(缶詰) | 40 |

E…1,456kcal　PFC…17:28:55

| | | |
|---|---|---|
| 食塩 7.3g | VA 824μg | VB₂ 1.15mg |
| Ca 715mg | VD 9.7μg | VC 113mg |
| Fe 11.3mg | VB₁ 0.71mg | 食繊 15.7g |

## 秋3 常食

| | 料理名 | 食品名 | 1人分 正味重量 (g) |
|---|---|---|---|
| 朝食 | 麦入りご飯 | 米/押麦/水 | 45/5/75 |
| | 味噌汁 | 水/小松菜/麩 | 120/20/1 |
| | | 和風だし | 0.4 |
| | | 淡みそ/赤みそ | 4/2 |
| | | Ca強化食品 | 0.5 |
| | | 食繊強化食品 | 1 |
| | 厚揚げのおろし煮 | 絹厚揚げ | 72 |
| | | 和風/水/醤油 | 0.3/20/4 |
| | | 味醂/大根/長ねぎ | 2/30/2 |
| | 白菜とかまぼこの辛子マヨ和え | 白菜/かまぼこ | 40/11 |
| | | 和風だし/醤油 | 0.2/1 |
| | | 粉辛子/マヨネーズ | 0.3/10 |
| | たいみそ | たいみそ | 8 |
| | 牛乳 | 低脂肪乳 | 200 |
| 昼食 | ご飯 | 米/水 | 50/75 |
| | 中華スープ | 水/中華だし/塩 | 150/0.4/0.5 |
| | | 胡椒/おろし生姜 | 0.01/0.5 |
| | | おろしニンニク/薄口醤油 | 0.5/1 |
| | | ごま油/帆立貝柱缶詰 | 0.5/15 |
| | | カットわかめ/刻みねぎ | 0.5/2 |
| | 鱈と野菜の甘酢炒め | たら骨無/おろし生姜 | 60/0.5 |
| | | 醤油/酒 | 3/1 |
| | | 味醂/片栗粉/油 | 1/4/8 |
| | | 玉ねぎ/人参 | 50/20 |
| | | ヤングコーン(缶詰) | 15 |
| | | 干し椎茸/きぬさや | 0.8/5 |
| | | 油/和風だし | 6/0.5 |
| | | 砂糖/醤油 | 2/1 |
| | | 酢/味醂/酒 | 2/1/1 |
| | 青梗菜とハムの中華ドレ和え | ハム/チンゲンサイ | 8/50 |
| | | 長ねぎ/中華ドレッシング | 5/8 |
| | 果物 | マンゴー(缶詰) | 40 |
| 夕食 | しめじご飯 | 米/水/しめじ | 50/75/20 |
| | | 人参/油揚げ/だし昆布 | 5/3/0.3 |
| | | 塩/薄口醤油 | 0.2/2 |
| | | 酒/刻みゆず | 2/1 |
| | 豚肉の柚子胡椒焼き | 豚ロース肉/塩/胡椒 | 60/0.1/0.01 |
| | | 酒/油/ゆず胡椒 | 1/1/2 |
| | | ししとう | 7 |
| | 変わり茶碗蒸し | 卵/豆乳/低脂肪乳 | 22/22/11 |
| | | 薄口醤油/塩/酒 | 1/0.3/2 |
| | | 和風/水/味醂/春雨 | 0.2/33/0.5/1 |
| | | 醤油/味醂 | 2/1 |
| | | 片栗粉/むきえび | 1/9 |
| | 茄子の胡麻和え | なす/すりごま | 50/3 |
| | | 和風/水/砂糖 | 0.6/3/3 |
| | | 醤油 | 3 |
| | 果物 | 柿 | 40 |

E…1,488kcal　PFC…16:32:52

| | | |
|---|---|---|
| 食塩 8.8g | VA 456μg | VB₂ 0.90mg |
| Ca 708mg | VD 2.4μg | VC 93mg |
| Fe 5.8mg | VB₁ 0.88mg | 食繊 12.6g |

## 秋3 軟菜食

| | 料理名 | 食品名 | 1人分 正味重量 (g) |
|---|---|---|---|
| 朝食 | 麦入り軟飯 | 米/押麦/水 | 45/5/120 |
| | 味噌汁 | 水/小松菜/麩 | 120/20/1 |
| | | 和風だし | 0.4 |
| | | 淡みそ/赤みそ | 4/2 |
| | | Ca強化食品 | 0.5 |
| | | 食繊強化食品 | 1 |
| | 厚揚げのおろし煮 | 絹厚揚げ | 72 |
| | | 和風/水/醤油 | 0.3/20/4 |
| | | 味醂/大根/長ねぎ | 2/30/2 |
| | 白菜とかまぼこの辛子マヨ和え | 白菜/かに風味蒲鉾 | 40/11 |
| | | 和風だし/醤油 | 0.2/1 |
| | | 粉辛子/マヨネーズ | 0.3/10 |
| | たいみそ | たいみそ | 8 |
| | 牛乳 | 低脂肪乳 | 200 |
| 昼食 | 軽飯 | 米/水 | 50/120 |
| | 中華スープ | 水/中華だし/塩 | 150/0.4/0.5 |
| | | 胡椒/おろし生姜 | 0.01/0.5 |
| | | おろしニンニク/薄口醤油 | 0.5/1 |
| | | ごま油/帆立貝柱缶詰 | 0.5/15 |
| | | あおさ/刻みねぎ | 0.5/2 |
| | 鱈と野菜の甘酢炒め | たら骨無/おろし生姜 | 60/0.5 |
| | | 醤油/酒 | 3/1 |
| | | 味醂/片栗粉/油 | 1/4/8 |
| | | 玉ねぎ/人参 | 50/20 |
| | | 黄パプリカ | 15 |
| | | 干し椎茸/きぬさや | 0.8/5 |
| | | 油/和風だし | 6/0.5 |
| | | 砂糖/醤油 | 2/1 |
| | | 酢/味醂/酒 | 2/1/1 |
| | 青梗菜とツナの中華ドレ和え | ツナ缶詰/チンゲンサイ | 8/50 |
| | | 長ねぎ/中華ドレッシング | 5/8 |
| | 果物 | マンゴー(缶詰) | 40 |
| 夕食 | えのきご飯(軟飯) | 米/水/えのき | 50/120/20 |
| | | 人参/油揚げ/だし昆布 | 5/3/0.3 |
| | | 塩/薄口醤油 | 0.2/2 |
| | | 酒/刻みゆず | 2/1 |
| | 豚肉の柚子胡椒焼き | 豚挽肉/玉ねぎ/卵 | 40/20/15 |
| | | 塩/胡椒/パン粉 | 0.4/0.1/6 |
| | | 長いも/醤油 | 10/1 |
| | | 油/ゆず胡椒/いんげん | 1/2/15 |
| | 変わり茶碗蒸し | 卵/豆乳/低脂肪乳 | 22/22/11 |
| | | 薄口醤油/塩/酒 | 1/0.3/2 |
| | | 和風/水/味醂 | 0.2/33/0.5 |
| | | 春雨/醤油/味醂 | 1/2/1 |
| | | 片栗粉/かに風味蒲鉾 | 1/9 |
| | 茄子の胡麻和え | なす/すりごま | 50/3 |
| | | 和風/水/砂糖/醤油 | 0.6/3/3/3 |
| | 柿のコンポート | 柿/砂糖 | 40/2 |

E…1,517kcal　PFC…16:31:53

| | | |
|---|---|---|
| 食塩 8.8g | VA 495μg | VB₂ 0.99mg |
| Ca 740mg | VD 3.6μg | VC 105mg |
| Fe 6.8mg | VB₁ 0.87mg | 食繊 13.2g |

## 秋3 マッシュ食

| | 料理名 | 食品名 | 1人分 正味重量 (g) |
|---|---|---|---|
| 朝食 | 麦入りとろみかゆ | 米/押麦/水 | 45/5/313 |
| | | とろみ調整 | 1 |
| | 味噌汁 | 水/小松菜/麩 | 120/20/1 |
| | | 和風だし | 0.4 |
| | | 淡みそ/赤みそ | 4/2 |
| | | Ca強化/食繊強化 | 0.5/1 |
| | | とろみ調整 | 1 |
| | 豆腐のおろし煮 | 絹豆腐/大根 | 75/30 |
| | | 和風/水/醤油/味醂 | 0.3/20/4/2 |
| | 白菜とかまぼこの辛子マヨ和え | 白菜/かに風味蒲鉾 | 40/11 |
| | | 和風だし/醤油 | 0.2/1 |
| | | 粉辛子/マヨネーズ | 0.3/10 |
| | たいみそ | たいみそ | 8 |
| | 牛乳 | 低脂肪乳 | 200 |
| 昼食 | とろみかゆ | 米/水/とろみ調整 | 50/313/1 |
| | 中華スープ | 水/中華だし/塩 | 150/0.4/0.5 |
| | | 胡椒/おろし生姜 | 0.01/0.5 |
| | | おろしニンニク/薄口醤油 | 0.5/1 |
| | | ごま油/帆立貝柱缶詰 | 0.5/15 |
| | | あおさ/刻みねぎ | 0.5/2 |
| | | とろみ調整 | 1 |
| | 鱈と野菜の甘酢炒め | たら骨無/おろし生姜 | 60/0.5 |
| | | 醤油/酒/味醂 | 3/1/1 |
| | | 片栗粉/油/玉ねぎ | 4/8/50 |
| | | 人参/黄パプリカ | 20/15 |
| | | 干し椎茸/きぬさや | 0.8/5 |
| | | 油/和風だし | 6/0.5 |
| | | 砂糖/醤油 | 2/1 |
| | | 酢/味醂/酒 | 2/1/1 |
| | 青梗菜とツナの中華ドレ和え | ツナ缶詰/チンゲンサイ | 8/50 |
| | | 長ねぎ/中華ドレッシング | 5/8 |
| | | ゼリー① | 0.6 |
| | 果物 | マンゴー(缶詰) | 40 |
| 夕食 | えのきご飯(軟飯) | 米/水/えのき | 50/313/20 |
| | | 人参/油揚げ/だし昆布 | 5/3/0.3 |
| | | 塩/薄口醤油 | 0.2/2 |
| | | 酒/刻みゆず | 2/1 |
| | 豚肉の柚子胡椒焼き | 豚挽肉/玉ねぎ/卵 | 40/20/15 |
| | | 塩/胡椒/パン粉 | 0.4/0.1/6 |
| | | 長いも/醤油 | 10/1 |
| | | 油/ゆず胡椒/いんげん | 1/2/15 |
| | 変わり茶碗蒸し | 卵/豆乳/低脂肪乳 | 22/22/11 |
| | | 薄口醤油/塩/酒 | 1/0.3/2 |
| | | 和風/水/味醂 | 0.2/33/0.5 |
| | | 春雨/醤油/味醂 | 1/2/1 |
| | | 片栗粉/かに風味蒲鉾 | 1/9 |
| | 茄子の胡麻和え | なす/すりごま/和風/水 | 50/3/0.6/3 |
| | | 砂糖/醤油/ゼリー① | 3/3/0.1 |
| | 柿のコンポート | 柿/砂糖 | 40/2 |

E…1,476kcal　PFC…16:30:54

| | | |
|---|---|---|
| 食塩 8.7g | VA 493μg | VB₂ 1.00mg |
| Ca 764mg | VD 3.6μg | VC 104mg |
| Fe 6.5mg | VB₁ 0.92mg | 食繊 13.7g |

III 高齢者施設

| 冬1　常食 | | 1人分正味重量(g) |
|---|---|---|
| 料理名 | 食品名 | 1人分正味重量(g) |
| **朝食** | | |
| ホットケーキ | ホットケーキの素/卵 | 50/20 |
| | 低脂肪乳 | 40 |
| 蜂蜜 | はちみつ | 5 |
| コーンポタージュ | コーンクリームスープ | 18 |
| | 冷凍コーン | 10 |
| | 低脂肪乳/水/パセリ | 75/90/0.01 |
| ブロッコリーとベーコンのソテー | ブロッコリー | 35 |
| | 玉ねぎ | 10 |
| | マッシュルーム水煮 | 8 |
| | ベーコン/油 | 8/1 |
| | 塩/胡椒 | 0.5/0.01 |
| キウイフルーツ | キウイフルーツ | 40 |
| 牛乳 | 低脂肪乳 | 200 |
| **昼食** | | |
| ご飯 | 米/水 | 50/75 |
| 味噌汁 | 水/小松菜/油揚げ | 120/20/5 |
| | 和風だし | 0.4 |
| | 淡みそ/赤みそ | 4/2 |
| | Ca強化食品 | 0.5 |
| | 食繊強化食品 | 1 |
| ほっけの塩焼き | しまほっけ骨無/塩 | 60/0.5 |
| | 青ピーマン | 15 |
| | 赤ピーマン | 8 |
| | レモン | 10 |
| 南瓜のいとこ煮 | かぼちゃ/和風/水 | 50/0.5/30 |
| | 砂糖/醤油 | 3/3 |
| | 味醂/乾あずき | 3/8 |
| | 砂糖 | 2 |
| みかんときゅうりのおろし酢和え | みかん(缶詰) | 15 |
| | きゅうり | 20 |
| | 大根/砂糖/塩 | 30/3/0.5 |
| | 酢 | 7 |
| **夕食** | | |
| ご飯 | 米/水 | 50/75 |
| 白菜とひき肉の重ね蒸し | 白菜/鶏豚合挽肉 | 110/60 |
| | 長ねぎ/片栗粉/塩 | 20/0.5/0.1 |
| | 卵/おろし生姜 | 10/2 |
| | 和風だし | 0.3 |
| | 醤油/味醂 | 4/2 |
| | おろし生姜/片栗粉 | 1/0.5 |
| | 人参 | 20 |
| ポテトサラダ | じゃがいも/玉ねぎ | 50/5 |
| | 人参/きゅうり | 5/8 |
| | マヨネーズ/砂糖 | 10/0.1 |
| | 塩/胡椒 | 0.2/0.01 |
| ほうれんそうの胡麻和え | ほうれん草/人参 | 45/7 |
| | すりごま | 3 |
| | 和風/水 | 0.6/2 |
| | 砂糖/醤油 | 3/3 |
| 果物 | りんご | 50 |

| E…1,566kcal | | PFC…16:29:55 |
|---|---|---|
| 食塩 7.7g | VA 760μg | VB₂ 1.14mg |
| Ca 768mg | VD 2.8μg | VC 174mg |
| Fe 6.1mg | VB₁ 0.83mg | 食繊 18.1g |

| 冬1　軟菜食 | | 1人分正味重量(g) |
|---|---|---|
| 料理名 | 食品名 | 1人分正味重量(g) |
| **朝食** | | |
| ホットケーキ | ホットケーキの素/卵 | 50/20 |
| | 低脂肪乳 | 40 |
| 蜂蜜 | はちみつ | 5 |
| コーンポタージュ | コーンクリームスープ | 18 |
| | 冷凍コーン | 10 |
| | 低脂肪乳/水/パセリ | 75/90/0.01 |
| ブロッコリーとウインナーのソテー | ブロッコリー | 35 |
| | 玉ねぎ | 10 |
| | マッシュルーム水煮 | 8 |
| | 減塩皮無ウインナー/油 | 15/1 |
| | 塩/胡椒 | 0.5/0.01 |
| ハスカップゼリー | ハスカップゼリー | 40 |
| 牛乳 | 低脂肪乳 | 200 |
| **昼食** | | |
| 軟飯 | 米/水 | 50/120 |
| 味噌汁 | 水/小松菜 | 120/20 |
| | さつま揚(介護) | 8 |
| | 和風だし | 0.4 |
| | 淡みそ/赤みそ | 4/2 |
| | Ca強化食品 | 0.5 |
| | 食繊強化食品 | 1 |
| ほっけの塩焼き | しまほっけ骨無/塩 | 60/0.5 |
| | 青ピーマン | 15 |
| | 赤ピーマン | 8 |
| | レモン | 10 |
| 南瓜のいとこ煮 | かぼちゃ/和風/水 | 50/0.5/30 |
| | 砂糖/醤油 | 3/3 |
| | 味醂/乾あずき | 3/8 |
| | 砂糖 | 2 |
| みかんときゅうりのおろし酢和え | みかん缶詰/きゅうり | 15/20 |
| | 大根/砂糖/塩 | 30/3/0.5 |
| | 酢 | 7 |
| **夕食** | | |
| 軟飯 | 米/水 | 50/120 |
| 白菜とひき肉の重ね蒸し | 白菜/鶏豚合挽肉 | 110/60 |
| | 長ねぎ/片栗粉/塩 | 20/0.5/0.1 |
| | 卵/おろし生姜 | 10/2 |
| | 和風だし | 0.3 |
| | 醤油/味醂 | 4/2 |
| | おろし生姜/片栗粉 | 1/0.5 |
| | 人参 | 20 |
| ポテトサラダ | じゃがいも/玉ねぎ | 50/5 |
| | 人参/きゅうり | 5/8 |
| | マヨネーズ/砂糖 | 10/0.1 |
| | 塩/胡椒 | 0.2/0.01 |
| ほうれんそうの胡麻和え | ほうれん草/人参 | 45/7 |
| | すりごま/和風/水 | 3/0.6/2 |
| | 砂糖/醤油 | 3/3 |
| りんごのコンポート | りんご | 50 |
| | 砂糖 | 2 |

| E…1,597kcal | | PFC…15:29:56 |
|---|---|---|
| 食塩 7.9g | VA 760μg | VB₂ 1.14mg |
| Ca 762mg | VD 2.8μg | VC 275mg |
| Fe 5.9mg | VB₁ 0.89mg | 食繊 17.2g |

| 冬1　マッシュ食 | | 1人分正味重量(g) |
|---|---|---|
| 料理名 | 食品名 | 1人分正味重量(g) |
| **朝食** | | |
| パンかゆ | 食パン(8枚耳無) | 60 |
| | 低脂肪乳/砂糖 | 150/2 |
| 蜂蜜 | はちみつ | 5 |
| コーンポタージュ | コーンクリームスープ | 18 |
| | 冷凍コーン | 10 |
| | 低脂肪乳/水/パセリ | 75/90/0.01 |
| ブロッコリーとウインナーのソテー | ブロッコリー | 35 |
| | 玉ねぎ | 10 |
| | マッシュルーム水煮 | 8 |
| | 減塩皮無ウインナー/油 | 15/1 |
| | 塩/胡椒 | 0.5/0.01 |
| ハスカップゼリー | ハスカップゼリー | 50 |
| ヨーグルト | ヨーグルト | 80 |
| **昼食** | | |
| とろみかゆ | 米/水 | 50/313 |
| | とろみ調整 | 1 |
| ほっけの塩焼き | しまほっけ骨無/塩 | 60/0.5 |
| | 青ピーマン | 15 |
| | 赤ピーマン | 8 |
| | レモン | 10 |
| 南瓜のいとこ煮 | かぼちゃ | 50 |
| | 和風/水 | 0.5/30 |
| | 砂糖/醤油 | 3/3 |
| | 味醂/乾あずき | 3/8 |
| | 砂糖 | 2 |
| みかんときゅうりのおろし酢和え | みかん(缶詰) | 15 |
| | きゅうり | 20 |
| | 大根/砂糖/塩 | 30/3/0.5 |
| | 酢/ゼリー① | 7/0.5 |
| **夕食** | | |
| とろみかゆ | 米/水 | 50/313 |
| | とろみ調整 | 1 |
| 白菜とひき肉の重ね蒸し | 白菜/鶏豚合挽肉 | 110/60 |
| | 長ねぎ/片栗粉/塩 | 20/0.5/0.1 |
| | 卵/おろし生姜 | 10/2 |
| | 和風だし | 0.3 |
| | 醤油/味醂 | 4/2 |
| | おろし生姜 | 1 |
| | 片栗粉 | 0.5 |
| | 人参 | 20 |
| ポテトサラダ | じゃがいも/玉ねぎ | 50/5 |
| | 人参/きゅうり | 5/8 |
| | マヨネーズ/砂糖 | 10/0.1 |
| | 塩/胡椒 | 0.2/0.01 |
| ほうれんそうの胡麻和え | ほうれん草/人参 | 45/7 |
| | すりごま | 3 |
| | 和風/水 | 0.6/2 |
| | 砂糖/醤油 | 3/3 |
| りんごのコンポート | りんご | 50 |
| | 砂糖 | 2 |

| E…1,560kcal | | PFC…15:28:57 |
|---|---|---|
| 食塩 7.0g | VA 714μg | VB₂ 1.20mg |
| Ca 804mg | VD 3.0μg | VC 268mg |
| Fe 4.9mg | VB₁ 0.90mg | 食繊 17.1g |

## 冬1　ムース食

| 料理名 | 食品名 | 1人分正味重量(g) |
|---|---|---|
| **朝食** パンゼリー | 食パン(8枚耳無) | 50 |
| | 低脂肪乳/ゼリー③ | 200/2.75 |
| | 砂糖 | 10 |
| 蜂蜜 | はちみつ | 5 |
| コーンポタージュ | コーンクリームスープ | 18 |
| | 冷凍コーン | 10 |
| | 低脂肪乳/水/パセリ | 75/90/0.01 |
| ブロッコリーとベーコンのソテー | ブロッコリー④ | 10 |
| | たまねぎ④ | 10 |
| | にんじん④ | 8 |
| | 豚肉④ | 10 |
| | コンソメ/塩 | 0.3/0.5 |
| | 胡椒/片栗粉 | 0.01/0.3 |
| ハスカップゼリー | ハスカップゼリー | 50 |
| ヨーグルト | ヨーグルト | 80 |
| **昼食** かゆゼリー | 米/水/ゼリー② | 50/313/4.5 |
| ほっけの塩焼き | しまほっけ骨無/塩 | 60/0.5 |
| | ゼリー③/青ピーマン | 1.2/15 |
| | ゼリー③/赤ピーマン | 0.2/8 |
| | レモン | 10 |
| 南瓜のいとこ煮 | かぼちゃ/和風/水 | 50/0.5/30 |
| | 砂糖/醤油/味醂 | 3/3/3 |
| | 乾あずき/ゼリー③ | 8/0.6 |
| | 砂糖 | 2 |
| みかんときゅうりのおろし酢和え | みかん(缶詰) | 15 |
| | きゅうり/ゼリー③ | 20/0.5 |
| | 大根/砂糖/塩 | 30/3/0.5 |
| | 酢/ゼリー③ | 7/0.4 |
| **夕食** かゆゼリー | 米/水/ゼリー② | 50/313/4.5 |
| 白菜とひき肉の重ね蒸し | 白菜/ゼリー③ | 110/1.4 |
| | 鶏豚合挽肉/長ねぎ | 60/20 |
| | 片栗粉/塩/卵 | 0.5/0.1/10 |
| | おろし生姜 | 2 |
| | ゼリー③ | 1.6 |
| | 和風だし | 0.3 |
| | 醤油/味醂 | 4/2 |
| | おろし生姜/片栗粉 | 1/0.5 |
| | 人参/ゼリー③ | 20/0.3 |
| ポテトサラダ | じゃがいも | 60 |
| | マヨネーズ | 10 |
| | 砂糖/塩 | 0.1/0.2 |
| | 胡椒 | 0.01 |
| ほうれんそうの胡麻和え | ほうれん草/人参 | 45/7 |
| | すりごま/和風/水 | 3/0.6/2 |
| | 砂糖/醤油 | 3/3 |
| | ゼリー③ | 0.7 |
| りんごゼリー | りんごゼリー | 40 |

E…1,591kcal　PFC…15:24:61

| 食塩 6.9g | VA 696μg | VB₂ 1.25mg |
|---|---|---|
| Ca 968mg | VD 3.0μg | VC 248mg |
| Fe 8.3mg | VB₁ 0.83mg | 食繊 19.5g |

## 冬2　常食

| 料理名 | 食品名 | 1人分正味重量(g) |
|---|---|---|
| **朝食** 雑炊 | 米/大根 | 50/30 |
| | 人参/さけフレーク | 10/15 |
| | 椎茸/塩 | 10/0.5 |
| | 和風/水/薄口醤油 | 0.5/320/5 |
| | 酒/味醂/長ねぎ | 4/3/2 |
| 温泉卵 | 温泉卵(たれ付き) | 52 |
| 白菜とレーズンサラダ | 白菜/人参 | 40/10 |
| | レーズン/フレンチドレッシング | 5/10 |
| フルーツゼリー | ゼリーの素 | 14 |
| | 水 | 57 |
| 牛乳 | 低脂肪乳 | 200 |
| **昼食** ご飯 | 米/水 | 50/75 |
| コンソメスープ | 水/ベーコン/ブロッコリー | 150/10/10 |
| | スイートコーン/玉ねぎ | 10/10 |
| | コンソメ/塩 | 0.6/0.3 |
| | 胡椒/中華だし | 0.01/0.5 |
| ムキカレイのカレームニエル | あぶらかれい骨無 | 60 |
| | 塩/おろしニンニク | 0.1/1 |
| | おろし生姜 | 1 |
| | 醤油 | 3 |
| | カレー粉/薄力粉 | 0.1/3 |
| | マーガリン/油 | 2/2 |
| | 白ワイン/いんげん | 2/15 |
| | 油/塩/胡椒 | 0.7/0.1/0.01 |
| | 人参/マーガリン | 20/2 |
| | 砂糖/レモン | 2/10 |
| マカロニサラダ | マカロニ/油 | 8/0.4 |
| | ハム/人参 | 10/10 |
| | きゅうり/玉ねぎ | 10/10 |
| | マヨネーズ/砂糖 | 10/0.1 |
| | 塩/胡椒 | 0.2/0.01 |
| 果物 | みかん | 95 |
| **夕食** ご飯 | 米/水 | 50/75 |
| 味噌汁 | 水/さつま揚 | 120/10 |
| | 小松菜/和風だし | 15/0.4 |
| | 淡みそ/赤みそ | 4/2 |
| | Ca強化食品 | 0.5 |
| | 食繊維強化食品 | 1 |
| 鶏の治部煮 | 若鶏もも肉/片栗粉 | 60/5 |
| | 大根/里芋/人参 | 50/15/20 |
| | 醤油/砂糖/和風/水 | 5/2/0.3/40 |
| | 酒/かいわれ大根 | 3/1.5 |
| うの花 | おから/人参/椎茸 | 40/5/5 |
| | 長ねぎ/いんげん | 5/5 |
| | 薄口醤油/味醂 | 3/3 |
| | 和風/水/ごま油 | 0.2/40/0.5 |
| あおさきゅうりの酢の物 | あおさ/卵/きゅうり | 0.8/5/35 |
| | 砂糖/酢/薄口醤油 | 2/5/2 |

E…1,505kcal　PFC…16:28:56

| 食塩 8.1g | VA 764μg | VB₂ 0.80mg |
|---|---|---|
| Ca 585mg | VD 9.0μg | VC 384mg |
| Fe 8.6mg | VB₁ 0.70mg | 食繊 14.4g |

## 冬2　軟菜食

| 料理名 | 食品名 | 1人分正味重量(g) |
|---|---|---|
| **朝食** 雑炊 | 米/大根 | 50/30 |
| | 人参/さけフレーク | 10/15 |
| | 椎茸/塩 | 10/0.5 |
| | 和風/水/薄口醤油 | 0.5/320/5 |
| | 酒/味醂/長ねぎ | 4/3/2 |
| 温泉卵 | 温泉卵(たれ付き) | 52 |
| 白菜とレーズンサラダ | 白菜/人参 | 40/10 |
| | レーズン/フレンチドレッシング | 5/10 |
| フルーツゼリー | ゼリーの素 | 14 |
| | 水 | 57 |
| 牛乳 | 低脂肪乳 | 200 |
| **昼食** 軟飯 | 米/水 | 50/120 |
| ポタージュ | コーンクリームスープ | 18 |
| | スイートコーン | 10 |
| | 低脂肪乳/水/パセリ | 75/90/0.01 |
| ムキカレイのカレームニエル | あぶらかれい骨無 | 60 |
| | 塩/おろしニンニク | 0.1/1 |
| | おろし生姜 | 1 |
| | 醤油 | 3 |
| | カレー粉/薄力粉 | 0.1/3 |
| | マーガリン/油 | 2/2 |
| | 白ワイン/いんげん | 2/15 |
| | 油/塩/胡椒 | 0.7/0.1/0.01 |
| | 人参/マーガリン | 20/2 |
| | 砂糖/レモン | 2/10 |
| マカロニサラダ | マカロニ/油 | 8/0.4 |
| | ツナ(缶詰)/人参 | 10/10 |
| | きゅうり/玉ねぎ | 10/10 |
| | マヨネーズ/砂糖 | 10/0.1 |
| | 塩/胡椒 | 0.2/0.01 |
| 果物 | みかん(缶詰) | 40 |
| **夕食** 軟飯 | 米/水 | 50/120 |
| 味噌汁 | 水/さつま揚(介護) | 120/10 |
| | 小松菜 | 15 |
| | 和風だし | 0.4 |
| | 淡みそ/赤みそ | 4/2 |
| | Ca強化食品 | 0.5 |
| | 食繊維強化食品 | 1 |
| 鶏の治部煮 | 鶏挽肉/絹豆腐/片栗粉 | 30/30/5 |
| | 大根/里芋/人参 | 50/15/20 |
| | 醤油/砂糖/和風/水 | 5/2/0.3/40 |
| | 酒/かいわれ大根 | 3/1.5 |
| うの花 | おから/人参/椎茸 | 40/5/5 |
| | 長ねぎ/いんげん | 5/5 |
| | 薄口醤油/味醂 | 3/3 |
| | 和風/水/ごま油 | 0.2/40/0.5 |
| あおさきゅうりの酢の物 | あおさ/卵/きゅうり | 0.8/5/35 |
| | 砂糖/酢/薄口醤油 | 2/5/2 |

E…1,512kcal　PFC…16:26:58

| 食塩 8.3g | VA 705μg | VB₂ 0.92mg |
|---|---|---|
| Ca 730mg | VD 9.0μg | VC 343mg |
| Fe 9.0mg | VB₁ 0.61mg | 食繊 14.2g |

III　高齢者施設

## 冬2 マッシュ食

| | 料理名 | 食品名 | 1人分正味重量(g) |
|---|---|---|---|
| 朝食 | 雑炊 | 米/大根 | 50/30 |
| | | 人参/さけフレーク | 10/15 |
| | | 椎茸/塩 | 10/0.5 |
| | | 和風/水/薄口醤油 | 0.5/320/5 |
| | | 酒/味醂/とろみ調整 | 4/3/1 |
| | 温泉卵 | 温泉卵（たれ付き） | 52 |
| | フルーツゼリー | ゼリーの素 | 14 |
| | | 水 | 57 |
| | 牛乳 | 低脂肪乳 | 200 |
| 昼食 | とろみかゆ | 米/水 | 50/313 |
| | | とろみ調整 | 1 |
| | ポタージュ | コーンクリームスープ | 18 |
| | | スイートコーン | 10 |
| | | 低脂肪乳/水/パセリ | 75/90/0.01 |
| | ムキカレイのカレームニエル | あぶらかれい骨無 | 60 |
| | | 塩/おろしニンニク | 0.1/1 |
| | | おろし生姜 | 1 |
| | | 醤油 | 3 |
| | | カレー粉/薄力粉 | 0.1/3 |
| | | マーガリン/油 | 2/2 |
| | | 白ワイン/いんげん | 2/15 |
| | | 油/塩/胡椒 | 0.7/0.1/0.01 |
| | | 人参/マーガリン | 20/2 |
| | | 砂糖/レモン | 2/10 |
| | マカロニサラダ | マカロニ/油 | 8/0.4 |
| | | ツナ（缶詰）/人参 | 10/10 |
| | | きゅうり/玉ねぎ | 10/10 |
| | | マヨネーズ/砂糖 | 10/0.1 |
| | | 塩/胡椒 | 0.2/0.01 |
| | 果物 | みかん（缶詰） | 40 |
| 夕食 | とろみかゆ | 米/水/とろみ調整 | 50/120/1 |
| | 味噌汁 | 水/さつま揚（介護） | 120/10 |
| | | 小松菜/和風だし | 15/0.4 |
| | | 淡みそ/赤みそ | 4/2 |
| | | Ca強化食品 | 0.5 |
| | | 食繊強化食品 | 1 |
| | | とろみ調整 | 1 |
| | 鶏の治部煮 | 鶏挽肉/絹豆腐/片栗粉 | 30/30/5 |
| | | 和風/水 | 0.3/50 |
| | | 大根/ゼリー③ | 50/0.5 |
| | | 里芋/人参/ゼリー③ | 15/20/0.2 |
| | | 醤油/砂糖/酒 | 5/2/3 |
| | うの花 | おから/人参/椎茸 | 40/5/5 |
| | | 長ねぎ/いんげん | 5/5 |
| | | 薄口醤油/味醂 | 3/3 |
| | | 和風/水/ごま油 | 0.2/40/0.5 |
| | あおさきゅうりの酢の物 | あおさ/卵/きゅうり | 0.8/5/35 |
| | | 砂糖/酢/薄口醤油 | 2/5/2 |
| | | ゼリー③ | 0.6 |

E…1,526kcal　PFC…16:26:58

| 食塩 8.3g | VA 701μg | VB₂ 0.92mg |
|---|---|---|
| Ca 739mg | VD 9.0μg | VC 341mg |
| Fe 9.0mg | VB₁ 0.61mg | 食繊 15.4g |

---

## 冬3 常食

| | 料理名 | 食品名 | 1人分正味重量(g) |
|---|---|---|---|
| 朝食 | 麦入りご飯 | 米/押麦/水 | 45/5/75 |
| | かきたま汁 | 水/卵/玉ねぎ | 120/20/10 |
| | | 和風だし | 0.4 |
| | | 淡みそ/赤みそ | 4/2 |
| | | Ca強化食品 | 0.5 |
| | | 食繊強化食品 | 1 |
| | 高野豆腐の煮付け | 高野豆腐/人参 | 8/20 |
| | | 和風/水/薄口醤油 | 0.5/40/4 |
| | | 砂糖/きぬさや | 3/3 |
| | かぶのゆかり和え | かぶ/かぶの葉 | 65/10 |
| | | 塩/ゆかり | 0.1/0.4 |
| | ふりかけ | たらこふりかけ | 2.5 |
| | 牛乳 | 低脂肪乳 | 200 |
| 昼食 | ご飯 | 米/水 | 50/75 |
| | 鯖の味噌煮 | さば（骨無） | 60 |
| | | おろし生姜/和風/水 | 2/0.2/20 |
| | | 砂糖/醤油 | 5/2 |
| | | 赤みそ/八丁みそ/酒 | 5/5/2 |
| | | 味醂/長ねぎ | 2/8 |
| | 小松菜の磯和え | 小松菜/刻みのり | 50/0.2 |
| | | 和風/水/醤油 | 0.2/3/3 |
| | | 砂糖 | 0.3 |
| | 大学芋 | さつまいも/油/砂糖 | 50/3/6 |
| | | 醤油/いりごま | 3/3 |
| | 果物 | いちご | 33 |
| 夕食 | ご飯 | 米/水 | 50/75 |
| | 中華スープ | 水/中華だし/塩 | 150/0.4/0.5 |
| | | 胡椒/おろし生姜 | 0.01/0.5 |
| | | おろしニンニク | 0.5 |
| | | 薄口醤油 | 1 |
| | | ごま油/白菜/なると | 0.5/20/10 |
| | | カットわかめ | 0.2 |
| | | 刻みねぎ | 2 |
| | 青椒肉絲 | 牛もも肉/たけのこ水煮 | 60/20 |
| | | 長ねぎ/おろし生姜 | 20/3 |
| | | 青ピーマン/油 | 20/4 |
| | | 中華だし | 0.3 |
| | | オイスターソース | 1 |
| | | 砂糖/塩/胡椒 | 1/0.5/0.01 |
| | | 醤油/酒 | 3/4 |
| | | 片栗粉 | 1.5 |
| | 中華風和え | はるさめ | 6 |
| | | むきえび（冷凍） | 14 |
| | | 赤パプリカ/黄パプリカ | 5/5 |
| | | きゅうり/酢 | 10/7 |
| | | 砂糖/塩 | 2/0.2 |
| | みかんゼリー | みかん（缶詰） | 50 |
| | | ゼラチン寒天 | 0.6 |

E…1,378kcal　PFC…17:26:57

| 食塩 8.3g | VA 444μg | VB₂ 1.07mg |
|---|---|---|
| Ca 663mg | VD 7.0μg | VC 150mg |
| Fe 8.4mg | VB₁ 0.62mg | 食繊 11.6g |

---

## 冬3 軟菜食

| | 料理名 | 食品名 | 1人分正味重量(g) |
|---|---|---|---|
| 朝食 | 麦入りご飯 | 米/押麦/水 | 45/5/120 |
| | かきたま汁 | 水/卵/玉ねぎ | 120/20/10 |
| | | 和風だし | 0.4 |
| | | 淡みそ/赤みそ | 4/2 |
| | | Ca強化食品 | 0.5 |
| | | 食繊強化食品 | 1 |
| | 豆腐の煮付け | 絹豆腐/人参 | 50/20 |
| | | 和風/水/薄口醤油 | 0.5/40/4 |
| | | 砂糖/きぬさや | 3/3 |
| | かぶのゆかり和え | かぶ/かぶの葉 | 65/10 |
| | | 塩/ゆかり | 0.1/0.4 |
| | ふりかけ | たらこふりかけ | 2.5 |
| | 牛乳 | 低脂肪乳 | 200 |
| 昼食 | 軟飯 | 米/水 | 50/120 |
| | 鯖の味噌煮 | さば骨無 | 60 |
| | | おろし生姜/和風/水 | 2/0.2/20 |
| | | 砂糖/醤油 | 5/2 |
| | | 赤みそ/八丁みそ/酒 | 5/5/2 |
| | | 味醂/長ねぎ | 2/8 |
| | 小松菜の磯和え | 小松菜/刻みのり | 50/0.2 |
| | | 和風/水/醤油 | 0.2/3/3 |
| | | 砂糖 | 0.3 |
| | 大学芋 | さつま芋/油/砂糖 | 50/3/6 |
| | | 醤油/いりごま | 3/3 |
| | 果物 | いちご | 33 |
| 夕食 | 軟飯 | 米/水 | 50/120 |
| | 中華スープ | 水/中華だし/塩 | 150/0.4/0.5 |
| | | 胡椒/おろし生姜 | 0.01/0.5 |
| | | おろしニンニク | 0.5 |
| | | 薄口醤油 | 1 |
| | | ごま油/白菜/ほて | 0.5/20/10 |
| | | あおさ/刻みねぎ | 0.2/2 |
| | 青椒肉絲 | 牛ばら肉/じゃがいも | 60/20 |
| | | 長ねぎ/おろし生姜 | 20/3 |
| | | 青ピーマン/油 | 20/4 |
| | | 中華だし | 0.3 |
| | | オイスターソース | 1 |
| | | 砂糖/塩/胡椒 | 1/0.5/0.01 |
| | | 醤油/酒 | 3/4 |
| | | 片栗粉 | 1.5 |
| | 中華風和え | はるさめ | 6 |
| | | かに風味かまぼこ | 14 |
| | | 赤パプリカ | 5 |
| | | 黄パプリカ | 5 |
| | | きゅうり/酢 | 10/7 |
| | | 砂糖/塩 | 2/0.2 |
| | みかんゼリー | みかん（缶詰） | 50 |
| | | ゼラチン寒天 | 0.6 |

E…1,482kcal　PFC…14:31:55

| 食塩 8.2g | VA 454μg | VB₂ 1.04mg |
|---|---|---|
| Ca 690mg | VD 7.2μg | VC 154mg |
| Fe 7.6mg | VB₁ 0.67mg | 食繊 12.5g |

| 冬3　マッシュ食 | | |
|---|---|---|
| 料理名 | 食品名 | 1人分<br>正味重量<br>(g) |
| **朝食** 麦入りとろみかゆ | 米/押麦/水 | 45/5/313 |
| | とろみ調整 | 1 |
| かきたま汁 | 水/卵/玉ねぎ | 120/20/10 |
| | 和風だし | 0.4 |
| | 淡みそ/赤みそ | 4/2 |
| | Ca強化食品 | 0.5 |
| | 食繊強化食品 | 1 |
| | とろみ調整 | 1 |
| 豆腐の煮付け | 絹豆腐/人参 | 50/20 |
| | 和風/水/薄口醤油 | 0.5/40/4 |
| | 砂糖/きぬさや | 3/3 |
| かぶのゆかり和え | かぶ(葉付き)/塩 | 80/0.1 |
| | ゆかり/ゼリー① | 0.4/0.8 |
| たいみそ | たいみそ | 8 |
| 牛乳 | 低脂肪乳 | 200 |
| **昼食** とろみかゆ | 米/水 | 50/313 |
| | とろみ調整 | 1 |
| 鯖の味噌煮 | やわらかさば(介護) | 60 |
| | おろし生姜/和風/水 | 2/0.2/20 |
| | 砂糖/醤油/赤みそ | 5/2/5 |
| | 八丁みそ/酒/味醂 | 5/2/2 |
| | 長ねぎ/ゼリー③ | 8/0.1 |
| 小松菜の磯和え | 小松菜/刻みのり | 50/0.2 |
| | 和風/水/醤油 | 0.2/3/3 |
| | 砂糖/ゼリー① | 0.3/0.5 |
| 大学芋 | さつまいも/油 | 50/3 |
| | 砂糖/醤油/いりごま | 6/3/3 |
| 果物 | いちご | 33 |
| **夕食** とろみかゆ | 米/水 | 50/313 |
| | とろみ調整 | 1 |
| 中華スープ | 水/中華だし/塩 | 150/0.4/0.5 |
| | 胡椒/おろし生姜 | 0.01/0.5 |
| | おろしニンニク/薄口醤油 | 0.5/1 |
| | ごま油/白菜/ほたて | 0.5/20/10 |
| | あおさ/ねぎ/とろみ食 | 0.2/2/1 |
| 青椒肉絲 | 牛ばら肉/じゃがいも | 60/20 |
| | 長ねぎ/おろし生姜 | 20/3 |
| | 青ピーマン/油 | 20/4 |
| | 中華だし/オイスターソース | 0.3/1 |
| | 砂糖/塩/胡椒 | 1/0.5/0.01 |
| | 醤油/酒 | 3/4 |
| | 片栗粉 | 1.5 |
| 中華風和え | はるさめ | 6 |
| | かに風味かまぼこ | 14 |
| | 赤パプリカ/黄パプリカ | 5/5 |
| | きゅうり/酢 | 10/7 |
| | 砂糖/塩 | 2/0.2 |
| みかんゼリー | みかん缶詰/ゼラチン寒天 | 50/0.6 |

| E…1,506kcal　PFC…14:30:56 | | |
|---|---|---|
| 食塩 8.5g | VA 404μg | VB₂ 0.80mg |
| Ca 750mg | VD 1.2μg | VC 148mg |
| Fe 6.9mg | VB₁ 0.58mg | 食繊 14.1g |

# 2）四季の献立：通所サービス

## 春1　花祭り

| | 料理名 | 食品名 | 1人分正味重量(g) |
|---|---|---|---|
| 昼食 | 桜ご飯 | 精白米 | 90 |
| | | 砂糖/食塩 | 5/1.5 |
| | | 穀物酢/梅酢 | 6/2 |
| | | 鶏卵/いりごま | 8/0.1 |
| | | 桜塩漬け | 1 |
| | すまし汁 | 水/顆粒和風だし | 120/0.5 |
| | | 食塩 | 0.3 |
| | | うすくちしょうゆ | 1.5 |
| | | 小花麩 | 1個 |
| | | 乾そうめん | 3 |
| | | 刻みねぎ | 0.5 |
| | 赤魚西京漬け焼き | 赤魚(骨なし) | 50 |
| | | 甘みそ/みりん | 12/2 |
| | | 清酒/はじかみ | 2/1本 |
| | | そら豆/食塩 | 20/0.5 |
| | 野菜の天ぷら | たまねぎ | 20 |
| | | ごぼう | 10 |
| | | 糸みつば | 1 |
| | | 干しさくらえび | 1.5 |
| | | かぼちゃ | 20 |
| | | 干ししいたけ | 1個 |
| | | ししとう | 7 |
| | | 薄力粉/鶏卵 | 4/10 |
| | | 薄力粉 | 10 |
| | | 調合油 | 5 |
| | | だいこん | 30 |
| | | おろししょうが | 1 |
| | | こいくちしょうゆ | 3 |
| | | 本みりん | 3 |
| | 若竹煮 | たけのこ(水煮) | 40 |
| | | 高野豆腐(乾) | 3 |
| | | カットわかめ | 0.2 |
| | | ふき(水煮) | 10 |
| | | 和風だし/水 | 0.2/20 |
| | | うすくちしょうゆ | 2 |
| | | 砂糖/清酒 | 0.5/3 |
| | | 本みりん | 2 |
| | 漬け物 | きゅうり(ぬか漬け) | 10 |
| | 果物 | 白桃(缶詰) | 40 |
| おやつ | 抹茶水ようかん | こしあん | 30 |
| | | 水 | 30 |
| | | 砂糖 | 4 |
| | | かんてん | 0.4 |
| | | 抹茶 | 0.2 |

E…788kcal　PFC…16:14:70

| | | |
|---|---|---|
| 食塩 4.3g | VA 127μg | VB₂ 0.26mg |
| Ca 132mg | VD 2.4μg | VC 27mg |
| Fe 2.9mg | VB₁ 0.23mg | 食繊 7.7g |

## 春2　昭和の日

| | 料理名 | 食品名 | 1人分正味重量(g) |
|---|---|---|---|
| 昼食 | グリンピースご飯 | 精白米 | 30 |
| | | もち米 | 20 |
| | | 食塩/清酒 | 0.2/1.5 |
| | | グリンピース | 15 |
| | 沢煮椀 | 水/顆粒和風だし | 120/0.3 |
| | | だいこん | 8 |
| | | ごぼう | 8 |
| | | しいたけ(冷凍) | 8 |
| | | にんじん | 8 |
| | | きぬさや | 5 |
| | | ゆず(冷凍・刻み) | 0.5 |
| | | こいくちしょうゆ | 1 |
| | | うすくちしょうゆ | 0.5 |
| | | 本みりん | 1 |
| | | 清酒 | 1 |
| | | 長ねぎ | 5 |
| | さけの塩焼き | さけ(骨なし) | 60 |
| | | 食塩/調合油 | 0.2/5 |
| | | はじかみ | 1本 |
| | | だいこん | 20 |
| | | こいくちしょうゆ | 3 |
| | 若竹煮 | たけのこ(水煮) | 30 |
| | | 高野豆腐 | 4 |
| | | カットわかめ | 0.2 |
| | | ふき(水煮) | 5 |
| | | 和風だし/水 | 0.3/20 |
| | | うすくちしょうゆ | 2 |
| | | 砂糖/清酒 | 0.5/3 |
| | | 本みりん | 2 |
| | えびとみつばのおろし酢あえ | むぎえび | 20 |
| | | だいこん | 50 |
| | | 糸みつば | 3 |
| | | 砂糖/食塩 | 3/0.5 |
| | | 穀物酢 | 7 |
| おやつ | レアチーズケーキ いちごソース | クリームチーズ | 20 |
| | | 砂糖 | 5 |
| | | ヨーグルト | 16 |
| | | レモン果汁 | 1.5 |
| | | 粉ゼラチン | 0.7 |
| | | 水 | 3 |
| | | いちごジャム | 4 |

E…543kcal　PFC…20:32:48

| | | |
|---|---|---|
| 食塩 3.3g | VA 169μg | VB₂ 0.23mg |
| Ca 108mg | VD 6.5μg | VC 17mg |
| Fe 1.7mg | VB₁ 0.25mg | 食繊 5.4g |

## 春3

| | 料理名 | 食品名 | 1人分正味重量(g) |
|---|---|---|---|
| 昼食 | しらすと新たまねぎの卵とじ丼 | 精白米 | 62 |
| | | 刻みのり | 5 |
| | | しらす干し | 15 |
| | | たまねぎ | 25 |
| | | 鶏卵 | 75 |
| | | おろししょうが | 1 |
| | | 和風だし/水 | 0.4/20 |
| | | 砂糖 | 3 |
| | | みりん | 3 |
| | | こいくちしょうゆ | 3 |
| | | 糸みつば | 2 |
| | なめことわかめの味噌汁 | 水 | 120 |
| | | なめこ(水煮) | 15 |
| | | カットわかめ | 0.2 |
| | | 顆粒和風だし | 0.4 |
| | | 淡色辛みそ | 4 |
| | | 赤色辛みそ | 2 |
| | | Ca強化食品 | 0.5 |
| | | 食繊強化食品 | 1 |
| | パインきんとん | さつまいもきんとん | 25 |
| | | さつまいも | 25 |
| | | 砂糖 | 0.5 |
| | | パイン(缶詰) | 15 |
| | なのはなの辛しあえ | なばな | 45 |
| | | 粉からし | 0.5 |
| | | こいくちしょうゆ | 3 |
| おやつ | ごまケーキ | 練りごま | 5 |
| | | マーガリン(無塩) | 10 |
| | | 砂糖 | 10 |
| | | 薄力粉 | 10 |
| | | ベーキングパウダー | 0.1 |
| | | 鶏卵 | 10 |

E…694kcal　PFC…15:28:57

| | | |
|---|---|---|
| 食塩 3.0g | VA 420μg | VB₂ 0.56mg |
| Ca 268mg | VD 5.0μg | VC 50mg |
| Fe 5.1mg | VB₁ 0.34mg | 食繊 8.2g |

## 夏1 入梅

| 料理名 | 食品名 | 1人分正味重量(g) |
|---|---|---|
| 梅ちりめんご飯 | 精白米 | 63 |
| | 穀物酢 | 8 |
| | 砂糖/食塩 | 4/0.1 |
| | 梅干し | 3 |
| | しらす干し | 4 |
| | しば漬け | 4 |
| | みょうが | 2 |
| | 白いりごま | 0.5 |
| | 大葉 | 0.5 |
| すまし汁 | 水 | 120 |
| | 顆粒和風だし | 0.5 |
| | 食塩 | 0.3 |
| | うすくちしょうゆ | 1.5 |
| | 小花麩 | 1個 |
| | そうめん(乾) | 3 |
| | 刻みねぎ | 3 |
| 鰆のねぎみそ焼き | さわら(骨なし) | 60 |
| | 砂糖 | 1 |
| | 淡色辛みそ | 6 |
| | 長ねぎ | 15 |
| | 清酒 | 3 |
| | 本みりん | 3 |
| | 調合油 | 0.6 |
| | ししとう | 7 |
| | 食塩 | 0.1 |
| 冷やし鉢 | とうがん | 30 |
| | かぼちゃ | 28 |
| | オクラ | 10 |
| | にんじん | 15 |
| | 和風だし/水 | 0.2/30 |
| | 砂糖 | 3 |
| | うすくちしょうゆ | 3 |
| | 本みりん | 3 |
| うざく | うなぎかば焼き | 20 |
| | きゅうり | 40 |
| | 干し菊 | 0.1 |
| | 和風だし/水 | 0.2/2 |
| | うすくちしょうゆ | 1 |
| | 砂糖/穀物酢 | 1/1 |
| | 食塩 | 0.1 |
| | 本みりん | 1 |
| 果物 | バレンシアオレンジ | 50 |
| 梅酒ゼリー | 梅酒 | 20 |
| | 水 | 40 |
| | 食用紅 | 0.1 |
| | 砂糖 | 5 |
| | ゼラチン寒天 | 1.1 |
| | (飾り用の笹) | 1枚 |

（左欄：昼食／おやつ）

E…590kcal PFC…18:18:64

| | | |
|---|---|---|
| 食塩 3.7g | VA 544μg | VB2 0.45mg |
| Ca 117mg | VD 8.3μg | VC 52mg |
| Fe 1.9mg | VB1 0.37mg | 食繊4.7g |

## 夏2 夏祭り

| 料理名 | 食品名 | 1人分正味重量(g) |
|---|---|---|
| 枝豆ご飯 | 精白米 | 63 |
| | しらす干し | 10 |
| | 食塩/清酒 | 0.2/1.5 |
| | えだまめ | 15 |
| 梅ささみ汁 | 水 | 120 |
| | 顆粒和風だし | 0.5 |
| | 食塩 | 0.3 |
| | うすくちしょうゆ | 1.5 |
| | 梅干し | 3 |
| | 鶏ささみ | 25 |
| | 片栗粉 | 0.5 |
| | 糸みつば | 2 |
| 揚げだし豆腐夏野菜添え | 木綿豆腐 | 38 |
| | 片栗粉 | 5 |
| | 調合油 | 6 |
| | かぼちゃ | 20 |
| | ズッキーニ | 15 |
| | 調合油 | 3 |
| | なす(素揚げ・冷凍) | 15 |
| | 和風だし/水 | 0.4/40 |
| | こいくちしょうゆ | 3 |
| | 本みりん | 3 |
| おくらの湯葉あえ | オクラ | 40 |
| | ゆば(生) | 8 |
| | 和風だし/水 | 0.2/2 |
| | こいくちしょうゆ | 3 |
| | 本みりん | 2 |
| トマトの旬菜よせ | 固形ブイヨン | 0.4 |
| | 食塩 | 0.2 |
| | こしょう | 0.01 |
| | 水 | 50 |
| | ゼラチン寒天 | 1.4 |
| | トマト | 15 |
| | スイートコーン | 8 |
| | いんげん | 5 |
| かぼちゃプリン | かぼちゃ | 30 |
| | 低脂肪乳 | 30 |
| | 生クリーム(植物性) | 10 |
| | 鶏卵 | 15 |
| | 砂糖 | 10 |
| | シナモンパウダー | 0.3 |
| | コーンスターチ | 0.4 |

（左欄：昼食／おやつ）

E…643kcal PFC…15:27:58

| | | |
|---|---|---|
| 食塩 3.6g | VA 290μg | VB2 0.34mg |
| Ca 197mg | VD 1.8μg | VC 37mg |
| Fe 2.5mg | VB1 0.67mg | 食繊 6.8g |

## 夏3

| 料理名 | 食品名 | 1人分正味重量(g) |
|---|---|---|
| うなぎの混ぜご飯 | 精白米 | 80 |
| | 穀物酢 | 8 |
| | 上白糖 | 4 |
| | 食塩 | 0.5 |
| | かば焼きのたれ | 40 |
| | きゅうり | 20 |
| | みょうが | 2 |
| | 甘酢しょうが | 2 |
| | 白いりごま | 0.3 |
| | 大葉 | 0.5 |
| | 錦糸卵 | 10 |
| | 刻みのり | 0.2 |
| すまし汁 | 水 | 120 |
| | 顆粒和風だし | 0.5 |
| | カットわかめ | 0.2 |
| | やわらか野菜つみれ | 23 |
| | (介護用調理済食品) | |
| | かいわれだいこん | 1 |
| | 食塩 | 0.3 |
| | うすくちしょうゆ | 1.5 |
| 冷やし鉢 | とうがん | 30 |
| | かぼちゃ | 28 |
| | オクラ | 10 |
| | にんじん | 15 |
| | 和風だし/水 | 0.2/30 |
| | 上白糖 | 3 |
| | うすくちしょうゆ | 3 |
| | 本みりん | 3 |
| キャベツときゅうりと茗荷の浅漬け | きゅうり | 15 |
| | キャベツ | 30 |
| | みょうが | 3 |
| | 食塩 | 0.5 |
| | 顆粒和風だし | 0.5 |
| フルーツポンチ | フルーツカクテル(缶詰) | 20 |
| | すいか | 10 |
| | 牛乳寒天の素(粉末) | 4 |
| | 低脂肪乳 | 10 |
| | 水 | 40 |

（左欄：昼食／おやつ）

E…575kcal PFC…14:21:65

| | | |
|---|---|---|
| 食塩 3.5g | VA 858μg | VB2 0.44mg |
| Ca 168mg | VD 7.8μg | VC 42mg |
| Fe 1.6mg | VB1 0.44mg | 食繊 4.8g |

III 高齢者施設

## 秋1　重陽の節句

| | 料理名 | 食品名 | 1人分正味重量(g) |
|---|---|---|---|
| 昼食 | 栗おこわ | 精白米 | 28 |
| | | もち米 | 35 |
| | | むきぐり(冷凍) | 30 |
| | | 黒いりごま | 0.2 |
| | | 食塩 | 0.1 |
| | すまし汁 | 水 | 120 |
| | | 顆粒和風だし | 0.5 |
| | | 食塩 | 0.3 |
| | | うすくちしょうゆ | 1.5 |
| | | てまり麩 | 0.9 |
| | | そうめん(乾) | 3 |
| | | 刻みねぎ | 1 |
| | 鶏のつくね焼き | 鶏ひき肉 | 45 |
| | | 木綿豆腐 | 30 |
| | | 長いも | 5 |
| | | パン粉(乾) | 2 |
| | | 調合油 | 3 |
| | | 鶏卵 | 4 |
| | | 上白糖 | 1 |
| | | こいくちしょうゆ | 3 |
| | | 清酒 | 1 |
| | | 本みりん | 3 |
| | | かたくり粉 | 0.5 |
| | | はじかみ | 1本 |
| | | (笹:敷物用) | 1枚 |
| | 豆腐となすの揚げだし | なす(素揚げ) | 30 |
| | | 木綿豆腐 | 37.5 |
| | | 片栗粉 | 5 |
| | | 調合油 | 6 |
| | | 生麩(もみじの形) | 2 |
| | | 和風だし/水 | 0.2/30 |
| | | こいくちしょうゆ | 3 |
| | | 本みりん | 3 |
| | 小松菜の菊花和え | こまつな | 45 |
| | | 干し菊 | 0.2 |
| | | 和風だし/水 | 0.2/3 |
| | | こいくちしょうゆ | 3 |
| | 果物 | なし | 65 |
| おやつ | スイートポテト | さつまいも | 25 |
| | | 上白糖 | 3 |
| | | バター(無塩) | 1 |
| | | 食塩 | 0.2 |
| | | 卵黄 | 2 |
| | | シナモンパウダー | 0.1 |

E…646kcal　PFC…13:31:56

| | | |
|---|---|---|
| 食塩 2.8g | VA 160μg | VB₂ 0.27mg |
| Ca 180mg | VD 0.4μg | VC 33mg |
| Fe 3.7mg | VB₁ 0.28mg | 食繊 4.3g |

## 秋2　体育の日

| | 料理名 | 食品名 | 1人分正味重量(g) |
|---|---|---|---|
| 昼食 | おにぎり(3種) | 精白米 | 56 |
| | | ゆかり | 0.3 |
| | | わかめご飯の素 | 0.3 |
| | | 白いりごま | 0.5 |
| | | 焼きのり | 2/8枚 |
| | 稲荷ずし | 精白米 | 20 |
| | | 食塩/上白糖 | 0.3/1 |
| | | 穀物酢/油揚げ | 2/6 |
| | | 本みりん | 2 |
| | | こいくちしょうゆ | 2 |
| | | 清酒 | 2 |
| | 豚汁 | 水 | 120 |
| | | 和風だし | 0.6 |
| | | 淡みそ | 7 |
| | | 豚かた肉(切落とし) | 8 |
| | | 調合油 | 1 |
| | | おろししょうが | 0.5 |
| | | ごぼう/だいこん | 10/10 |
| | | さといも | 15 |
| | | こんにゃく | 10 |
| | | にんじん/長ねぎ | 10 |
| | 肉団子の甘辛煮 | 豚ひき肉 | 40 |
| | | たまねぎ | 15 |
| | | 食塩/清酒 | 0.2/3 |
| | | こいくちしょうゆ | 0.6 |
| | | 鶏卵/片栗粉 | 5/2 |
| | | ごま油/調合油 | 0.8/5 |
| | | たまねぎ | 20 |
| | | にんじん | 20 |
| | | しいたけ(冷凍) | 10 |
| | | 調合油 | 1 |
| | | 食塩/こしょう | 0.1/0.01 |
| | | 上白糖 | 1 |
| | | 本みりん | 2 |
| | | こいくちしょうゆ | 3 |
| | | 和風だし/水 | 0.3/30 |
| | | 刻みねぎ | 2 |
| | ほうれんそうのごま和え | ほうれんそう | 45 |
| | | にんじん | 7 |
| | | 黒すりごま | 3 |
| | | 和風だし/水 | 0.3/3 |
| | | 上白糖 | 2 |
| | | こいくちしょうゆ | 2 |
| | 果物 | ぶどう | 30 |
| | | 洋なし(缶詰) | 20 |
| おやつ | 干し柿ゼリー | 干しがき | 25 |
| | | 水/上白糖 | 20/2 |
| | | ゼラチン寒天 | 0.7 |

E…755kcal　PFC…11:27:62

| | | |
|---|---|---|
| 食塩 3.6g | VA 492μg | VB₂ 0.21mg |
| Ca 192mg | VD 0.1μg | VC 21mg |
| Fe 2.5mg | VB₁ 0.35mg | 食繊 10.6g |

## 秋3　文化の日

| | 料理名 | 食品名 | 1人分正味重量(g) |
|---|---|---|---|
| 昼食 | 吹き寄せご飯 | 精白米 | 50 |
| | | 鶏肉(小間切れ) | 10 |
| | | ぎんなん(水煮) | 3 |
| | | ぶなしめじ | 15 |
| | | えのきたけ | 10 |
| | | こいくちしょうゆ | 3 |
| | | 清酒/食塩 | 2/0.3 |
| | | にんじん | 15 |
| | | 糸みつば | 2 |
| | すまし汁 | 水 | 120 |
| | | 顆粒和風だし | 0.5 |
| | | 手毬麩 | 1.2 |
| | | かいわれだいこん | 2 |
| | | とろろ昆布 | 1 |
| | | 食塩 | 0.3 |
| | | うすくちしょうゆ | 1.5 |
| | 金目鯛の煮付け | きんめだい(骨なし) | 60 |
| | | 水/食塩/しょうが | 20/0.01/2 |
| | | だいこん | 30 |
| | | 上白糖 | 2 |
| | | こいくちしょうゆ | 4 |
| | | みりん/清酒 | 2/2 |
| | | きぬさや | 3 |
| | 野菜の天ぷら | たまねぎ | 20 |
| | | にんじん | 10 |
| | | 糸みつば | 2 |
| | | しいたけ(冷凍) | 13 |
| | | ししとう | 6 |
| | | さつまいも | 20 |
| | | 調合油/鶏卵 | 5/7 |
| | | 薄力粉 | 5 |
| | | 和風だし/水 | 0.3/25 |
| | | こいくちしょうゆ | 3 |
| | | 本みりん | 3 |
| | ひじきの白和え | 長ひじき | 2.5 |
| | | しゅんぎく | 5 |
| | | 黒こんにゃく | 5 |
| | | 木綿豆腐 | 35 |
| | | にんじん | 5 |
| | | すりごま | 2 |
| | | 上白糖/食塩 | 2/0.2 |
| | | うすくちしょうゆ | 1 |
| | 果物 | かき | 40 |
| おやつ | マドレーヌ | 薄力粉 | 6 |
| | | マーガリン(無塩) | 6 |
| | | 鶏卵/上白糖 | 6/6 |
| | | ベーキングパウダー | 0.2 |
| | | 刻みゆず | 0.8 |

E…626kcal　PFC…16:30:54

| | | |
|---|---|---|
| 食塩 3.5g | VA 352μg | VB₂ 0.28mg |
| Ca 175mg | VD 2.0μg | VC 54mg |
| Fe 3.7mg | VB₁ 0.28mg | 食繊 7.6g |

| 冬1　節分 | | |
|---|---|---|
| 料理名 | 食品名 | 1人分正味重量(g) |
| 恵方巻 | 精白米 | 80 |
| | 鶏卵 | 20 |
| | かんぴょう(甘煮) | 5 |
| | でんぶ | 5 |
| | きゅうり | 20 |
| | 穀物酢 | 8 |
| | 上白糖 | 4 |
| | 食塩 | 0.5 |
| | 焼きのり | 1/3枚 |
| いわしつみれ汁 | いわし(すり身) | 20 |
| | だいこん | 20 |
| | 根深ねぎ | 3 |
| | 顆粒和風だし | 0.4 |
| | 水 | 150 |
| | 赤みそ | 6 |
| | 淡みそ | 2 |
| | おろししょうが | 1 |
| 茶碗蒸し | ぎんなん(水煮缶詰) | 3 |
| | 鶏もも肉(こま切れ) | 10 |
| | 干ししいたけ | 0.5 |
| | 鶏卵 | 30 |
| | 和風だし/水 | 0.5/90 |
| | 上白糖 | 0.5 |
| | 食塩 | 0.1 |
| | うすくちしょうゆ | 2 |
| | 糸みつば | 2 |
| 春菊の胡麻和え | しゅんぎく | 45 |
| | にんじん | 7 |
| | 黒すりごま | 3 |
| | 和風だし/水 | 0.2/2 |
| | 上白糖 | 3 |
| | こいくちしょうゆ | 1 |
| 果物2種 | いちご | 24 |
| | りんご | 40 |
| きなこパウンドケーキ | マーガリン(無塩) | 6.5 |
| | 三温糖 | 10 |
| | 鶏卵 | 6 |
| | きな粉 | 6.5 |
| | ベーキングパウダー | 0.25 |
| | 豆乳 | 5 |
| | けしの実 | 1.5 |

昼食 / おやつ

E…726kcal　PFC…15:27:58

食塩 3.8g / VA 382μg / VB₂ 0.39mg
Ca 232mg / VD 6.5μg / VC 19mg
Fe 3.4mg / VB₁ 0.32mg / 食繊 6.4g

| 冬2 | | |
|---|---|---|
| 料理名 | 食品名 | 1人分正味重量(g) |
| ご飯 | 精白米 | 50 |
| | 水 | 75 |
| 味噌汁 | 水 | 120 |
| | 和風だし | 1 |
| | 淡みそ | 4 |
| | 赤みそ | 2 |
| | Ca強化食品 | 0.5 |
| | 食繊強化食品 | 1 |
| | だいこん | 15 |
| | きぬさや | 5 |
| 黄金かれいの柚香煮 | 黄金かれい | 70 |
| | ごぼう | 20 |
| | 和風だし | 0.2 |
| | うすくちしょうゆ | 4 |
| | みりん | 3 |
| | ゆず果汁 | 2 |
| | ゆず刻み(冷凍) | 0.2 |
| 南瓜サラダ | じゃがいも | 20 |
| | かぼちゃ | 35 |
| | たまねぎ | 5 |
| | きゅうり | 10 |
| | マヨネーズ | 8 |
| | 食塩 | 0.2 |
| | こしょう | 0.01 |
| かぶとみかんの甘酢和え | かぶ | 60 |
| | かぶの葉 | 10 |
| | みかん(缶) | 10 |
| | 上白糖 | 4 |
| | 酢 | 7 |
| | 食塩 | 0.5 |
| ババロア | ババロアの素 | 16 |
| | 水 | 22 |
| | いちごジャム | 6 |
| | 牛乳 | 44 |

昼食 / おやつ

E…674kcal　PFC…14:27:59

食塩 2.9g / VA 152μg / VB₂ 0.38mg
Ca 302mg / VD 9.3μg / VC 46mg
Fe 2.6mg / VB₁ 0.19mg / 食繊 6.7g

| 冬3 | | |
|---|---|---|
| 料理名 | 食品名 | 1人分正味重量(g) |
| パン | ミニあんぱん | 50 |
| | ミルクロール | 30 |
| ビーフシチュー | 牛ばら肉 | 45 |
| | たまねぎ | 50 |
| | じゃがいも | 60 |
| | にんじん | 40 |
| | マッシュルーム(缶詰) | 15 |
| | グリンピース(冷凍) | 8 |
| | 調合油 | 1 |
| | 水 | 140 |
| | ハヤシフレーク | 15 |
| | 低脂肪乳 | 10 |
| | 食塩 | 0.1 |
| | こしょう | 0.01 |
| | マスタード | 1 |
| | 赤ワイン | 1 |
| シーザーサラダ | レタス | 15 |
| | キャベツ | 30 |
| | ロースハム | 10 |
| | トマト | 15 |
| | シーザーサラダドレッシング | 8 |
| 果物 | 温州みかん | 95 |
| 白玉入りお汁粉 | ゆであずき | 60 |
| | 水 | 15 |
| | 白玉粉 | 15 |
| | 絹豆腐 | 30 |
| | 水 | 45 |

昼食 / おやつ

E…838kcal　PFC…12:31:57

食塩 3.6g / VA 384μg / VB₂ 0.30mg
Ca 144mg / VD 0.5μg / VC 68mg
Fe 3.8mg / VB₁ 0.41mg / 食繊 10.8g

# 3) 四季のイベント献立：常食から軟菜食・嚥下調整食への展開

## 七夕ご膳　常食

| 料理名 | 食品名 | 1人分正味重量(g) |
|---|---|---|
| 昼食 三色ソーメン | 抹茶そうめん | 9 |
| | そうめん(乾) | 9 |
| | 卵そうめん | 18 |
| | 梅そうめん | 18 |
| | オクラ(スライス) | 5 |
| | 顆粒和風だし | 0.2 |
| | 水 | 50 |
| | こいくちしょうゆ | 5 |
| | 本みりん | 5 |
| | 根深ねぎ | 5 |
| | みょうが | 5 |
| | おろししょうが | 1 |
| 天ぷら | むきえび | 36 |
| | さつまいも | 30 |
| | ししとう | 7 |
| | 薄力粉 | 3 |
| | 鶏卵 | 3 |
| | 調合油 | 10 |
| 冷やし鉢 | とうがん | 30 |
| | なす | 20 |
| | オクラ | 10 |
| | かぼちゃ | 28 |
| | 和風だし/水 | 0.2/30 |
| | 上白糖 | 3 |
| | うすくちしょうゆ | 4 |
| | 本みりん | 3 |
| 茶碗蒸し | ぎんなん(水煮缶詰) | 3 |
| | 干ししいたけ | 0.5 |
| | 鶏卵 | 30 |
| | 和風だし/水 | 0.5/90 |
| | 上白糖 | 0.3 |
| | 食塩 | 0.2 |
| | うすくちしょうゆ | 2 |
| | 糸みつば | 2 |
| 果物 | メロン | 50 |
| おやつ 七夕ゼリー | カルピス | 40 |
| | 水 | 40 |
| | ゼラチン寒天 | 1.2 |
| | ゼリーの素 | 6 |
| | 水 | 30 |
| | 食用色素(青色) | 0.1 |
| | ホイップクリーム | 5 |
| | チェリー(缶詰) | 5 |
| | ペパーミント | 0.1 |

E…564kcal　PFC…14:24:62

食塩 4.5g｜VA 185μg｜VB₂ 0.22mg — 食塩 4.5g / VA 185µg / VB2 0.22mg
Ca 95mg / VD 1.3µg / VC 69mg
Fe 1.6mg / VB1 0.17mg / 食繊 6.0g

## 七夕ご膳　軟菜食

| 料理名 | 食品名 | 1人分正味重量(g) |
|---|---|---|
| 昼食 三色ソーメン | 抹茶そうめん | 9 |
| | そうめん(乾) | 9 |
| | 卵そうめん | 18 |
| | 梅そうめん | 18 |
| | オクラ(スライス) | 5 |
| | 顆粒和風だし | 0.2 |
| | 水 | 50 |
| | こいくちしょうゆ | 5 |
| | 本みりん | 5 |
| | 根深ねぎ | 5 |
| | みょうが | 5 |
| | おろししょうが | 1 |
| 天ぷら | むきえび | 30 |
| | 卵白 | 3 |
| | かたくり粉 | 0.3 |
| | さつまいも | 30 |
| | ピーマン | 7 |
| | 薄力粉 | 3 |
| | 鶏卵 | 3 |
| | 調合油 | 10 |
| 冷やし鉢 | とうがん | 30 |
| | なす | 20 |
| | きぬさや | 3 |
| | かぼちゃ | 28 |
| | 和風だし/水 | 0.2/30 |
| | 上白糖 | 3 |
| | うすくちしょうゆ | 4 |
| | 本みりん | 3 |
| 茶碗蒸し | ぎんなん(水煮缶詰) | 3 |
| | 干ししいたけ | 0.5 |
| | 鶏卵 | 30 |
| | 和風だし/水 | 0.5/90 |
| | 上白糖 | 0.3 |
| | 食塩 | 0.2 |
| | うすくちしょうゆ | 2 |
| | 糸みつば | 2 |
| 果物 | メロン | 50 |
| おやつ 七夕ゼリー | カルピス | 40 |
| | 水 | 40 |
| | ゼラチン寒天 | 1.2 |
| | ゼリーの素 | 6 |
| | 水 | 30 |
| | 食用色素(青色) | 0.1 |
| | ホイップクリーム | 5 |
| | チェリー(缶詰) | 5 |
| | ペパーミント | 0.1 |

E…576kcal　PFC…14:24:62

食塩 4.5g / VA 179µg / VB2 0.22mg
Ca 86mg / VD 1.3µg / VC 70mg
Fe 1.5mg / VB1 0.16mg / 食繊 5.6g

## 七夕ご膳　マッシュ食

| 料理名 | 食品名 | 1人分正味重量(g) |
|---|---|---|
| 昼食 三色ソーメン | 抹茶そうめん | 9 |
| | そうめん(乾) | 9 |
| | 卵そうめん | 18 |
| | 梅そうめん | 18 |
| | ブロッコリー㋐ | 5 |
| | 顆粒和風だし | 0.2 |
| | 水 | 50 |
| | こいくちしょうゆ | 5 |
| | 本みりん | 5 |
| | 根深ねぎ㋐ | 8 |
| | おろししょうが | 1 |
| 天ぷら | むきえび | 30 |
| | 卵白 | 3 |
| | かたくり粉 | 0.3 |
| | さつまいも | 30 |
| | ピーマン | 7 |
| | 薄力粉 | 3 |
| | 鶏卵 | 3 |
| | 調合油 | 10 |
| 冷やし鉢 | とうがん | 30 |
| | なす | 20 |
| | きぬさや | 3 |
| | かぼちゃ | 28 |
| | 和風だし/水 | 0.2/30 |
| | 上白糖 | 3 |
| | うすくちしょうゆ | 4 |
| | 本みりん | 3 |
| 茶碗蒸し | 鶏卵 | 30 |
| | 和風だし/水 | 0.1/90 |
| | 上白糖 | 0.3 |
| | 食塩 | 0.2 |
| | うすくちしょうゆ | 2 |
| 果物 | メロンゼリー | 40 |
| おやつ 七夕ゼリー | カルピス | 40 |
| | 水 | 40 |
| | ゼラチン寒天 | 1.2 |
| | ゼリーの素 | 6 |
| | 水 | 30 |
| | 食用色素(青色) | 0.1 |
| | ホイップクリーム | 5 |
| | ペパーミント | 0.1 |

E…583kcal　PFC…14:23:63

食塩 4.3g / VA 168µg / VB2 0.20mg
Ca 98mg / VD 1.2µg / VC 60mg
Fe 2.3mg / VB1 0.13mg / 食繊 5.8g

## 七夕ご膳　ムース食

| 料理名 | 食品名 | 1人分正味重量(g) |
|---|---|---|
| 三色ソーメン寄せ | 抹茶そうめん | 9 |
| | そうめん(乾) | 9 |
| | 卵そうめん | 18 |
| | 梅そうめん | 18 |
| | 和風だし/水 | 0.5/90 |
| | うすくちしょうゆ | 3 |
| | 本みりん | 3 |
| | ゼラチン寒天 | 1.2 |
| 天ぷら | むきえび | 30 |
| | ゼリー③ | 0.6 |
| | さつまいも | 30 |
| | ゼリー③ | 0.5 |
| | ブロッコリー(△) | 10 |
| | 薄力粉/鶏卵 | 3/8 |
| | 調合油 | 10 |
| 冷やし鉢 | ゼリー③ | 1.8 |
| | とうがん | 30 |
| | ゼリー③ | 0.4 |
| | なす | 20 |
| | ゼリー③ | 0.3 |
| | オクラ | 10 |
| | ゼリー③ | 0.2 |
| | かぼちゃ | 28 |
| | ゼリー③ | 0.4 |
| | 和風だし/水 | 0.2/30 |
| | 上白糖 | 3 |
| | うすくちしょうゆ | 4 |
| | 本みりん | 3 |
| 茶碗蒸し | 鶏卵 | 30 |
| | 和風だし/水 | 0.1/90 |
| | 上白糖 | 0.3 |
| | 食塩 | 0.2 |
| | うすくちしょうゆ | 2 |
| 果物 | 赤メロン(△) | 52 |
| 七夕ゼリー | カルピス | 40 |
| | 水 | 40 |
| | ゼラチン寒天 | 1.2 |
| | ゼリーの素 | 6 |
| | 水 | 30 |
| | 食用色素(青色) | 0.1 |
| | ホイップクリーム | 5 |
| | ペパーミント | 0.1 |

（左欄外：昼食／おやつ）

E…601kcal　PFC…14:23:63
食塩 4.0g　VA 184μg　VB₂ 0.22mg
Ca 99mg　VD 1.4μg　VC 55mg
Fe 2.5mg　VB₁ 0.15mg　食繊 6.3g

## 敬い膳　常食

| 料理名 | 食品名 | 1人分正味重量(g) |
|---|---|---|
| お赤飯 | 米/もち米/水 | 30/25/70 |
| | ささげ/いりごま | 8/0.5 |
| | 塩/(もみじ) | 0.1/1枚 |
| すまし汁 | 水/和風だし/塩 | 120/0.5/0.3 |
| | 薄口醤油 | 1.5 |
| | 煮穴子/刻ゆず | 20/0.1 |
| | 糸みつば | 4 |
| お刺身 | まぐろ/かつおたたき | 12/36 |
| | つま大根/大葉 | 15/1 |
| | (小菊)/粉わさび/水 | 1個/0.5/1 |
| | 穂じそ | 2 |
| 焼き物 | 銀だら(骨無) | 40 |
| | 甘みそ/味醂/油 | 9/1.6/1.6 |
| | はじかみ/(笹) | 1本/1枚 |
| | 厚焼卵 | 25 |
| なす田楽 | なす/京風白みそ | 25/2 |
| | 八丁味噌/味醂/酒 | 2/0.5/0.5 |
| | 砂糖/いりごま | 2/0.5 |
| 炊き合わせ | オクラ | 2 |
| | じゅんさい(水煮) | 2 |
| | 干菊/ゼラチン寒天 | 0.2/1.1 |
| | だし汁/冷凍椎茸 | 50/6 |
| | かぼちゃ(木の葉形) | 30 |
| | 冷凍むき栗 | 15 |
| | きぬさや | 6 |
| | 生麩(もみじ形) | 4 |
| | 大根/人参/和風 | 50/20/0.3 |
| | 水/砂糖 | 35/3 |
| | 薄口醤油/味醂 | 5/3 |
| 天ぷら | むきえび/片栗粉 | 20/2 |
| | 抹茶/塩 | 0.5/0.2 |
| | れんこん | 20 |
| | 青のり/薄力粉 | 0.1/2 |
| | 赤パプリカ | 10 |
| | 黄パプリカ | 10 |
| | 薄力粉/卵 | 2/6 |
| | ししとう/油 | 7/15 |
| | すだち | 4 |
| ごま豆腐 | ごま豆腐/醤油 | 30/2 |
| | 砂糖/味醂 | 2/2 |
| | 片栗粉/くこの実 | 0.2/1 |
| 漬け物 | きゅうりぬか漬 | 20 |
| | 赤しその実漬 | 10 |
| 果物 | 白桃(缶詰) | 40 |
| | 赤ワイン/食紅 | 10/0.01 |
| | 砂糖 | 3 |
| | なし | 30 |
| 饅頭 | まんじゅう(赤) | 35 |

（左欄外：昼食／おやつ）

E…958kcal　PFC…18:30:52
食塩 5.7g　VA 899μg　VB₂ 0.46mg
Ca 144mg　VD 4.8μg　VC 75mg
Fe 4.1mg　VB₁ 0.38mg　食繊 11.6g

## 敬い膳　軟菜食

| 料理名 | 食品名 | 1人分正味重量(g) |
|---|---|---|
| お赤飯 | 米/もち米/水 | 30/25/120 |
| | ささげ/いりごま | 8/0.5 |
| | 塩/(もみじ) | 0.1/1枚 |
| すまし汁 | 水/和風だし/塩 | 120/0.5/0.3 |
| | 薄口醤油 | 1.5 |
| | 煮穴子/刻ゆず | 20/0.1 |
| | 糸みつば | 4 |
| お刺身 | ねぎとろ/サーモン | 30/18 |
| | つま大根/大葉 | 15/1 |
| | (小菊)/粉わさび/水 | 1個/0.5/1 |
| | 穂じそ | 2 |
| 焼き物 | 銀だら(骨無) | 40 |
| | 甘みそ/味醂/油 | 9/1.6/1.6 |
| | はじかみ/(笹) | 1本/1枚 |
| | 厚焼卵 | 25 |
| なす田楽 | なす/京風白みそ | 25/2 |
| | 八丁味噌/味醂/酒 | 2/0.5/0.5 |
| | 砂糖/いりごま | 2/0.5 |
| 炊き合わせ | オクラ/ゼリー③ | 2/0.25 |
| | じゅんさい水煮缶詰 | 2 |
| | 干菊/ゼラチン寒天 | 0.2/1.1 |
| | だし汁/冷凍椎茸 | 50/6 |
| | かぼちゃ(木の葉形) | 30 |
| | 冷凍むき栗 | 15 |
| | きぬさや | 6 |
| | 生麩(もみじ形) | 4 |
| | 大根/人参/和風 | 50/20/0.3 |
| | 水/砂糖 | 35/3 |
| | 薄口醤油/味醂 | 5/3 |
| 天ぷら | むきえび | 30 |
| | 卵白/片栗粉 | 3/0.3 |
| | 抹茶/塩 | 0.5/0.2 |
| | 長いも/青のり | 30/0.1 |
| | 赤パプリカ | 10 |
| | 黄パプリカ | 10 |
| | 薄力粉/卵 | 6/10 |
| | ピーマン/油 | 10/15 |
| | すだち | 4 |
| 胡麻豆腐 | ごま豆腐/醤油 | 30/2 |
| | 砂糖/味醂 | 2/2 |
| | 片栗粉/くこの実 | 0.2/1 |
| 漬け物(介護用食品) | きゅうり漬け物 | 20 |
| | つぼ漬け | 10 |
| 果物 | 白桃(缶詰) | 40 |
| | 赤ワイン/食紅 | 10/0.01 |
| | 砂糖 | 3 |
| | なし | 30 |
| 饅頭 | まんじゅう(赤) | 35 |

（左欄外：昼食／おやつ）

E…1,017kcal　PFC…17:33:50
食塩 5.3g　VA 906μg　VB₂ 0.42mg
Ca 152mg　VD 5.5μg　VC 74mg
Fe 3.7mg　VB₁ 0.35mg　食繊 11.2g

III　高齢者施設

## 敬い膳　マッシュ食

| | 料理名 | 食品名 | 1人分正味重量(g) |
|---|---|---|---|
| 昼食 | ささげかゆ | 米/もち米 | 30/25 |
| | | ささげ/水 | 8/344 |
| | | 塩/(もみじ) | 0.1/1枚 |
| | すまし汁 | 水/和風だし/塩 | 120/0.5/0.3 |
| | | 薄口醤油 | 1.5 |
| | | たら△ | 20 |
| | お刺身 | ねぎとろ | 30 |
| | | サーモン | 18 |
| | | つま大根/大葉 | 15/1 |
| | | (小菊)/粉わさび/水 | 1個/0.5/1 |
| | | 穂じそ | 2 |
| | 焼き物 | 銀だら(骨無) | 40 |
| | | 甘みそ/味醂/油 | 9/1.6/1.6 |
| | | はじかみ/(笹) | 1本/1枚 |
| | | 厚焼卵 | 25 |
| | なす田楽 | なす/京風白みそ | 25/2 |
| | | 八丁みそ/味醂/酒 | 2/0.5/0.5 |
| | | 砂糖/いりごま | 2/0.5 |
| | 炊き合わせ | オクラ/ゼリー③ | 2/0.25 |
| | | じゅんさい(水煮) | 2 |
| | | 干菊 | 0.2 |
| | | ゼラチン寒天 | 1.1 |
| | | だし汁/冷凍椎茸 | 50/6 |
| | | かぼちゃ(木の葉形) | 30 |
| | | 冷凍むき栗 | 15 |
| | | きぬさや | 6 |
| | | 大根/人参 | 50/20 |
| | | 和風/水/砂糖 | 0.3/35/3 |
| | | 薄口醤油/味醂 | 5/3 |
| | 天ぷら | むきえび | 30 |
| | | 卵白/片栗粉 | 3/0.3 |
| | | 抹茶/塩 | 0.5/0.2 |
| | | 長いも/青のり | 30/0.1 |
| | | 赤パプリカ | 10 |
| | | 黄パプリカ | 10 |
| | | 薄力粉/卵 | 4/6 |
| | | ピーマン/油 | 10/15 |
| | | すだち | 4 |
| | 胡麻豆腐 | ごま豆腐/醤油 | 30/2 |
| | | 砂糖/味醂 | 2/2 |
| | | 片栗粉/くこの実 | 0.2/1 |
| | 漬け物 | きゅうり漬け物 | 20 |
| | (介護用食品) | つぼ漬け | 10 |
| | フルーツ | 白桃缶詰 | 40 |
| | | 赤ワイン/食紅 | 10/0.01 |
| | | 砂糖 | 3 |
| | | なし | 30 |
| おやつ | 饅頭 | まんじゅう(赤) | 35 |

E…1,011kcal　PFC…16:33:51

| | | |
|---|---|---|
| 食塩 5.4g | VA 718μg | VB₂ 0.40mg |
| Ca 130mg | VD 5.4μg | VC 73mg |
| Fe 3.4mg | VB₁ 0.34mg | 食繊 11.1g |

## 敬い膳　ムース食

| | 料理名 | 食品名 | 1人分正味重量(g) |
|---|---|---|---|
| 昼食 | ささげかゆ | 米/もち米 | 30/25 |
| | | ささげ/水 | 8/344 |
| | | 塩/(もみじ) | 0.1/1枚 |
| | すまし汁 | 水/和風だし/塩 | 120/0.5/0.3 |
| | | 薄口醤油 | 1.5 |
| | | たら△ | 20 |
| | お刺身 | ねぎとろ/ゼリー③ | 30/0.3 |
| | | サーモン/ゼリー③ | 18/0.2 |
| | | つま大根/ゼリー③ | 15/0.1 |
| | | 大葉/食用菊 | 1/1 |
| | | 粉わさび/水/穂じそ | 0.5/1/2 |
| | 焼き物 | 銀だら(骨無)/はじかみ | 40/1本 |
| | | ゼリー③ | 0.4 |
| | | (笹)/厚焼卵 | 1枚/25 |
| | | ゼリー③ | 0.25 |
| | なす田楽 | なす/ゼリー③ | 25/0.3 |
| | | 京風白みそ | 2 |
| | | 八丁みそ/味醂/酒 | 2/0.5/0.5 |
| | | 砂糖 | 2 |
| | 炊き合わせ | 卵素麺/ゼラチン寒天 | 1/1.2 |
| | | だし汁 | 50 |
| | | 冷凍椎茸/ゼリー③ | 6/0.3 |
| | | かぼちゃ(木の葉形) | 30 |
| | | ゼリー③ | 0.2 |
| | | 冷凍むき栗 | 15 |
| | | ゼリー③ | 1 |
| | | きぬさや/ゼリー③ | 6/0.06 |
| | | 大根/ゼリー③ | 50/0.6 |
| | | 人参/ゼリー③ | 20/0.3 |
| | | 和風/水/砂糖 | 0.3/35/3 |
| | | 薄口醤油/味醂 | 5/3 |
| | 天ぷら | むきえび/卵白 | 30/3 |
| | | 片栗粉/ゼリー③ | 0.3/0.6 |
| | | 抹茶/塩 | 0.5/0.2 |
| | | 長いも/青のり | 30/0.1 |
| | | ゼリー③ | 0.5 |
| | | 赤パプリカ | 10 |
| | | 黄パプリカ | 10 |
| | | ゼリー③ | 0.3 |
| | | 薄力粉/卵/油 | 4/6/15 |
| | | ブロッコリー△ | 10 |
| | | すだち | 4 |
| | 胡麻豆腐 | ごま豆腐/醤油 | 30/2 |
| | | 砂糖/味醂 | 2/2 |
| | | 片栗粉/くこの実 | 0.2/1 |
| | フルーツ | ハスカップゼリー | 30 |
| | | りんごゼリー | 30 |
| おやつ | こしあん | こしあん | 27 |

E…943kcal　PFC…17:34:49

| | | |
|---|---|---|
| 食塩 3.9g | VA 881μg | VB₂ 0.41mg |
| Ca 176mg | VD 5.4μg | VC 141mg |
| Fe 4.6mg | VB₁ 0.32mg | 食繊 9.6g |

## おせち料理

| | 料理名 | 食品名 | 1人分正味重量(g) |
|---|---|---|---|
| 昼食 | 赤飯 | 米/もち米 | 25/30 |
| | | ささげ/いりごま | 8/0.5 |
| | | 塩/(南天) | 0.2/0.1 |
| | すまし汁 | 水/和風だし | 120/0.5 |
| | | 塩/薄口醤油 | 0.3/1.5 |
| | | 椀だね(リボン形) | 1個 |
| | | 糸みつば/乾素麺 | 2/1.5 |
| | 祝い肴 | ちょろぎ | 1 |
| | | 乾黒豆/砂糖 | 10/8 |
| | | 醤油/水 | 1/0.01 |
| | | 塩蔵かずのこ | 30 |
| | | 味醂/醤油 | 5/5 |
| | | 糸削かつお節 | 0.1 |
| | | さつまいも | 30 |
| | | ミョウバン | 少量 |
| | | くちなしの実 | 少量 |
| | | 砂糖/塩/味醂 | 60/0.2/2 |
| | | 栗甘露煮 | 5 |
| | | 赤蒲鉾 | 20 |
| | | 伊達巻 | 32 |
| | | スモークサーモン | 20 |
| | | 人参/大根 | 20/20 |
| | | 酢/砂糖/塩 | 2/1/0.4 |
| | | ごまめ | 5 |
| | | 砂糖/醤油 | 1/2 |
| | | 酒/味醂 | 2/2 |
| | 焼き物 | 銀だら(骨無) | 40 |
| | | 京風白みそ/酒 | 10/2.67 |
| | | 味醂 | 6 |
| | | 紅白はじかみ生姜 | 3 |
| | | (笹) | 1枚 |
| | お煮しめ | 小松菜 | 40 |
| | | 和風だし | 1 |
| | | ゼラチン寒天 | 0.15 |
| | | 板こんにゃく | 20 |
| | | 六角里芋 | 17 |
| | | 寿人参/冷凍椎茸 | 13.5/6 |
| | | 高野豆腐/れんこん | 2/30 |
| | | 和風だし | 0.3 |
| | | 砂糖/醤油 | 3/3 |
| | | 味醂/酒 | 2/1 |
| | | きぬさや | 2.5 |
| | 柚子羹 | ゼラチン寒天 | 0.4 |
| | | 砂糖 | 5 |
| | | グレープフルーツ | 30 |
| | | ゆず果汁 | 3 |
| | | 刻みゆず | 0.5 |
| おやつ | 紅白ようかん | 紅白ようかん | 24 |

E…860kcal　PFC…18:18:64

| | | |
|---|---|---|
| 食塩 5.8g | VA 983μg | VB₂ 0.34mg |
| Ca 329mg | VD 10.7μg | VC 78mg |
| Fe 3.9mg | VB₁ 0.38mg | 食繊 9.8g |

| ひな祭り | | | 端午の節句 | | | クリスマス | | |
|---|---|---|---|---|---|---|---|---|
| | 料理名 | 食品名 | 1人分正味重量(g) | 料理名 | 食品名 | 1人分正味重量(g) | 料理名 | 食品名 | 1人分正味重量(g) |

| | 料理名 | 食品名 | 1人分正味重量(g) |
|---|---|---|---|
| 昼食 | ちらし寿司 | 米 | 80 |
| | | 上白糖/食塩 | 4.4/1.3 |
| | | 穀物酢 | 8 |
| | | むきえび | 24 |
| | | 白いりごま | 0.5 |
| | | れんこん(冷凍) | 15 |
| | | でんぶ | 5 |
| | | きぬさや | 8 |
| | | 鶏卵 | 15 |
| | | きざみのり | 0.1 |
| | すまし汁 | 水 | 120 |
| | | 顆粒和風だし | 0.5 |
| | | 食塩 | 0.3 |
| | | うすくちしょうゆ | 1.5 |
| | | 糸みつば | 2 |
| | | てまり麩 | 0.5 |
| | | ゆば(乾) | 1 |
| | | 食繊強化食品 | 1 |
| | 天ぷら | かぼちゃ | 20 |
| | | ししとう | 7 |
| | | なす | 18 |
| | | さつまいも | 30 |
| | | 薄力粉 | 8 |
| | | 鶏卵 | 8 |
| | | 食塩 | 0.2 |
| | | こしょう | 0.01 |
| | | 調合油 | 7 |
| | | こいくちしょうゆ | 4 |
| | | 本みりん | 4 |
| | | おろししょうが | 1 |
| | | だいこん | 20 |
| | | 水 | 50 |
| | | 顆粒和風だし | 0.2 |
| | | こいくちしょうゆ | 5 |
| | | 本みりん | 5 |
| | 茶碗蒸し | ぎんなん(水煮缶詰) | 3 |
| | | 鶏もも肉(皮なし,こま切れ) | 10 |
| | | 干ししいたけ | 0.5 |
| | | 鶏卵 | 30 |
| | | 顆粒和風だし | 0.1 |
| | | 上白糖 | 0.5 |
| | | 食塩 | 0.2 |
| | | うすくちしょうゆ | 3 |
| | | 糸みつば | 2 |
| | フルーツ2種 | いちご | 11 |
| | | 白桃(缶詰) | 20 |
| おやつ | 桜餅 | 桜もち | 50 |

E…796kcal　PFC…13:18:69

| | | |
|---|---|---|
| 食塩 5.3g | VA 255μg | VB₂ 0.36mg |
| Ca 102mg | VD 1.9μg | VC 44mg |
| Fe 3.0mg | VB₁ 0.22mg | 食繊 7.0g |

| | 料理名 | 食品名 | 1人分正味重量(g) |
|---|---|---|---|
| 昼食 | たけのこご飯 | 米 | 62.5 |
| | | たけのこ(水煮) | 20 |
| | | 食塩 | 0.2 |
| | | 顆粒和風だし | 0.3 |
| | | こいくちしょうゆ | 3 |
| | | 清酒 | 2 |
| | | (木の芽) | 0.3 |
| | すまし汁 | 水 | 120 |
| | | 顆粒和風だし | 0.5 |
| | | 食塩 | 0.3 |
| | | うすくちしょうゆ | 1.5 |
| | | 梅そうめん | 1.5 |
| | | そうめん(乾) | 1.5 |
| | | 小花麩 | 1個 |
| | | 刻みねぎ | 2 |
| | 鰆の木の芽焼き | さわら(骨なし) | 60 |
| | | 食塩 | 0.5 |
| | | 清酒 | 1 |
| | | 練り木の芽みそ | 10 |
| | | はじかみ | 3.5 |
| | 春野菜の炊き合わせ | 金時豆 | 10 |
| | | そら豆 | 20 |
| | | 絹厚揚げ | 36 |
| | | にんじん | 20 |
| | | だいこん | 15 |
| | | ふき(水煮) | 10 |
| | | 顆粒和風だし | 0.4 |
| | | 上白糖 | 2 |
| | | 食塩 | 0.3 |
| | | こいくちしょうゆ | 1 |
| | 菜の花の辛し和え | なばな | 45 |
| | | 粉からし | 0.5 |
| | | こいくちしょうゆ | 2 |
| | 甘夏ゼリー | ゼリーの素 | 16 |
| | | 水 | 80 |
| | | 甘夏みかん(缶詰) | 20 |
| おやつ | 柏餅 | 柏餅 | 50 |

E…735kcal　PFC…15:17:68

| | | |
|---|---|---|
| 食塩 4.0g | VA 251μg | VB₂ 0.39mg |
| Ca 153mg | VD 4.2μg | VC 71mg |
| Fe 4.2mg | VB₁ 0.24mg | 食繊 7.3g |

| | 料理名 | 食品名 | 1人分正味重量(g) |
|---|---|---|---|
| 昼食 | サフランライス | 米 | 75 |
| | | 固形ブイヨン | 0.5 |
| | | 白ワイン | 2 |
| | | うすくちしょうゆ | 2 |
| | | サフラン/調合油 | 0.03/2 |
| | | マーガリン/食塩 | 3/0.4 |
| | | こしょう/清酒 | 0.01/2 |
| | | グリーンピース(水煮) | 3 |
| | ジュリエンヌスープ | 水/たまねぎ | 150/8 |
| | | だいこん/セロリ | 8/5 |
| | | にんじん/ピーマン | 5/5 |
| | | ベーコン | 8 |
| | | 固形ブイヨン | 0.6 |
| | | 食塩/こしょう | 0.3/0.01 |
| | | 顆粒和風だし | 0.1 |
| | | 顆粒中華だし | 0.5 |
| | ミートローフ | 牛豚合挽肉 | 60 |
| | | ナツメグ/鶏卵 | 0.01/15 |
| | | 低脂肪乳/乾パン粉 | 10/5 |
| | | ミックスベジタブル | 15 |
| | | チーズ/たまねぎ | 8/10 |
| | | 食塩/こしょう | 0.2/0.01 |
| | | 調合油 | 1 |
| | | デミグラスソース | 13 |
| | | トマトケチャップ | 3 |
| | | 赤ワイン | 5 |
| | | カリフラワー | 30 |
| | | ピーマン | 20 |
| | | 食塩/こしょう | 0.1/0.01 |
| | | マーガリン | 0.5 |
| | ホタテサラダ | だいこん | 50 |
| | | ほたて貝柱(水煮缶詰) | 10 |
| | | スイートコーン | 8 |
| | | マヨネーズ | 5 |
| | | フレンチドレッシング | 2 |
| | | 食塩/こしょう | 0.1/0.01 |
| | | かいわれだいこん | 2 |
| | 果物 | バレンシアオレンジ | 40 |
| おやつ | ロールケーキ | 薄力粉 | 8 |
| | | 上白糖/鶏卵 | 8/20 |
| | | バニラエッセンス | 0.1 |
| | | 低脂肪加工乳 | 2 |
| | | バター/水 | 2/17.5 |
| | | 生クリーム(植物性) | 40 |
| | | 白桃(缶詰) | 10 |
| | | 黄桃(缶詰) | 10 |
| | | キウイフルーツ | 10 |
| | | チェリー(缶詰) | 5 |

E…996kcal　PFC…12:44:44

| | | |
|---|---|---|
| 食塩 4.1g | VA 176μg | VB₂ 0.35mg |
| Ca 167mg | VD 1.1μg | VC 79mg |
| Fe 3.0mg | VB₁ 0.30mg | 食繊 5.9g |

# 5 病　　院

## 1) 常食から軟食への展開

| 常食 I | | | 全かゆ食への展開 | | | |
|---|---|---|---|---|---|---|
| 料理名 | 食品名 | 1人分正味重量(g) | 料理名 | 食品名 | 1人分正味重量(g) | 備考 |
| **朝食** ご飯 | めし | 200 | **朝食** 全かゆ | 全かゆ | 300 | |
| たまねぎのみそ汁 | たまねぎ/わかめ(生) | 30/3 | たまねぎのみそ汁 | | | 常食と同じ |
| | 淡色辛みそ | 8 | | | | |
| | かつお・昆布だし | 150 | | | | |
| あじの干物焼き | あじ干物 | 50 | あじの干物焼き | | | 常食と同じ |
| 切干しだいこんの炒め煮 | 切干しだいこん/油揚げ | 10/5 | 切干しだいこんの炒め煮 | | | 常食と同じ |
| | にんじん/上白糖 | 10/3 | | | | |
| | こいくちしょうゆ | 4 | | | | |
| | かつお・昆布だし | 3 | | | | |
| ほうれんそうともやしのおひたし | ほうれんそう/もやし | 40/15 | ほうれんそうともやしのおひたし | | | 常食と同じ |
| | かつお・昆布だし | 3 | | | | |
| | こいくちしょうゆ | 3 | | | | |
| 焼きのり | 焼きのり | 0.5 | のりつくだ煮 | のりつくだ煮 | 8 | |
| 牛乳 | 牛乳 | 200 | 牛乳 | | | 常食と同じ |
| **昼食** ご飯 | めし | 200 | **昼食** 全かゆ | 全かゆ | 300 | |
| きんめ煮魚焼きねぎ添え | きんめだい/しょうが | 80/2 | きんめ煮魚ズッキーニ添え | きんめだい | 80 | |
| | 上白糖/清酒 | 3/3 | | しょうが | 2 | |
| | こいくちしょうゆ | 7 | | 上白糖/清酒 | 3/3 | |
| | 根深ねぎ | 30 | | こいくちしょうゆ | 7 | |
| れんこんの炒め煮 | れんこん/こんにゃく | 30/30 | | ズッキーニ | 30 | |
| | とうがらし | 0.2 | かぼちゃの含め煮 | かぼちゃ | 70 | |
| | かつお・昆布だし | 5 | | かつお・昆布だし | 10 | |
| | 本みりん | 3 | | 上白糖 | 4 | |
| | こいくちしょうゆ | 4 | | こいくちしょうゆ | 4 | |
| | 調合油 | 3 | | | | |
| 二色ひたし | かぶ/かぶの葉 | 50/10 | 二色ひたし | | | 常食と同じ |
| | かつお・昆布だし | 5 | | | | |
| | こいくちしょうゆ | 3 | | | | |
| 果物 | キウイフルーツ | 50 | 果物 | | | 常食と同じ |
| **夕食** ご飯 | めし | 200 | **夕食** 全かゆ | 全かゆ | 300 | |
| キャベツスープ | キャベツ/はるさめ | 20/3 | キャベツスープ | | | 常食と同じ |
| | にんじん/固形ブイヨン | 5/0.5 | | | | |
| | 食塩/こしょう/水 | 0.5/0.1/150 | | | | |
| 鶏肉のグリルケチャップソース煮 | 鶏もも肉/ケチャップ | 80/10 | 鶏肉のグリルケチャップソース煮 | | | 常食と同じ |
| | ウスターソース/水 | 3/15 | | | | |
| | トマトピューレ | 5 | | | | |
| | こしょう | 0.1 | | | | |
| パスタ添え | スパゲッティ(乾)/食塩 | 10/0.3 | パスタ添え | | | 常食と同じ |
| | こしょう/バター/パセリ | 0.1/5/1 | | | | |
| なべしぎ | なす/ピーマン | 60/15 | なべしぎ | | | 常食と同じ |
| | 豚もも肉/白みそ | 20/6 | | | | |
| | 上白糖/清酒 | 3/2 | | | | |
| | かつお・昆布だし | 5 | | | | |
| きゅうりとしその和えもの | きゅうり/ゆかり | 25/0.1 | きゅうりとしその和えもの | | | 常食と同じ |
| | しそ | 0.5 | | | | |
| 果物 | りんご | 80 | 果物 | | | 常食と同じ |

| E…1,836kcal　PFC…17:19:64 | | | E…1,505kcal　PFC…20:20:60 | | |
|---|---|---|---|---|---|
| 食塩 7.2g/食繊 24.4g | P 1,388mg | VB₁ 0.88mg | 食塩 7.7g/食繊 17.3g | P 1,321mg | VB₁ 0.87mg |
| K 3,286mg | Fe 6.2mg | VB₂ 1.01mg | K 3,427mg | Fe 6.0mg | VB₂ 1.00mg |
| Ca 539mg | VA 492μg | VC 152mg | Ca 519mg | VA 718μg | VC 169mg |

| 五分かゆ食への展開 | | | |
|---|---|---|---|
| 料理名 | 食品名 | 1人分正味重量(g) | 備考 |
| **朝食** 五分かゆ | 五分かゆ | 300 | |
| みそスープ | | | 常食と同じスープのみ |
| 温泉卵 | 鶏卵 | 55 | |
| だいこんの炒め煮 | だいこん/油揚げ | 70/5 | |
| | にんじん/上白糖 | 10/3 | |
| | こいくちしょうゆ | 4 | |
| | かつお・昆布だし | 3 | |
| ほうれんそうのおひたし | ほうれんそう | 40 | |
| | こいくちしょうゆ | 3 | |
| | かつお・昆布だし | 3 | |
| のりつくだ煮 | | | 全かゆと同じ |
| 牛乳 | | | 常食と同じ |
| **昼食** 五分かゆ | 五分かゆ | 300 | |
| きんめ煮魚ズッキーニ添え | | | 全かゆと同じ |
| かぼちゃの含め煮 | | | 全かゆと同じ |
| かぶのおひたし | かぶ | 60 | |
| | かつお・昆布だし | 5 | |
| | こいくちしょうゆ | 3 | |
| 果物 | | | 常食と同じ |
| **夕食** 五分かゆ | 五分かゆ | 300 | |
| みそスープ | | | 常食と同じスープのみ |
| 鶏だんごのグリルケチャップソース煮パスタ添え | 鶏もも肉 | 60 | |
| | たまねぎ/鶏卵 | 10/10 | |
| | 薄力粉/水 | 5/15 | |
| | | | 常食と同じ |
| なべしぎ | なす/釜焼きふ | 60/5 | |
| | 甘みそ/上白糖 | 4/3 | |
| | 清酒 | 2 | |
| | かつお・昆布だし | 5 | |
| 梅干し | 梅干し | 8 | |
| 果物 | りんご果汁 | 100 | |

| E…1,233kcal PFC…20:28:52 | | |
|---|---|---|
| 食塩 7.5g／食繊 16.3g | P 1,135mg | VB₁ 0.57mg |
| K 2,972mg | Fe 8.5mg | VB₂ 1.16mg |
| Ca 633mg | VA 1,054μg | VC 179mg |

| 三分かゆ食への展開 | | | |
|---|---|---|---|
| 料理名 | 食品名 | 1人分正味重量(g) | 備考 |
| **朝食** 三分かゆ | 三分かゆ | 300 | |
| みそスープ | | | 常食と同じスープのみ |
| 温泉卵 | | | 五分と同じ |
| だいこんの炒め煮 | | | 五分と同じ |
| ほうれんそうのおひたし | | | 五分と同じ |
| のりつくだ煮 | | | 全かゆと同じ |
| 牛乳 | | | 常食と同じ |
| **昼食** 三分かゆ | 三分かゆ | 300 | |
| きんめ煮魚ズッキーニ添え | | | 全かゆと同じ |
| かぼちゃの含め煮 | | | 全かゆと同じ |
| かぶのおひたし | | | 五分と同じ |
| 果物 | 白桃(缶詰) | 60 | |
| **夕食** 三分かゆ | 三分かゆ | 300 | |
| みそスープ | | | 常食と同じスープのみ |
| 鶏だんごのグリルケチャップソース煮パスタ添え | 鶏もも肉 | 50 | |
| | 玉ねぎ/鶏卵 | 8/8 | |
| | 薄力粉 | 4 | |
| | | | 常食と同じ |
| なべしぎ | | | 五分と同じ |
| 梅干し | | | 五分と同じ |
| 果物 | | | 五分と同じ |

| E…1,177kcal PFC…19:25:56 | | |
|---|---|---|
| 食塩 7.2g／食繊 14.3g | P 1,031mg | VB₁ 0.57mg |
| K 2,704mg | Fe 8.0mg | VB₂ 1.12mg |
| Ca 586mg | VA 1,036μg | VC 123mg |

Ⅲ
病
院

| 常食Ⅱ | | |
| --- | --- | --- |
| 料理名 | 食品名 | 1人分正味重量(g) |
| **朝食** | | |
| ご飯 | めし | 200 |
| なすとみょうがのみそ汁 | なす/みょうが | 30/5 |
| | 淡色辛みそ | 8 |
| | かつお・昆布だし | 150 |
| 真だいの照焼き | まだい/清酒 | 60/3 |
| | こいくちしょうゆ | 3 |
| | 上白糖 | 1 |
| 甘酢しょうが添え | しょうが甘酢漬け | 6 |
| 白和え | 木綿豆腐/しらたき | 60/20 |
| | にんじん/さやえんどう | 10/5 |
| | ねりごま/上白糖/食塩 | 2/3/0.4 |
| | かつお・昆布だし | 3 |
| こまつなのおひたし | こまつな/かつお節 | 50/1 |
| | かつお・昆布だし | 3 |
| | こいくちしょうゆ | 3 |
| 牛乳 | 牛乳 | 200 |
| **昼食** | | |
| ご飯 | めし | 200 |
| シーフードカレー | えび/いか/あさり | 15/15/15 |
| | じゃがいも/にんじん | 30/20 |
| | たまねぎ/カレールー | 20/12 |
| | 調合油/こしょう | 5/0.1 |
| コールスローサラダ | キャベツ/きゅうり | 30/20 |
| | 赤ピーマン/セロリ | 5/5 |
| | サウザンドレッシング | 10 |
| 漬け物 | 福神漬/らっきょう漬け | 8/10 |
| 果物 | メロン | 100 |
| **夕食** | | |
| ご飯 | めし | 200 |
| わかめスープ | わかめ/根深ねぎ | 4/10 |
| | 糸みつば/中華だし | 3/1 |
| | 食塩 | 0.4 |
| | こいくちしょうゆ | 2 |
| | こしょう | 0.1 |
| ゆで豚の酢みそかけ | 豚ロース肉/レタス | 60/20 |
| | ブロッコリー/白みそ | 30/6 |
| | 上白糖/米酢 | 3/6 |
| | かつお・昆布だし | 5 |
| | 練りからし | 1 |
| 卵豆腐 | 卵豆腐/葉ねぎ/しそ | 50/3/1 |
| 焼きなす | なす/しょうが | 60/2 |
| | かつお・昆布だし | 5 |
| | こいくちしょうゆ | 4 |
| 果物 | みかん | 120 |

E…1,809kcal　PFC…17:20:63

| 食塩 7.7g／食繊 25.0g | P 1,155mg | VB₁ 1.48mg |
| --- | --- | --- |
| K 2,992mg | Fe 12.1mg | VB₂ 1.05mg |
| Ca 615mg | VA 518μg | VC 168mg |

| 全かゆ食への展開 | | | |
| --- | --- | --- | --- |
| 料理名 | 食品名 | 1人分正味重量(g) | 備考 |
| **朝食** | | | |
| 全かゆ | 全かゆ | 300 | |
| なすとみょうがのみそ汁 | | | 常食と同じ |
| 真だいの照焼き甘酢しょうが添え | | | 常食と同じ 常食と同じ |
| 白和え | 木綿豆腐/にんじん | 60/10 | |
| | さやえんどう | 5 | |
| | ねりごま/上白糖 | 2/3 | |
| | 食塩 | 0.4 | |
| | かつお・昆布だし | 3 | |
| こまつなのおひたし | | | 常食と同じ |
| 牛乳 | | | 常食と同じ |
| **昼食** | | | |
| 全かゆ | 全かゆ | 300 | |
| 肉じゃがそぼろ煮 | 豚もも肉 | 30 | |
| | じゃがいも | 100 | |
| | にんじん | 20 | |
| | たまねぎ | 30 | |
| | かつお・昆布だし | 10 | |
| | 上白糖 | 3 | |
| | こいくちしょうゆ | 5 | |
| カリフラワーと卵のサラダ | カリフラワー | 50 | |
| | 鶏卵 | 20 | |
| | サウザンドレッシング | 8 | |
| 梅干し | 梅干し塩漬 | 8 | |
| 果物 | | | 常食と同じ |
| **夕食** | | | |
| 全かゆ | 全かゆ | 300 | |
| わかめスープ | | | 常食と同じ |
| ゆで豚の酢みそかけ | | | 常食と同じ |
| 卵豆腐 | | | 常食と同じ |
| 焼きなす | | | 常食と同じ |
| 果物 | | | 常食と同じ |

E…1,456kcal　PFC…20:22:58

| 食塩 7.6g／食繊 22.3g | P 1,084mg | VB₁ 1.73mg |
| --- | --- | --- |
| K 3,376mg | Fe 7.5mg | VB₂ 1.16mg |
| Ca 569mg | VA 685μg | VC 206mg |

| 五分かゆ食への展開 | | | |
| --- | --- | --- | --- |
| 料理名 | 食品名 | 1人分<br>正味重量<br>(g) | 備考 |
| **朝食** 五分かゆ | 五分かゆ | 300 | |
| みそスープ | | | 常食と同じ<br>スープのみ |
| 真だいのくず煮 | まだい/清酒 | 60/3 | |
| | こいくちしょうゆ | 4 | |
| | 上白糖 | 1 | |
| | かつお・昆布だし | 30 | |
| | かたくり粉 | 2 | |
| 白和え | | | 全かゆと同じ |
| こまつなの煮びたし | こまつな | 50 | |
| | かつお・昆布だし | 10 | |
| | こいくちしょうゆ | 3 | |
| 牛乳 | | | 常食と同じ |
| **昼食** 五分かゆ | 五分かゆ | 300 | |
| 肉じゃがそぼろ煮 | | | 全かゆと同じ |
| カリフラワーと卵のサラダ | | | 全かゆと同じ |
| 梅干し | | | 全かゆと同じ |
| 果物 | | | 常食と同じ |
| **夕食** 五分かゆ | 五分かゆ | 300 | |
| わかめスープ | | | 常食と同じ<br>スープのみ |
| はんぺんのバター焼き | はんぺん/バター | 60/5 | |
| | ブロッコリー | 30 | |
| 卵豆腐 | | | 常食と同じ |
| 焼きなす | | | 常食と同じ |
| 果物 | みかん果汁 | 100 | |

| E…1,125kcal PFC…20:30:50 | | |
| --- | --- | --- |
| 食塩 7.4g／食繊 19.8g<br>K 3,092mg<br>Ca 534mg | P 938mg<br>Fe 6.5mg<br>VA 634μg | VB₁ 1.04mg<br>VB₂ 1.01mg<br>VC 195mg |

| 三分かゆ食への展開 | | | |
| --- | --- | --- | --- |
| 料理名 | 食品名 | 1人分<br>正味重量<br>(g) | 備考 |
| **朝食** 三分かゆ | 三分かゆ | 300 | |
| みそスープ | | | 常食と同じ<br>スープのみ |
| 真だいのくず煮 | | | 五分と同じ |
| 白和え | | | 全かゆと同じ |
| こまつなの煮びたし | | | 五分と同じ |
| 牛乳 | | | 常食と同じ |
| **昼食** 三分かゆ | 三分かゆ | 300 | |
| 肉じゃがそぼろ煮 | | | 全かゆと同じ |
| カリフラワーと卵のサラダ | | | 全かゆと同じ |
| 梅干し | | | 全かゆと同じ |
| 果物 | | | 常食と同じ |
| **昼食** 三分かゆ | 三分かゆ | 300 | |
| わかめスープ | | | 常食と同じ<br>スープのみ |
| はんぺんのバター焼き | | | 五分と同じ |
| 卵豆腐 | | | 常食と同じ |
| 焼きなす | | | 常食と同じ |
| 果物 | | | 五分と同じ |

| E…1,148kcal PFC…20:32:48 | | |
| --- | --- | --- |
| 食塩 7.5g／食繊 19.0g<br>K 3,018mg<br>Ca 525mg | P 931mg<br>Fe 6.8mg<br>VA 657μg | VB₁ 1.05mg<br>VB₂ 1.00mg<br>VC 188mg |

III
病院

| 常食Ⅲ | | | |
|---|---|---|---|
| | 料理名 | 食品名 | 1人分 正味重量 (g) |
| 朝食 | オープンサンド | 食パン/バター | 90/8 |
| | スクランブルエッグ | 鶏卵/調合油 | 20/3 |
| | | ボンレスハム/レタス | 15/15 |
| | ポテトサラダ | じゃがいも/にんじん | 60/8 |
| | | きゅうり/食塩 | 10/0.2 |
| | | こしょう/マヨネーズ | 0.1/7 |
| | 果物 | バナナ | 120 |
| | 牛乳 | 牛乳 | 200 |
| 昼食 | ご飯 | めし | 200 |
| | 松風焼き アスパラ添え | 鶏ひき肉/たまねぎ | 60/15 |
| | | 鶏卵/パン粉(乾) | 5/5 |
| | | 食塩/こしょう | 0.1/0.1 |
| | | グリーンアスパラガス | 20 |
| | チンゲンサイ のクリーム煮 | チンゲンサイ/にんじん | 70/10 |
| | | 調合油/ホワイトソース | 2/20 |
| | | 食塩/こしょう | 0.3/0.1 |
| | もやしとピーマンのからし和え | もやし/ピーマン | 40/10 |
| | | 練りからし | 1 |
| | | かつお・昆布だし | 3 |
| | | こいくちしょうゆ | 3 |
| | 果物 | オレンジ | 100 |
| 夕食 | ご飯 | めし | 200 |
| | おふとみつばのすまし汁 | 釜焼きふ/糸みつば | 3/10 |
| | | かつお・昆布だし | 150 |
| | | 食塩 | 0.6 |
| | | こいくちしょうゆ | 3 |
| | さばのみそ煮 | さば/しょうが | 80/7 |
| | | 淡色辛みそ/上白糖 | 6/3 |
| | | 清酒 | 5 |
| | | かつお・昆布だし | 20 |
| | ひじきのサラダ | ひじき/きゅうり | 5/10 |
| | | はるさめ | 5 |
| | | こいくちしょうゆ | 4 |
| | | 穀物酢/調合油 | 5/5 |
| | いんげんのおひたし | さやいんげん/しそ | 40/0.5 |
| | | こいくちしょうゆ | 3 |
| | | かつお・昆布だし | 3 |

E…1,848kcal　PFC…15:30:55

| 食塩 6.7g／食繊 25.5g | P 971mg | VB₁ 0.97mg |
|---|---|---|
| K 2,963mg | Fe 9.0mg | VB₂ 1.27mg |
| Ca 507mg | VA 578μg | VC 147mg |

| 全かゆ食への展開 | | | |
|---|---|---|---|
| | 料理名 | 食品名 | 1人分 正味重量 (g) | 備考 |
| 朝食 | オープンサンド | | | 常食と同じ |
| | スクランブルエッグ | | | 常食と同じ |
| | ポテトサラダ | | | 常食と同じ |
| | 果物 | | | 常食と同じ |
| | 牛乳 | | | 常食と同じ |
| 昼食 | ご飯 | 全かゆ | 300 | |
| | 松風焼き アスパラ添え | | | 常食と同じ |
| | チンゲンサイ のクリーム煮 | | | 常食と同じ |
| | もやしとピーマンのからし和え | | | 常食と同じ |
| | 果物 | | | 常食と同じ |
| 夕食 | 全かゆ | 全かゆ | 300 | |
| | おふとみつばのすまし汁 | | | 常食と同じ |
| | さばのみそ煮 | | | 常食と同じ |
| | とうがんのくず煮 | とうがん | 80 | |
| | | かつお・昆布だし | 50 | |
| | | 食塩 | 0.3 | |
| | | こいくちしょうゆ | 2 | |
| | | 本みりん | 5 | |
| | | かたくり粉 | 2 | |
| | いんげんのおひたし | | | 常食と同じ |

E…1,564kcal　PFC…17:32:51

| 食塩 6.7g／食繊 18.6g | P 935mg | VB₁ 0.97mg |
|---|---|---|
| K 2,776mg | Fe 5.8mg | VB₂ 1.21mg |
| Ca 466mg | VA 559μg | VC 177mg |

| 五分かゆ食への展開 | | | | |
|---|---|---|---|---|
| | 料理名 | 食品名 | 1人分正味重量(g) | 備考 |
| 朝食 | フレンチトースト | 食パン/牛乳<br>鶏卵/上白糖<br>調合油 | 60/30<br>10/3<br>5 | |
| | ポテトサラダ | | | 常食と同じ |
| | 果物 | | | 常食と同じ |
| | ヨーグルト | ヨーグルト脱脂加糖 | 100 | |
| 昼食 | 五分かゆ | 五分かゆ | 300 | |
| | 松風焼きおろし添え | だいこん<br>こいくちしょうゆ | 50<br>5 | 常食と同じ |
| | チンゲンサイのクリーム煮 | | | 常食と同じ |
| | ねり梅 | うめびしお | 8 | |
| | 果物 | みかん(缶詰) | 50 | |
| 夕食 | 五分かゆ | 五分かゆ | 300 | |
| | おふとみつばのすまし汁 | | | 常食と同じスープのみ |
| | さばのみそ煮 | | | 常食と同じ |
| | とうがんのくず煮 | | | 全かゆと同じ |
| | いんげんのおひたし | | | 常食と同じ |
| E…1,204kcal　PFC…18:31:51 | | | | |
| 食塩 6.9g／食繊 16.9g<br>K 2,503mg<br>Ca 484mg | | P 722mg<br>Fe 7.1mg<br>VA 587μg | | VB₁ 0.63mg<br>VB₂ 0.99mg<br>VC 128mg |

| 三分かゆ食への展開 | | | | |
|---|---|---|---|---|
| | 料理名 | 食品名 | 1人分正味重量(g) | 備考 |
| 朝食 | フレンチトースト | | | 五分と同じ |
| | ポテトサラダ | じゃがいも<br>にんじん<br>食塩/こしょう<br>マヨネーズ | 60<br>8<br>0.3/0.03<br>7 | |
| | 果物 | バナナ | 50 | |
| | ヨーグルト | | | 五分と同じ |
| 昼食 | 三分かゆ | 三分かゆ | 300 | |
| | 揚げ出し豆腐 | 木綿豆腐<br>かたくり粉<br>調合油<br>かつお・昆布だし<br>こいくちしょうゆ<br>本みりん<br>かたくり粉<br>だいこん | 100<br>8<br>10<br>30<br>4<br>3<br>2<br>50 | |
| | チンゲンサイのクリーム煮 | | | 常食と同じ |
| | ねり梅 | | | 五分と同じ |
| | 果物 | みかん(缶詰) | 30 | |
| 夕食 | 三分かゆ | 三分かゆ | 300 | |
| | おふとみつばのすまし汁 | | | 常食と同じスープのみ |
| | さばのみそ煮 | | | 常食と同じ |
| | とうがんのくず煮 | | | 全かゆと同じ |
| | トマトゼリー | トマトゼリー(ムース食) | 30 | |
| E…1,156kcal　PFC…15:34:51 | | | | |
| 食塩 5.4g／食繊 15.2g<br>K 2,103mg<br>Ca 549mg | | P 639mg<br>Fe 7.3mg<br>VA 530μg | | VB₁ 0.58mg<br>VB₂ 0.77mg<br>VC 112mg |

III 病院

| 常食IV | | | |
|---|---|---|---|
| | 料理名 | 食品名 | 1人分<br>正味重量<br>(g) |
| 朝食 | ご飯 | めし | 200 |
| | はくさいとしめじのみそ汁 | はくさい/しめじ | 30/10 |
| | | 淡色辛みそ | 8 |
| | | かつお・昆布だし | 150 |
| | がんもの含め煮昆布煮添え | がんもどき/清酒 | 40/3 |
| | | こいくちしょうゆ | 4 |
| | | 上白糖 | 2 |
| | | かつお・昆布だし | 10 |
| | | 刻み昆布 | 3 |
| | 笹かまぼこ | 笹かまぼこ | 40 |
| | なばなのおひたし | なばな/削り節 | 50/1 |
| | | かつお・昆布だし | 3 |
| | | こいくちしょうゆ | 3 |
| | 牛乳 | 牛乳 | 200 |
| 昼食 | ご飯 | めし | 200 |
| | 鶏肉と野菜のホイル包み焼き | 鶏もも肉/たまねぎ | 60/20 |
| | | にんじん | 10 |
| | | プロセスチーズ/バター | 5/5 |
| | | 食塩/こしょう/レモン | 0.3/0.1/10 |
| | かぼちゃのいとこ煮 | かぼちゃ/あずき | 80/10 |
| | | 上白糖 | 5 |
| | | かつお・昆布だし | 30 |
| | | こいくちしょうゆ | 4 |
| | きゅうりとわかめの酢の物 | きゅうり/生わかめ | 30/5 |
| | | しょうが/穀物酢 | 2/3 |
| | | かつお・昆布だし | 2 |
| | | こいくちしょうゆ | 3 |
| | 果物 | ライチ | 30 |
| 夕食 | ご飯 | めし | 200 |
| | 天ぷら | きす/えび/れんこん | 20/20/20 |
| | | まいたけ/天ぷら粉 | 15/15 |
| | | 調合油 | 10 |
| | 天つゆ | こいくちしょうゆ | 6 |
| | | 本みりん | 7 |
| | | かつお・昆布だし | 50 |
| | | だいこんおろし | 30 |
| | ながいも梅和え | ながいも | 60 |
| | | かつお・昆布だし | 3 |
| | | うめびしお/刻みのり | 5/0.3 |
| | かぶのぬか漬け | かぶぬか漬け | 30 |
| | 果物 | パインアップル | 100 |

E…1,895kcal　PFC…14:20:66

| 食塩 7.4g／食繊 25.5g<br>K 3,175mg<br>Ca 670mg | P 1,063mg<br>Fe 7.6mg<br>VA 576μg | VB₁ 0.90mg<br>VB₂ 1.15mg<br>VC 198mg |
|---|---|---|

| 全かゆ食への展開 | | | |
|---|---|---|---|
| | 料理名 | 食品名 | 1人分<br>正味重量<br>(g) | 備考 |
| 朝食 | 全かゆ | 全かゆ | 300 | |
| | はくさいとしめじのみそ汁 | | | 常食と同じ |
| | がんもの含め煮昆布煮添え | | | 常食と同じ |
| | 笹かまぼこ | | | 常食と同じ |
| | なばなのおひたし | | | 常食と同じ |
| | 牛乳 | | | 常食と同じ |
| 昼食 | 全かゆ | 全かゆ | 300 | |
| | 鶏肉と野菜のホイル包み焼き | | | 常食と同じ |
| | かぼちゃのいとこ煮 | | | 常食と同じ |
| | きゅうりとわかめの酢の物 | | | 常食と同じ |
| | 果物 | | | 常食と同じ |
| 夕食 | ご飯 | 全かゆ | 300 | 常食と同じ |
| | 天ぷら | きす/さつまいも | 40/20 | |
| | | なす | 20 | |
| | | 天ぷら粉 | 15 | |
| | | 調合油 | 10 | |
| | 天つゆ | | | 常食と同じ |
| | ながいも梅和え | | | 常食と同じ |
| | かぶのぬか漬け | | | 常食と同じ |
| | 果物 | | | 常食と同じ |

E…1,556kcal　PFC…16:24:60

| 食塩 7.4g／食繊 17.3g<br>K 3,149mg<br>Ca 660mg | P 971mg<br>Fe 7.1mg<br>VA 578μg | VB₁ 0.87mg<br>VB₂ 1.08mg<br>VC 195mg |
|---|---|---|

| 五分かゆ食への展開 | | | |
|---|---|---|---|
| 料理名 | 食品名 | 1人分正味重量(g) | 備考 |
| 五分かゆ | 五分かゆ | 300 | |
| みそスープ | | | 常食と同じスープのみ |
| 焼き豆腐の含め煮ほうれんそう添え | 焼き豆腐/清酒 | 100/3 | |
| | こいくちしょうゆ | 4 | |
| | 上白糖 | 2 | |
| | かつお・昆布だし | 20 | |
| | ほうれんそう | 25 | |
| なばなのおひたし | | | 常食と同じ |
| 牛乳 | | | 常食と同じ |
| 五分かゆ | 五分かゆ | 300 | |
| 鶏肉と野菜のホイル包み焼き | | | 常食と同じ |
| かぼちゃの含め煮 | かぼちゃ/上白糖 | 80/5 | |
| | かつお・昆布だし | 30 | |
| | しょうゆ | 4 | |
| のりつくだ煮 | のりつくだ煮 | 8 | |
| 果物 | びわ(缶詰) | 30 | |
| 五分かゆ | 五分かゆ | 300 | |
| かれいの煮魚 | かれい/しょうが | 80/2 | |
| | 上白糖 | 3 | |
| | こいくちしょうゆ | 7 | |
| | 清酒 | 3 | |
| | かつお・昆布だし | 30 | |
| ながいもの含め煮 | ながいも | 70 | |
| | かつお・昆布だし | 20 | |
| | こいくちしょうゆ | 4 | |
| | 本みりん | 3 | |
| 淡雪寒天 | 卵白/上白糖 | 15/15 | |
| | 寒天/レモン果汁 | 1.5/2 | |
| | 水 | 100 | |
| 梅干し | 梅干し | 8 | |
| 果物 | パインジュース | 100 | |

朝食 / 昼食 / 夕食

| E…1,122kcal PFC…18:31:51 | | |
|---|---|---|
| 食塩 6.1g／食繊 11.9g | P 849mg | VB₁ 0.60mg |
| K 2,557mg | Fe 6.9mg | VB₂ 0.98mg |
| Ca 639mg | VA 708μg | VC 142mg |

| 三分かゆ食への展開 | | | |
|---|---|---|---|
| 料理名 | 食品名 | 1人分正味重量(g) | 備考 |
| 三分かゆ | 三分かゆ | 300 | |
| みそスープ | | | 常食と同じスープのみ |
| 焼き豆腐の含め煮ほうれんそう添え | | | 五分と同じ |
| なばなのおひたし | | | 常食と同じ |
| 牛乳 | | | 常食と同じ |
| 三分かゆ | 三分かゆ | 300 | |
| おふの卵とじ | 車ふ/本みりん | 8/3 | |
| | こいくちしょうゆ | 4 | |
| | かつお・昆布だし | 50 | |
| | 鶏卵 | 50 | |
| かぼちゃの含め煮 | | | 五分と同じ |
| のりつくだ煮 | | | 五分と同じ |
| 果物 | | | 五分と同じ |
| 三分かゆ | 三分かゆ | 300 | |
| かれいの煮魚 | | | 五分と同じ |
| ながいもの含め煮 | | | 五分と同じ |
| 淡雪寒天 | | | 五分と同じ |
| 梅干し | | | 五分と同じ |
| 果物 | | | 五分と同じ |

朝食 / 昼食 / 夕食

| E…1,067kcal PFC…21:18:61 | | |
|---|---|---|
| 食塩 6.4g／食繊 10.4g | P 852mg | VB₁ 0.58mg |
| K 2,478mg | Fe 7.5mg | VB₂ 1.26mg |
| Ca 621mg | VA 644μg | VC 128mg |

Ⅲ
病
院

# 2）常食から制限食への展開

| 常食V | | | |
|---|---|---|---|
| | 料理名 | 食品名 | 1人分正味重量(g) |
| **朝食** | ご飯 | めし | 200 |
| | キャベツとわかめのみそ汁 | キャベツ/わかめ(生) | 30/3 |
| | | 淡色辛みそ | 8 |
| | | かつお・昆布だし | 150 |
| | 厚焼き卵 | 鶏卵/かつお・昆布だし | 50/10 |
| | | 上白糖/食塩/調合油 | 3/0.1/5 |
| | | オクラ | 15 |
| | ほうれんそうのごま和え | ほうれんそう/いりごま | 50/4 |
| | | かつお・昆布だし/上白糖 | 3/2 |
| | | こいくちしょうゆ | 3 |
| | きゅうりのぬか漬け | きゅうりぬか漬け | 30 |
| | 牛乳 | 牛乳 | 200 |
| **昼食** | ご飯 | めし | 200 |
| | さけのムニエル | さけ/薄力粉/こしょう | 70/5/0.1 |
| | | 調合油 | 3 |
| | タルタルソース・ブロッコリー添え | マヨネーズ | 8 |
| | | たまねぎ/鶏卵/食塩 | 5/5/0.2 |
| | | ブロッコリー | 30 |
| | 五目なます | だいこん/にんじん | 40/7 |
| | | きゅうり/油揚げ/しらたき | 20/5/20 |
| | | かつお・昆布だし/みりん風調味料 | 10/4 |
| | | こいくちしょうゆ | 4 |
| | | 練りごま/穀物酢 | 4/6 |
| | もやしのカレーひたし | もやし/ピーマン | 50/6 |
| | | かつお・昆布だし | 5 |
| | | こいくちしょうゆ | 3 |
| | | カレー粉 | 0.1 |
| | 果物 | キウイフルーツ | 80 |
| **夕食** | ご飯 | めし | 200 |
| | 湯葉とみつばのすまし汁 | ゆば/みつば | 10/3 |
| | | こいくちしょうゆ/食塩 | 1/0.6 |
| | | かつお・昆布だし | 150 |
| | 鶏肉のから揚げベジタブル添え | 鶏もも肉/本みりん | 70/2 |
| | | こいくちしょうゆ | 2 |
| | | かたくり粉/調合油 | 7/7 |
| | | ミックスベジタブル | 20 |
| | | 食塩/こしょう | 0.2/0.1 |
| | れんこんのきんぴら | れんこん/にんじん | 40/20 |
| | | 上白糖/こいくちしょうゆ | 2/4 |
| | | かつお・昆布だし | 10 |
| | | 調合油/とうがらし | 3/0.1 |
| | チンゲンサイのわさび和え | チンゲンサイ | 60 |
| | | かつお・昆布だし | 5 |
| | | こいくちしょうゆ/練りわさび | 2/1 |
| | 果物 | みかん | 120 |

E…1,950kcal　PFC…15:25:60

| 食塩 7.2g／食繊 24.1g | P 1,213mg | VB₁ 0.99mg |
|---|---|---|
| K 3,244mg | Fe 7.8mg | VB₂ 1.33mg |
| Ca 636mg | VA 843μg | VC 234mg |

| 全かゆ食への展開 | | | |
|---|---|---|---|
| | 料理名 | 食品名 | 1人分正味重量(g) | 備考 |
| **朝食** | 全かゆ | 全かゆ | 300 | |
| | キャベツとわかめのみそ汁 | | | 常食と同じ |
| | 厚焼き卵 | | | 常食と同じ |
| | ほうれんそうのごま和え | | | 常食と同じ |
| | きゅうりのぬか漬け | | | 常食と同じ |
| | 牛乳 | | | 常食と同じ |
| **昼食** | ご飯 | 全かゆ | 300 | |
| | さけのムニエルタルタルソース・ブロッコリー添え | | | 常食と同じ |
| | 五目なます | | | 常食と同じ |
| | もやしのカレーひたし | | | 常食と同じ |
| | 果物 | | | 常食と同じ |
| **夕食** | 全かゆ | 全かゆ | 300 | |
| | 湯葉とみつばのすまし汁 | | | 常食と同じ |
| | 鶏肉の照り焼きベジタブル添え | 鶏もも肉 | 70 | |
| | | 本みりん | 2 | |
| | | こいくちしょうゆ | 3 | |
| | | 調合油 | 3 | |
| | | コーン缶詰 | 20 | |
| | | 食塩/こしょう | 0.2/0.1 | |
| | にんじんのきんぴら | にんじん/上白糖 | 50/2 | |
| | | かつお・昆布だし | 10 | |
| | | こいくちしょうゆ | 4 | |
| | | 調合油 | 2 | |
| | チンゲンサイのわさび和え | | | 常食と同じ |
| | 果物 | | | 常食と同じ |

E…1,567kcal　PFC…18:30:52

| 食塩 7.4g／食繊 17.4g | P 1,126mg | VB₁ 0.98mg |
|---|---|---|
| K 3,243mg | Fe 7.1mg | VB₂ 1.31mg |
| Ca 642mg | VA 1,419μg | VC 219mg |

| 1,200 kcal 食への展開 | | | |
|---|---|---|---|
| | 料理名 | 食品名 | 1人分正味重量(g) | 備考 |

| | 料理名 | 食品名 | 1人分正味重量(g) | 備考 |
|---|---|---|---|---|
| 朝食 | ご飯 | めし | 100 | |
| | キャベツとわかめのみそ汁 | | | 常食と同じ |
| | 厚焼き卵 | | | 常食と同じ |
| | ほうれんそうのおひたし | ほうれんそう | 50 | |
| | | 水/昆布/かつお節 | 3/0.03/0.06 | |
| | | こいくちしょうゆ | 3 | |
| | きゅうりのぬか漬け | | | 常食と同じ |
| | 牛乳 | | | 常食と同じ |
| 昼食 | ご飯 | めし | 100 | |
| | さけのムニエルレモン・ブロッコリー添え | レモン | 20 | 常食と同じタルタルソース⇒レモンに変更 |
| | なます | だいこん/にんじん | 50/7 | |
| | | きゅうり/しらたき | 30/20 | |
| | | かつお・昆布だし | 10 | |
| | | みりん風調味料 | 2 | |
| | | こいくちしょうゆ | 4 | |
| | | 穀物酢 | 6 | |
| | もやしのカレーひたし | | | 常食と同じ |
| | 果物 | | | 常食と同じ |
| 夕食 | ご飯 | めし | 100 | |
| | 湯葉とみつばのすまし汁 | | | 常食と同じ |
| | 鶏肉の照り焼きベジタブル添え | | | 全かゆと同じ |
| | にんじんのきんぴら | | | 全かゆと同じ |
| | チンゲンサイのわさび和え | | | 常食と同じ |
| | 果物 | みかん | 100 | |
| E…1,239 kcal　PFC…20:24:56 | | | | |
| 食塩 6.9g／食繊 19.8g K 3,035mg Ca 540mg | P 979mg Fe 6.1mg VA 1031μg | VB₁ 0.86mg VB₂ 1.28mg VC 232mg | | |

| 食塩 6g 食への展開 | | | |
|---|---|---|---|
| | 料理名 | 食品名 | 1人分正味重量(g) | 備考 |

| | 料理名 | 食品名 | 1人分正味重量(g) | 備考 |
|---|---|---|---|---|
| 朝食 | ご飯 | めし | 200 | |
| | キャベツとわかめのみそ汁 | | | 常食と同じ1/2量 |
| | 厚焼き卵 | | | 常食と同じ |
| | ほうれんそうのごま和え | | | 常食と同じ |
| | 味付けのり | 味付けのり | 0.5 | |
| | 牛乳 | | | 常食と同じ |
| 昼食 | ご飯 | めし | 200 | |
| | さけのムニエルタルタルソース・ブロッコリー添え | | | 常食と同じ |
| | 五目なます | | | 常食と同じ |
| | もやしのカレーひたし | | | 常食と同じ |
| | 果物 | | | 常食と同じ |
| 夕食 | ご飯 | めし | 200 | |
| | 湯葉とみつばのすまし汁 | | | 常食と同じ1/2量 |
| | 鶏肉のから揚げベジタブル添え | | | 常食と同じ |
| | れんこんのきんぴら | | | 常食と同じ |
| | チンゲンサイのわさび和え | | | 常食と同じ |
| | 果物 | | | 常食と同じ |
| E…1,917kcal　PFC…15:25:60 | | | | |
| 食塩 4.6g／食繊 23.2g K 2,918mg Ca 611mg | P 1,147mg Fe 7.4mg VA 848μg | VB₁ 0.88mg VB₂ 1.30mg VC 222mg | | |

| | 料理名 | 食品名 | 1人分正味重量(g) | 備考 |
|---|---|---|---|---|
| **朝食** | ご飯 | めし | 200 | |
| | キャベツとわかめのみそ汁 | | | 常食と同じ |
| | 温泉卵オクラ添え | 鶏卵 | 50 | |
| | | かつお・昆布だし | 15 | |
| | | 本みりん | 2 | |
| | | こいくちしょうゆ | 2 | |
| | | オクラ | 15 | |
| | ほうれんそうのおひたし | | | 1,200 kcal食と同じ |
| | きゅうりのぬか漬け | | | 常食と同じ |
| | ヨーグルト | ヨーグルト脱脂加糖 | 100 | |
| **昼食** | ご飯 | めし | 200 | |
| | さけの酒蒸しレモン・ブロッコリー添え | さけ/清酒 | 70/5 | |
| | | かつお・昆布だし | 5 | |
| | | レモン | 20 | |
| | | ブロッコリー | 30 | |
| | なます | | | 1,200 kcal食と同じ |
| | もやしのカレーひたし | | | 常食と同じ |
| | 果物 | | | 常食と同じ |
| **夕食** | ご飯 | めし | 200 | |
| | 湯葉とみつばのすまし汁 | | | 常食と同じ |
| | 鶏肉の照り焼きベジタブル添え | | | 全かゆと同じ |
| | にんじんのきんぴら風 | にんじん | 50 | |
| | | 上白糖 | 2 | |
| | | かつお・昆布だし | 10 | |
| | | こいくちしょうゆ | 4 | |
| | チンゲンサイのわさび和え | | | 常食と同じ |
| | 果物 | | | 常食と同じ |

E…1,500 kcal　P 67.3 g　F 12.8 g　C 295.7 g

| | | |
|---|---|---|
| 食塩 6.1g／食繊 24.1g | P 999 mg | VB₁ 0.80 mg |
| K 2,882 mg | Fe 6.3 mg | VB₂ 1.12 mg |
| Ca 448 mg | VA 975 μg | VC 230 mg |

食塩 6.1g／食繊 24.1g　P 999mg　VB₁ 0.80mg　K 2,882mg　Fe 6.3mg　VB₂ 1.12mg　Ca 448mg　VA 975 μg　VC 230mg

---

## P 40 g 食への展開

| | 料理名 | 食品名 | 1人分正味重量(g) | 備考 |
|---|---|---|---|---|
| **朝食** | ご飯 | 低たんぱくめし | 200 | |
| | キャベツとわかめのみそ汁 | | | 常食と同じ 1/2量 |
| | 厚焼き卵 | | | 常食と同じ |
| | ほうれんそうのごま和え | | | 常食と同じ |
| | 味付けのり | 味付けのり | 0.5 | |
| | Ca せんべい | Ca せんべい | 9.1 | |
| **昼食** | ご飯 | 低たんぱくめし | 200 | |
| | さけとポテトのムニエルタルタルソース・ブロッコリー添え | さけ/じゃがいも | 40/50 | 他は常食と同じ |
| | 五目なます | | | 常食と同じ |
| | もやしのカレーひたし | | | 常食と同じ |
| | 果物 | | | 常食と同じ |
| **夕食** | ご飯 | 低たんぱくめし | 200 | |
| | 湯葉とみつばのすまし汁 | | | 常食と同じ 1/2量 |
| | 鶏肉のから揚げベジタブル添え | 鶏肉/本みりん | 50/3 | |
| | | こいくちしょうゆ | 3 | |
| | | かたくり粉/調合油 | 6/8 | |
| | | コーン缶詰 | 20 | |
| | | 食塩/こしょう | 0.2/0.1 | |
| | にんじんのきんぴら風 | | | F 20 g 食と同じ |
| | チンゲンサイのわさび和え | | | 常食と同じ |
| | 果物 | | | 常食と同じ |

E…1,928 kcal　P 38.5 g　F 57.0 g　C 327.4 g

| | | |
|---|---|---|
| 食塩 4.8g／食繊 18.0g | P 633 mg | VB₁ 0.76 mg |
| K 2,384 mg | Fe 8.8 mg | VB₂ 0.90 mg |
| Ca 568 mg | VA 759 μg | VC 205 mg |

| 常食Ⅵ | | | |
|---|---|---|---|
| | 料理名 | 食品名 | 1人分正味重量(g) |
| 朝食 | バターロール | バターロール | 60 |
| | | いちごジャム/バター | 8/8 |
| | ゆで卵 | 鶏卵/食塩 | 50/0.5 |
| | マカロニサラダ | マカロニ/きゅうり | 15/10 |
| | | にんじん/マヨネーズ | 5/8 |
| | | 食塩/こしょう | 0.3/0.1 |
| | 牛乳 | 牛乳 | 200 |
| 昼食 | ご飯 | めし | 200 |
| | 青椒肉絲 | 牛肉/こしょう | 60/0.1 |
| | | こいくちしょうゆ/本みりん | 2/2 |
| | | かたくり粉/ピーマン | 3/30 |
| | | たけのこ(水煮)/しょうが | 30/2 |
| | | 調合油/こいくちしょうゆ | 4/4 |
| | | 本みりん/オイスターソース | 4/2 |
| | 冷奴 | 豆腐/根深ねぎ/しょうが | 80/5/3 |
| | | こいくちしょうゆ | 5 |
| | トマトサラダ | トマト/たまねぎ | 60/5 |
| | | フレンチドレッシング | 8 |
| | | こしょう | 0.1 |
| | 果物 | キウイフルーツ | 50 |
| 夕食 | ご飯 | めし | 200 |
| | とうがんのみそ汁 | とうがん/油揚げ | 30/5 |
| | | かつお・昆布だし | 150 |
| | | 淡色辛みそ | 8 |
| | かじきまぐろのパン粉焼きアスパラ添え | かじきまぐろ/マヨネーズ | 70/5 |
| | | パン粉(乾)/調合油/食塩 | 3/5/0.2 |
| | | グリーンアスパラガス | 20 |
| | さつまいもと昆布の煮物 | さつまいも/刻み昆布 | 60/5 |
| | | 上白糖/こいくちしょうゆ | 3/4 |
| | | かつお・昆布だし | 10 |
| | はくさいとしめじのおひたし | はくさい/しめじ | 40/20 |
| | | かつお・昆布だし | 5 |
| | | こいくちしょうゆ | 3 |
| | 果物 | オレンジ | 100 |
| E…1,871kcal　PFC…16:30:54 | | | |
| 食塩 7.3g／食繊 20.5g　K 3,058mg　Ca 564mg | P 1,121mg　Fe 8.1mg　VA 348μg | VB₁ 0.78mg　VB₂ 1.04mg　VC 196mg | |

| 全かゆ食への展開 | | | |
|---|---|---|---|
| | 料理名 | 食品名 | 1人分正味重量(g) | 備考 |
| 朝食 | バターロール | バターロール | 60 | 2個 |
| | ゆで卵 | | | 常食と同じ |
| | マカロニサラダ | | | 常食と同じ |
| | 牛乳 | | | 常食と同じ |
| 昼食 | 全かゆ | 全かゆ | 300 | |
| | 青椒肉絲 | | | 常食と同じ |
| | 冷奴 | | | 常食と同じ |
| | トマトサラダ | | | 常食と同じ |
| | 果物 | | | 常食と同じ |
| 夕食 | 全かゆ | 全かゆ | 300 | |
| | とうがんのみそ汁 | | | 常食と同じ |
| | かじきまぐろのパン粉焼きアスパラ添え | | | 常食と同じ |
| | さといもの煮物 | さといも/上白糖 | 70/3 | |
| | | かつお・昆布だし | 10 | |
| | | こいくちしょうゆ | 5 | |
| | はくさいとしめじのおひたし | | | 常食と同じ |
| | 果物 | | | 常食と同じ |
| E…1,606kcal　PFC 18:35:47 | | | |
| 食塩 7.2g／食繊 13.4g　K 2,768mg　Ca 497mg | P 1,067mg　Fe 7.3mg　VA 347μg | VB₁ 0.74mg　VB₂ 0.98mg　VC 183mg | |

Ⅲ

病

院

| 1,200kcal 食への展開 |||||
|---|---|---|---|---|
| | 料理名 | 食品名 | 1人分<br>正味重量<br>(g) | 備考 |
| 朝食 | 食パン | 食パン | 60 | |
| | | 低カロリーいちごジャム | 14 | |
| | ゆで卵 | | | 常食と同じ |
| | 和風コールス<br>ローサラダ | キャベツ | 30 | |
| | | きゅうり | 20 | |
| | | にんじん | 5 | |
| | | ノンオイルドレッシング | 8 | |
| | | こしょう | 0.1 | |
| | 牛乳 | | | 常食と同じ |
| 昼食 | ご飯 | めし | 100 | |
| | 青椒肉絲 | 牛肉/こしょう | 40/0.1 | |
| | | こいくちしょうゆ | 2 | |
| | | 本みりん | 2 | |
| | | かたくり粉 | 3 | |
| | | ピーマン | 40 | |
| | | たけのこ（水煮） | 40 | |
| | | しょうが/調合油 | 2/4 | |
| | | こいくちしょうゆ | 4 | |
| | | 本みりん | 4 | |
| | | オイスターソース | 2 | |
| | 冷奴 | | | 常食と同じ |
| | トマトサラダ | | | 常食と同じ |
| | 果物 | | | 常食と同じ |
| 夕食 | ご飯 | めし | 100 | |
| | とうがんのみ<br>そ汁 | | | 常食と同じ |
| | かじきの照り<br>焼き | かじきまぐろ | 70 | |
| | | 本みりん | 3 | |
| | アスパラ添え | こいくちしょうゆ | 3 | |
| | | グリーンアスパラガス | 20 | |
| | なすのしょう<br>が煮 | なす/本みりん | 60/2 | |
| | | こいくちしょうゆ | 5 | |
| | | かつお・昆布だし | 10 | |
| | | しょうが | 3 | |
| | はくさいとし<br>めじのおひた<br>し | | | 常食と同じ |
| | 果物 | | | 常食と同じ |
| E…1,179kcal　PFC…22:26:52 |||||
| 食塩 6.9g／食繊 16.3g<br>K 2,376mg<br>Ca 492mg | | P 967mg<br>Fe 6.6mg<br>VA 311μg | | VB₁ 0.65mg<br>VB₂ 0.97mg<br>VC 180mg |

| 食塩6g食への展開 |||||
|---|---|---|---|---|
| | 料理名 | 食品名 | 1人分<br>正味重量<br>(g) | 備考 |
| 朝食 | バターロール | | | 常食と同じ |
| | ゆで卵 | 鶏卵 | 50 | 袋食塩なし |
| | マカロニサラ<br>ダ | | | 常食と同じ |
| | 牛乳 | | | 常食と同じ |
| 昼食 | ご飯 | めし | 200 | |
| | 青椒肉絲 | | | 常食と同じ |
| | 冷奴 | 減塩しょうゆ | 5 | 他は常食と同じ |
| | トマトサラダ | | | 常食と同じ |
| | 果物 | | | 常食と同じ |
| 夕食 | ご飯 | めし | 200 | |
| | とうがんのみ<br>そ汁 | | | 常食と同じ<br>1/2量 |
| | かじきまぐろ<br>のパン粉焼き<br>アスパラ添え | | | 常食と同じ |
| | さつまいもの<br>甘煮 | さつまいも | 60 | |
| | | 上白糖 | 6 | |
| | | かつお・昆布だし | 10 | |
| | | いりごま | 3 | |
| | はくさいとし<br>めじのおひた<br>し | | | 常食と同じ |
| | 果物 | | | 常食と同じ |
| E…1,873kcal　PFC…16:30:54 |||||
| 食塩 5.0g／食繊 18.6g<br>K 2,568mg<br>Ca 543mg | | P 1,094mg<br>Fe 7.9mg<br>VA 360μg | | VB₁ 0.78mg<br>VB₂ 1.01mg<br>VC 193mg |

| | | F 20g 食への展開 | | |
|---|---|---|---|---|
| | 料理名 | 食品名 | 1人分<br>正味重量<br>(g) | 備考 |
| 朝食 | 食パン | 食パン<br>いちごジャム | 90<br>8 | |
| | ゆで卵 | 袋食塩なし | | 食塩6g食と同じ |
| | 和風コールス<br>ローサラダ | | | 1,200 kcal<br>食と同じ |
| | ヨーグルト | ヨーグルト脱脂加糖 | 100 | |
| 昼食 | ご飯 | めし | 200 | |
| | 青椒肉絲 | 牛肉/こしょう<br>こいくちしょうゆ<br>本みりん<br>かたくり粉/ピーマン<br>たけのこ(水煮)<br>しょうが<br>こいくちしょうゆ<br>本みりん<br>オイスターソース | 60/0.1<br>2<br>2<br>3/30<br>30<br>2<br>4<br>4<br>2 | |
| | 冷奴 | | | 常食と同じ |
| | トマトの甘酢 | トマト/たまねぎ<br>穀物酢/上白糖<br>こいくちしょうゆ | 60/5/8<br>8/2<br>3 | |
| | 果物 | | | 常食と同じ |
| 夕食 | ご飯 | めし | 200 | |
| | とうがんのみ<br>そ汁 | | | 常食と同じ |
| | かじきの照り<br>焼き<br>アスパラ添え | | | 1,200 kcal<br>食と同じ |
| | さといもの煮物 | | | 全かゆと同じ |
| | はくさいとしめ<br>じのおひたし | | | 常食と同じ |
| | 果物 | | | 常食と同じ |

E…1,505kcal P 72.4g F 20.9g C 271.8g

| 食塩 6.8g／食織 21.1g | P 1,016mg | VB₁ 0.70mg |
|---|---|---|
| K 2,752mg | Fe 7.6mg | VB₂ 0.89mg |
| Ca 392mg | VA 229μg | VC 195mg |

---

| | | P 40g 食への展開 | | |
|---|---|---|---|---|
| | 料理名 | 食品名 | 1人分<br>正味重量<br>(g) | 備考 |
| 朝食 | パン | 低たんぱくパン<br>いちごジャム/バター | 100 | 常食と同じ |
| | ゆで卵 | 袋食塩なし | | 食塩6g食と同じ |
| | マカロニサラ<br>ダ | | | 常食と同じ |
| | Caせんべい | Caせんべい | 9.1 | |
| 昼食 | ご飯 | 低たんぱくめし | 200 | |
| | 青椒肉絲 | | | 1,200 kcal<br>食と同じ |
| | わらびもち | わらび粉/上白糖<br>黒砂糖/きな粉<br>水 | 20/5<br>8/5<br>120 | |
| | トマトサラダ | | | 常食と同じ |
| | 果物 | | | 常食と同じ |
| 夕食 | ご飯 | 低たんぱくめし | 200 | |
| | とうがんのみ<br>そ汁 | | | 常食と同じ<br>1/2量 |
| | かじきまぐろ<br>のパン粉焼き<br>アスパラ添え | かじきまぐろ<br>マヨネーズ<br>パン粉/調合油<br>食塩<br>グリーンアスパラガス | 40<br>5<br>2/3<br>0.2<br>20 | |
| | さつまいもと<br>昆布の煮物 | | | 常食と同じ |
| | はくさいとしめ<br>じのおひたし | | | 常食と同じ |
| | 果物 | | | 常食と同じ |

E…1,974kcal P 41.8g F 42.6g C 298.1g

| 食塩 5.4g／食織 13.1g | P 571mg | VB₁ 0.52mg |
|---|---|---|
| K 2,421mg | Fe 8.6mg | VB₂ 0.62mg |
| Ca 471mg | VA 263μg | VC 194mg |

| 常食Ⅶ | | | |
|---|---|---|---|
| | 料理名 | 食品名 | 1人分<br>正味重量<br>(g) |
| 朝食 | ご飯 | めし | 200 |
| | じゃがいもと<br>たまねぎのみ<br>そ汁 | じゃがいも/たまねぎ | 30/30 |
| | | だし | 150 |
| | | 淡色辛みそ | 8 |
| | 焼きさけ<br>おろし添え | 塩ざけ | 40 |
| | | だいこん | 50 |
| | | こいくちしょうゆ | 5 |
| | かぶのそぼろ<br>煮 | かぶ/鶏ひき肉 | 60/10 |
| | | かぶの葉 | 5 |
| | | かつお・昆布だし | 30 |
| | | こいくちしょうゆ | 3 |
| | | かたくり粉 | 1 |
| | 味付けのり | 味付けのり | 0.5 |
| | 牛乳 | 牛乳 | 200 |
| 昼食 | ご飯 | めし | 200 |
| | 煮込みハンバー<br>グ | 牛ももひき肉 | 30 |
| | コーン添え | 豚ももひき肉/食塩 | 30/0.1 |
| | | こしょう/ナツメグ | 0.1/0.1 |
| | | たまねぎ/パン粉/牛乳 | 20/2/5 |
| | | 調合油/デミグラスソース | 3/10 |
| | | トマトピューレ | 10 |
| | | コーン(缶詰)/バター | 30/3 |
| | 切干しだいこ<br>んの煮物 | 切干しだいこん | 10 |
| | | にんじん/油揚げ | 10/5 |
| | | 調合油/かつお・昆布だし | 2/20 |
| | | 上白糖/こいくちしょうゆ | 3/5 |
| | ゴーヤのおか<br>か炒め | にがうり/赤ピーマン | 50/10 |
| | | 調合油/こいくちしょうゆ | 3/3 |
| | | 本みりん/かつお節 | 2/2 |
| | 果物 | パインアップル | 100 |
| 夕食 | 五目ご飯 | めし/しめじ/しいたけ | 200/15/10 |
| | | にんじん/ごぼう | 5/5 |
| | | 顆粒和風だし | 0.3 |
| | | こいくちしょうゆ | 4 |
| | | 本みりん/みつば | 3/5 |
| | あじフライ<br>ボイルキャベ<br>ツ添え | あじ/薄力粉/鶏卵 | 60/5/5 |
| | | パン粉(乾)/調合油 | 6/8 |
| | | キャベツ/中濃ソース | 30/10 |
| | 高野豆腐の含<br>め煮 | 高野豆腐 | 8 |
| | | かつお・昆布だし | 50 |
| | | こいくちしょうゆ | 4 |
| | | 本みりん/オクラ | 3/15 |
| | こまつなのお<br>ひたし | こまつな | 60 |
| | | かつお・昆布だし | 3 |
| | | こいくちしょうゆ | 3 |
| | 果物 | いちご | 80 |
| E…1,929kcal　PFC…16:23:61 | | | |
| 食塩 6.8g／食繊 26.9g<br>K 3,381mg<br>Ca 666mg | P 1,211mg<br>Fe 8.1mg<br>VA 465μg | VB₁ 1.14mg<br>VB₂ 1.11mg<br>VC 221mg | |

| 全かゆ食への展開 | | | |
|---|---|---|---|
| | 料理名 | 食品名 | 1人分<br>正味重量<br>(g) | 備考 |
| 朝食 | 全かゆ | 全かゆ | 300 | |
| | じゃがいもとた<br>まねぎのみそ汁 | | | 常食と同じ |
| | 焼きさけ<br>おろし添え | | | 常食と同じ |
| | かぶのそぼろ煮 | | | 常食と同じ |
| | のりつくだ煮 | のりつくだ煮 | 8 | |
| | 牛乳 | | | 常食と同じ |
| 昼食 | 全かゆ | 全かゆ | 300 | |
| | 煮込みハンバー<br>グ<br>コーン添え | | | 常食と同じ |
| | 切干しだいこ<br>んの煮物 | | | 常食と同じ |
| | ゴーヤのおか<br>か炒め | | | 常食と同じ |
| | 果物 | | | 常食と同じ |
| 夕食 | 全かゆ | 全かゆ | 300 | |
| | あじの煮付け | あじ/上白糖 | 70/3 | |
| | | こいくちしょうゆ | 5 | |
| | | 清酒 | 5 | |
| | | しょうが | 5 | |
| | 高野豆腐の含<br>め煮 | 高野豆腐 | 15 | |
| | | だし | 60 | |
| | | こいくちしょうゆ | 6 | |
| | | みりん | 6 | |
| | | オクラ | 15 | |
| | こまつなのお<br>ひたし | | | 常食と同じ |
| | 果物 | | | 常食と同じ |
| E…1,510kcal　PFC…20:25:55 | | | |
| 食塩 7.3g／食繊 16.7g<br>K 3,146mg<br>Ca 681mg | P 1,164mg<br>Fe 7.8mg<br>VA 392μg | VB₁ 1.05mg<br>VB₂ 0.99mg<br>VC 207mg | |

| 1,200 kcal 食への展開 | | | |
|---|---|---|---|
| | 料理名 | 食品名 | 1人分<br>正味重量<br>(g) | 備考 |

| | 料理名 | 食品名 | 1人分正味重量(g) | 備考 |
|---|---|---|---|---|
| 朝食 | ご飯 | めし | 100 | |
| | じゃがいもとたまねぎのみそ汁 | | | 常食と同じ |
| | 焼きさけおろし添え | | | 常食と同じ |
| | かぶの含め煮 | かぶ/かぶの葉 | 60/5 | |
| | | かつお・昆布だし | 30 | |
| | | 上白糖 | 1 | |
| | | こいくちしょうゆ | 3 | |
| | | かたくり粉 | 1 | |
| | 味付けのり | | | 常食と同じ |
| | 牛乳 | | | 常食と同じ |
| 昼食 | ご飯 | めし | 100 | |
| | 煮込みハンバーグ | | | 常食と同じ |
| | ブロッコリー添え | ブロッコリー | 30 | |
| | 切り干しだいこんの煮物 | | | 常食と同じ |
| | ゴーヤのおかか和え | にがうり | 50 | |
| | | 赤ピーマン | 10 | |
| | | こいくちしょうゆ | 3 | |
| | | 本みりん | 2 | |
| | | かつお節 | 2 | |
| | 果物 | | | 常食と同じ |
| 夕食 | 五目ご飯 | めし | 100 | 常食と同じ1/2量 |
| | あじの煮付け | | | 全かゆと同じ |
| | キャベツの甘酢和え | キャベツ | 60 | |
| | | わかめ(生) | 6 | |
| | | かつお・昆布だし | 5 | |
| | | こいくちしょうゆ | 3 | |
| | | 穀物酢/上白糖 | 6/3 | |
| | こまつなのおひたし | | | 常食と同じ |
| | 果物 | | | 常食と同じ |

| E…1,177kcal　PFC…21:18:61 |
|---|

| 食塩 6.3g／食繊 21.6g | P 998mg | VB₁ 1.08mg |
|---|---|---|
| K 3,277mg | Fe 7.0mg | VB₂ 1.07mg |
| Ca 594mg | VA 429μg | VC 272mg |

| 食塩 6g 食への展開 | | | |
|---|---|---|---|

| | 料理名 | 食品名 | 1人分正味重量(g) | 備考 |
|---|---|---|---|---|
| 朝食 | ご飯 | めし | 200 | |
| | じゃがいもとたまねぎのみそ汁 | | | 常食と同じ1/2量 |
| | 焼きさけおろし添え | 生さけ/だいこん | 40/50 | |
| | | 減塩しょうゆ | 5 | |
| | かぶのそぼろ煮 | | | 常食と同じ |
| | 味付けのり | | | 常食と同じ |
| | 牛乳 | | | 常食と同じ |
| 昼食 | ご飯 | めし | 200 | |
| | 煮込みハンバーグコーン添え | | | 常食と同じ |
| | 切干しだいこんの煮物 | | | 常食と同じ |
| | ゴーヤのおかか炒め | | | 常食と同じ |
| | 果物 | | | 常食と同じ |
| 夕食 | ご飯 | めし | 200 | |
| | あじフライボイルキャベツ添え | | | 常食と同じ |
| | 高野豆腐の含め煮 | | | 常食と同じ |
| | こまつなのおひたし | | | 常食と同じ |
| | 果物 | | | 常食と同じ |

| E…1,866kcal　PFC…16:22:62 |
|---|

| 食塩 5.0g／食繊 24.0g | P 1,128mg | VB₁ 1.04mg |
|---|---|---|
| K 2,976mg | Fe 6.1mg | VB₂ 1.00mg |
| Ca 570mg | VA 406μg | VC 217mg |

| | | F 20g食への展開 | | |
|---|---|---|---|---|
| | 料理名 | 食品名 | 1人分正味重量(g) | 備考 |
| 朝食 | ご飯 | めし | 200 | |
| | じゃがいもとたまねぎのみそ汁 | | | 常食と同じ |
| | 焼きさけおろし添え | | | 常食と同じ |
| | かぶの含め煮 | | | 1,200 kcal食と同じ |
| | 味付けのり | | | 常食と同じ |
| | ヨーグルト | ヨーグルト脱脂加糖 | 100 | |
| 昼食 | ご飯 | めし | 200 | |
| | 鶏ささみのしそ巻き蒸しブロッコリー添え | 鶏ささみ/食塩こしょう/しそブロッコリー | 50/0.20.1/230 | |
| | 切干しだいこんの煮物 | | | 常食と同じ |
| | ゴーヤのおかか和え | | | 1,200 kcal食と同じ |
| | 果物 | | | 常食と同じ |
| 夕食 | ご飯 | めし | 200 | |
| | あじの煮付け | | | 全かゆと同じ |
| | 高野豆腐の含め物 | | | 常食と同じ |
| | こまつなのおひたし | | | 常食と同じ |
| | 果物 | | | 常食と同じ |

E…1,582kcal P 73.4g F 16.0g C 301.4g

| 食塩 6.8g／食繊 24.0g K 3,012mg Ca 524mg | P 1,080mg Fe 7.1mg VA 320μg | VB₁ 0.78mg VB₂ 0.85mg VC 243mg |
|---|---|---|

| | | P 40g食への展開 | | |
|---|---|---|---|---|
| | 料理名 | 食品名 | 1人分正味重量(g) | 備考 |
| 朝食 | 米飯 | 低たんぱくめし | 200 | |
| | じゃがいもとたまねぎのみそ汁 | | | 常食と同じ1/2量 |
| | 焼きさけおろし添え | | | 食塩 6g食と同じ |
| | かぶの含め煮 | | | 1,200 kcal食と同じ |
| | 味付けのり | | | 常食と同じ |
| | Caせんべい | Caせんべい | 9.1 | |
| 昼食 | ご飯 | 低たんぱくめし | 200 | |
| | 煮込みハンバーグコーン添え | 牛ももひき肉豚ももひき肉食塩/こしょうナツメグたまねぎ/パン粉(乾)牛乳/調合油デミグラスソーストマトピューレコーン(缶詰)バター | 30200.1/0.10.120/25/310103003 | |
| | 切干しだいこんの煮物 | | | 常食と同じ |
| | ゴーヤのおかか炒め | | | 常食と同じ |
| | 果物 | | | 常食と同じ |
| 夕食 | 米飯 | 低たんぱくめし | 200 | |
| | あじとなすのフライレモン添え | あじ/なす小麦粉/鶏卵パン粉(乾)/調合油レモン/中濃ソース | 30/4010/710/1515/5 | |
| | キャベツの甘酢和え | | | 1,200 kcal食と同じ |
| | こまつなのおひたし | | | 常食と同じ |
| | 果物 | いちごMCTゼリー | 8050 | |

E…1,942kcal P 40.8g F 43.3g C 335.0g

| 食塩 4.7g／食繊 15.4g K 2,531mg Ca 580mg | P 577mg Fe 8.8mg VA 330μg | VB₁ 0.88mg VB₂ 0.71mg VC 282mg |
|---|---|---|

| 常食Ⅷ | | | |
|---|---|---|---|
| | 料理名 | 食品名 | 1人分正味重量(g) |
| 朝食 | ご飯 | めし | 200 |
| | だいこんのみそ汁 | だいこん/だいこんの葉 | 30/10 |
| | | かつお・昆布だし | 150 |
| | | 淡色辛みそ | 8 |
| | 納豆 | 納豆 | 40 |
| | | 根深ねぎ/こいくちしょうゆ | 5/5 |
| | ほうれんそうと卵の炒め物 | ほうれんそう/にんじん | 60/10 |
| | | 鶏卵/食塩/調合油 | 15/0.4/3 |
| | | こいくちしょうゆ | 1 |
| | かぶのゆかり和え | かぶ/ゆかり | 30/0.3 |
| | 牛乳 | 牛乳 | 200 |
| 昼食 | ご飯 | めし | 200 |
| | かつおのたたきぽん酢かけ | かつお/レタス/たまねぎ | 60/10/20 |
| | | あさつき/練りわさび | 10/2 |
| | | ぽん酢しょうゆ | 8 |
| | | かつお・昆布だし | 5 |
| | とろろいも | やまいも/かつお・昆布だし | 80/10 |
| | | こいくちしょうゆ/あおのり | 5/0.2 |
| | こまつなとあさりの炒め物 | こまつな/あさり(水煮) | 60/8 |
| | | 調合油/こいくちしょうゆ | 3/3 |
| | | 本みりん/だし | 2/2 |
| | 果物 | グレープフルーツ | 100 |
| 夕食 | ご飯 | めし | 200 |
| | おふとみつばのすまし汁 | 板ふ/みつば | 2/5 |
| | | こいくちしょうゆ/食塩 | 1/0.6 |
| | | かつお・昆布だし | 150 |
| | 酢豚 | 豚ロース肉(角切り) | 70 |
| | | こいくちしょうゆ/本みりん | 2/2 |
| | | かたくり粉/調合油 | 3/5 |
| | | たまねぎ/にんじん | 40/15 |
| | | たけのこ(水煮) | 15 |
| | | 干ししいたけ/しょうが | 2/1 |
| | | にんにく/調合油 | 1/3 |
| | | 穀物酢/トマトケチャップ | 5/8 |
| | | こいくちしょうゆ/上白糖 | 3/3 |
| | 伴三糸 | キャベツ/にんじん | 30/10 |
| | | はるさめ/きゅうり | 5/30 |
| | | こいくちしょうゆ | 4 |
| | | 穀物酢/上白糖 | 6/1 |
| | | ごま油/練りからし | 1/1 |
| | なすのぬか漬け | なすぬか漬け | 20 |
| | 果物 | なし | 100 |

| E…1,911kcal PFC…15:22:63 | | |
|---|---|---|
| 食塩 7.1g/食繊 24.7g | P 1,128mg | VB₁ 1.29mg |
| K 3,810mg | Fe11.9mg | VB₂ 1.42mg |
| Ca 591mg | VA 811μg | VC 140mg |

| 全かゆ食への展開 | | | |
|---|---|---|---|
| | 料理名 | 食品名 | 1人分正味重量(g) | 備考 |
| 朝食 | 全かゆ | 全かゆ | 300 | |
| | だいこんのみそ汁 | | | 常食と同じ |
| | 納豆 | 挽きわり納豆 | 40 | |
| | | 根深ねぎ | 5 | |
| | | こいくちしょうゆ | 5 | |
| | ほうれんそうと卵の炒め物 | | | 常食と同じ |
| | かぶのゆかり和え | | | 常食と同じ |
| | 牛乳 | | | 常食と同じ |
| 昼食 | 全かゆ | 全かゆ | 300 | |
| | かつおのたたきぽん酢かけ | | | 常食と同じ |
| | とろろいも | | | 常食と同じ |
| | こまつなとあさりの炒め物 | | | 常食と同じ |
| | 果物 | | | 常食と同じ |
| 夕食 | 全かゆ | 全かゆ | 300 | |
| | おふとみつばのすまし汁 | | | 常食と同じ |
| | 焼き豆腐の酢豚風 | 焼き豆腐/かたくり粉 | 100/8 | |
| | | 調合油/たまねぎ | 5/40 | |
| | | にんじん | 15 | |
| | | ヤングコーン | 15 | |
| | | 干ししいたけ | 2 | |
| | | しょうが/にんにく | 1/1 | |
| | | 調合油/穀物酢 | 3/5 | |
| | | トマトケチャップ | 8 | |
| | | こいくちしょうゆ/上白糖 | 3/3 | |
| | 伴三糸 | | | 常食と同じ |
| | なすのぬか漬け | | | 常食と同じ |
| | 果物 | | | 常食と同じ |

| E…1,486kcal PFC…17:23:60 | | |
|---|---|---|
| 食塩 6.7g/食繊 16.8g | P 1,075mg | VB₁ 0.93mg |
| K 3,656mg | Fe 12.2mg | VB₂ 1.15mg |
| Ca 716mg | VA 807μg | VC 140mg |

Ⅲ

病

院

| 1,200 kcal 食への展開 | | | |
|---|---|---|---|
| 料理名 | 食品名 | 1人分正味重量(g) | 備考 |

| | 料理名 | 食品名 | 1人分正味重量(g) | 備考 |
|---|---|---|---|---|
| 朝食 | ご飯 | めし | 100 | |
| | だいこんのみそ汁 | | | 常食と同じ |
| | 納豆 | | | 常食と同じ |
| | ほうれんそうのおひたし | ほうれんそう | 60 | |
| | | にんじん | 10 | |
| | | かつお・昆布だし | 3 | |
| | | こいくちしょうゆ | 3 | |
| | かぶのゆかり和え | | | 常食と同じ |
| | 牛乳 | | | 常食と同じ |
| 昼食 | ご飯 | めし | 100 | |
| | かつおのたたきぽん酢かけ | | | 常食と同じ |
| | ところてん | ところてん | 70 | |
| | | かつお・昆布だし | 10 | |
| | | こいくちしょうゆ | 5 | |
| | | 穀物酢 | 5 | |
| | | 練りからし | 2 | |
| | | あおのり | 0.2 | |
| | こまつなとあさりの炒め物 | | | 常食と同じ |
| | 果物 | | | 常食と同じ |
| 夕食 | ご飯 | めし | 100 | |
| | おふとみつばのすまし汁 | | | 常食と同じ |
| | 焼き豆腐の酢豚風 | | | 全かゆと同じ |
| | 伴三糸 | | | 常食と同じ |
| | なすのぬか漬け | | | 常食と同じ |
| | 果物 | | | 常食と同じ |
| E…1,176kcal　PFC…20:21:59 | | | | |
| 食塩 6.6g／食繊 20.0g | | P 953mg | VB₁ 0.75mg | |

| 食塩6g食への展開 | | | |
|---|---|---|---|
| 料理名 | 食品名 | 1人分正味重量(g) | 備考 |

| | 料理名 | 食品名 | 1人分正味重量(g) | 備考 |
|---|---|---|---|---|
| 朝食 | ご飯 | めし | 200 | |
| | だいこんのみそ汁 | | | 常食と同じ1/2量 |
| | 納豆 | 減塩しょうゆ | 5 | 他は常食と同じ |
| | ほうれんそうと卵の炒め物 | | | 常食と同じ |
| | かぶのゆかり和え | | | 常食と同じ |
| | 牛乳 | | | 常食と同じ |
| 昼食 | ご飯 | めし | 200 | |
| | かつおのたたきぽん酢かけ | | | 常食と同じ |
| | とろろいも | 減塩しょうゆ | 5 | 他は常食と同じ |
| | こまつなとあさりの炒め物 | | | 常食と同じ |
| | 果物 | | | 常食と同じ |
| 夕食 | ご飯 | めし | 200 | |
| | おふとみつばのすまし汁 | | | 常食と同じ1/2量 |
| | 焼き豆腐の酢豚風 | | | 全かゆと同じ |
| | 伴三糸 | | | 常食と同じ |
| | なすのおひたし | なす | 40 | |
| | | だし | 3 | |
| | | 減塩しょうゆ | 3 | |
| | | いりごま | 3 | |
| | 果物 | | | 常食と同じ |

E…1,769kcal　PFC…15:18:67

| 食塩 6.6g／食繊 20.0g | P 953mg | VB₁ 0.75mg |
|---|---|---|
| K 3,140mg | Fe 12.2mg | VB₂ 1.18mg |
| Ca 716mg | VA 776μg | VC 134mg |

| 食塩 5.1g／食繊 25.2g | P 1,118mg | VB₁ 0.93mg |
|---|---|---|
| K 3,540mg | Fe 13.0mg | VB₂ 1.28mg |
| Ca 751mg | VA 788μg | VC 134mg |

## F 20g 食への展開

| | 料理名 | 食品名 | 1人分<br>正味重量<br>(g) | 備考 |
|---|---|---|---|---|
| **朝食** | ご飯 | めし | 200 | |
| | だいこんのみそ汁 | | | 常食と同じ |
| | 納豆 | | | 常食と同じ |
| | ほうれんそうのおひたし | | | 1,200 kcal食と同じ |
| | かぶのゆかり和え | | | 常食と同じ |
| | ヨーグルト | ヨーグルト脱脂加糖 | 100 | |
| **昼食** | ご飯 | めし | 200 | |
| | かつおのたたきぽん酢かけ | | | 常食と同じ |
| | とろろいも | | | 常食と同じ |
| | こまつなとあさりのあえ物 | こまつな | 60 | |
| | | あさり(水煮) | 8 | |
| | | こいくちしょうゆ | 4 | |
| | | 本みりん | 2 | |
| | | かつお・昆布だし | 2 | |
| | 果物 | | | 常食と同じ |
| **夕食** | ご飯 | めし | 200 | |
| | おふとみつばのすまし汁 | | | 常食と同じ |
| | 焼き豆腐の甘酢あんかけ | 焼き豆腐 | 100 | |
| | | たまねぎ | 40 | |
| | | にんじん | 15 | |
| | | ヤングコーン | 15 | |
| | | 干ししいたけ | 2 | |
| | | しょうが/穀物酢 | 1/5 | |
| | | トマトケチャップ | 8 | |
| | | こいくちしょうゆ | 4 | |
| | | 上白糖 | 3 | |
| | | かたくり粉 | 3 | |
| | 伴三糸 | | | 常食と同じ |
| | なすのぬか漬け | | | 常食と同じ |
| | 果物 | | | 常食と同じ |

| E…1,620kcal P 66.1g F 15.3g C 324.3g |||
|---|---|---|
| 食塩6.9g／食繊24.8g | P 1,048mg | VB₁ 0.90mg |
| K 3,567mg | Fe 12.7mg | VB₂ 1.01mg |
| Ca 619mg | VA 700µg | VC 138mg |

## P 40g 食への展開

| | 料理名 | 食品名 | 1人分<br>正味重量<br>(g) | 備考 |
|---|---|---|---|---|
| **朝食** | ご飯 | 低たんぱくめし | 200 | |
| | だいこんのみそ汁 | | | 常食と同じ1/2量 |
| | 納豆とオクラの和え物 | 納豆/オクラ | 20/20 | |
| | | 根深ねぎ | 5 | |
| | | 減塩しょうゆ | 5 | |
| | ほうれんそうの炒め物 | ほうれんそう | 60 | |
| | | にんじん/食塩 | 10/0.5 | |
| | | 調合油 | 3 | |
| | | こいくちしょうゆ | 1 | |
| | かぶのゆかり和え | | | 常食と同じ |
| | Caせんべい | Caせんべい | 9.1 | |
| **昼食** | ご飯 | 低たんぱくめし | 200 | |
| | かつおのたたきぽん酢かけ | かつお/レタス | 40/10 | |
| | | たまねぎ/あさつき | 40/10 | |
| | | 練りわさび | 2 | |
| | | ぽん酢しょうゆ | 5 | |
| | | かつお・昆布だし | 10 | |
| | とろろいも | | | 常食と同じ |
| | こまつなとあさりの炒め物 | | | 常食と同じ |
| | 果物 | | | 常食と同じ |
| **夕食** | ご飯 | 低たんぱくめし | 200 | |
| | おふとみつばのすまし汁 | | | 常食と同じ1/2量 |
| | 酢豚 | 豚ロース肉(角切り) | 40 | |
| | | こいくちしょうゆ | 2 | |
| | | 本みりん | 2 | |
| | | かたくり粉/調合油 | 3/5 | |
| | | たまねぎ/にんじん | 60/25 | |
| | | たけのこ(水煮) | 25 | |
| | | 干ししいたけ | 4 | |
| | | しょうが/にんにく | 1/1 | |
| | | 調合油/穀物酢 | 3/5 | |
| | | トマトケチャップ | 8 | |
| | | こいくちしょうゆ | 3 | |
| | | 上白糖 | 3 | |
| | 伴三糸 | | | 常食と同じ |
| | なすのおひたし | | | 食塩6g食と同じ |
| | 果物 | なし | 100 | |
| | | MCTゼリー | 50 | |

| E…1,875kcal P 39.1g F 34.3g C 341.3g |||
|---|---|---|
| 食塩5.3g／食繊17.4g | P 601mg | VB₁ 1.07mg |
| K 3,051mg | Fe 12.7mg | VB₂ 0.92mg |
| Ca 601mg | VA 765µg | VC 140mg |

Ⅲ 病院

| 常食IX | | | |
|---|---|---|---|
| | 料理名 | 食品名 | 1人分<br>正味重量<br>(g) |
| **朝食** | ご飯 | めし | 200 |
| | あさりのみそ汁 | あさり/根深ねぎ | 10/5 |
| | | かつお・昆布だし | 150 |
| | | 淡色辛みそ | 8 |
| | 赤魚の粕漬け焼き | あかうお/酒粕/本みりん | 50/3/3 |
| | | こいくちしょうゆ | 2 |
| | おろし添え | だいこん | 50 |
| | | こいくちしょうゆ | 3 |
| | もやしとにらのごま和え | もやし/にら | 40/10 |
| | | だし/上白糖 | 5/2 |
| | | こいくちしょうゆ/ごま | 3/3 |
| | 味付けのり | 味付けのり | 0.5 |
| | 牛乳 | 牛乳 | 200 |
| **昼食** | ご飯 | めし | 200 |
| | ヒレカツ | 豚ひれ肉/薄力粉/鶏卵 | 60/6/6 |
| | 粉吹きいも | パン粉(乾)/調合油 | 6/8 |
| | キャベツ添え | じゃがいも/食塩 | 40/0.3 |
| | | こしょう/キャベツ | 0.1/30 |
| | | 中濃ソース | 8 |
| | とうがんとえびのくず煮 | とうがん/にんじん | 70/10 |
| | | えび/かつお・昆布だし | 15/30 |
| | | 上白糖/こいくちしょうゆ | 3/4 |
| | | かたくり粉 | 3 |
| | ほうれんそうの磯辺和え | ほうれんそう | 50 |
| | | かつお・昆布だし | 3 |
| | | こいくちしょうゆ | 3 |
| | | 干しのり | 0.5 |
| | 果物 | ぶどう | 70 |
| **夕食** | ご飯 | めし | 200 |
| | はくさいとしいたけのみそ汁 | はくさい/しいたけ | 30/5 |
| | | かつお・昆布だし | 150 |
| | | 淡色辛みそ | 8 |
| | ぎんだらの山椒焼き | ぎんだら/さんしょう | 70/1 |
| | | 調合油 | 2 |
| | がりしょうが | 甘酢しょうが | 10 |
| | かぼちゃのそぼろ煮 | かぼちゃ/鶏ひき肉 | 80/10 |
| | | 調合油/かつお・昆布だし | 1/30 |
| | | 上白糖/こいくちしょうゆ | 4/2 |
| | | かたくり粉 | 2 |
| | きゅうりとわかめの酢の物 | きゅうり/わかめ | 20/4 |
| | | だし/上白糖 | 2/2 |
| | | こいくちしょうゆ | 2 |
| | | 穀物酢 | 3 |
| | 果物 | オレンジ | 80 |

E…1,890kcal　PFC…16:20:64

| 食塩 6.5g／食繊 24.7g | P 1,125mg | VB₁ 1.55mg |
|---|---|---|
| K 3,328mg | Fe 6.6mg | VB₂ 1.13mg |
| Ca 511mg | VA 1,753μg | VC 179mg |

| 全かゆ食への展開 | | | |
|---|---|---|---|
| | 料理名 | 食品名 | 1人分<br>正味重量<br>(g) | 備考 |
| **朝食** | 全かゆ | 全かゆ | 300 | |
| | あさりのみそ汁 | | | 常食と同じ |
| | 赤魚の粕漬け焼きおろし添え | | | 常食と同じ |
| | もやしとにらのごま和え | | | 常食と同じ |
| | のりつくだ煮 | のりつくだ煮 | 8 | |
| | 牛乳 | | | 常食と同じ |
| **昼食** | 全かゆ | 全かゆ | 300 | |
| | ひれ肉のピカタ焼き | 豚ひれ肉/薄力粉<br>鶏卵/調合油 | 60/6<br>10/5 | |
| | 粉吹きいもキャベツ添え | | | 常食と同じ |
| | とうがんとえびのくず煮 | | | 常食と同じ |
| | ほうれんそうの磯辺和え | | | 常食と同じ |
| | 果物 | | | 常食と同じ |
| **夕食** | 全かゆ | 全かゆ | 300 | |
| | はくさいとしいたけのみそ汁 | | | 常食と同じ |
| | ぎんだらの山椒焼き | | | 常食と同じ |
| | がりしょうが | | | 常食と同じ |
| | かぼちゃのそぼろ煮 | | | 常食と同じ |
| | きゅうりとわかめの酢の物 | | | 常食と同じ |
| | 果物 | | | 常食と同じ |

E…1,512kcal　PFC…18:23:59

| 食塩 6.9g／食繊 16.8g | P 1,051mg | VB₁ 1.52mg |
|---|---|---|
| K 3,279mg | Fe 6.3mg | VB₂ 1.10mg |
| Ca 508mg | VA 1,750μg | VC 182mg |

| | 1,200 kcal 食への展開 | | | |
|---|---|---|---|---|
| | 料理名 | 食品名 | 1人分正味重量(g) | 備考 |
| 朝食 | ご飯 | めし | 100 | |
| | あさりのみそ汁 | | | 常食と同じ |
| | 赤魚の粕漬け焼きおろし添え | | | 常食と同じ |
| | もやしとにらのごま和え | | | 常食と同じ |
| | 味付けのり | | | 常食と同じ |
| | 牛乳 | | | 常食と同じ |
| 昼食 | ご飯 | めし | 100 | |
| | ひれ肉の桑焼きボイルキャベツ添え | 豚ひれ肉/本みりん | 60/3 | |
| | | こいくちしょうゆ | 4 | |
| | | 調合油 | 3 | |
| | | キャベツ | 50 | |
| | | 赤ピーマン/ソース | 5/8 | |
| | とうがんのくず煮 | | | 常食からえびをぬく |
| | ほうれんそうの磯辺和え | | | 常食と同じ |
| | 果物 | | | 常食と同じ |
| 夕食 | ご飯 | めし | 100 | |
| | はくさいとしいたけのみそ汁 | | | 常食と同じ |
| | たらの山椒焼き | たら/さんしょう | 70/1 | |
| | | 調合油 | 2 | |
| | がりしょうが | | | 常食と同じ |
| | チンゲンサイとしらたきの煮物 | チンゲンサイ | 80 | |
| | | しらたき | 30 | |
| | | かつお・昆布だし | 20 | |
| | | 本みりん | 2 | |
| | | こいくちしょうゆ | 4 | |
| | きゅうりとわかめの酢の物 | | | 常食と同じ |
| | 果物 | | | 常食と同じ |

E…1,213kcal　PFC…21:17:62

| | | |
|---|---|---|
| 食塩 6.7g／食繊 16.7g | P 1,000mg | VB₁ 1.47mg |
| K 3,092mg | Fe 6.0mg | VB₂ 1.08mg |
| Ca 506mg | VA 703μg | VC 185mg |

| | 食塩 6g 食への展開 | | | |
|---|---|---|---|---|
| | 料理名 | 食品名 | 1人分正味重量(g) | 備考 |
| 朝食 | ご飯 | | | 常食と同じ |
| | あさりのみそ汁 | | | 常食と同じ1/2量 |
| | 赤魚の粕漬け焼きおろし添え | 減塩しょうゆ | 5 | 常食と同じ |
| | もやしとにらのごま和え | | | 常食と同じ |
| | 味付けのり | | | 常食と同じ |
| | 牛乳 | | | 常食と同じ |
| 昼食 | ご飯 | めし | 200 | |
| | ヒレカツ粉吹きいもキャベツ添え | 減塩ソース | 5 | 常食と同じ |
| | とうがんとえびのくず煮 | | | 常食と同じ |
| | ほうれんそうの磯辺和え | | | 常食と同じ |
| | 果物 | | | 常食と同じ |
| 夕食 | ご飯 | めし | 200 | |
| | はくさいとしいたけのみそ汁 | | | 常食と同じ1/2量 |
| | ぎんだらの山椒焼きアスパラ添え | グリーンアスパラガス | 30 | 常食と同じ |
| | かぼちゃのそぼろ煮 | | | 常食と同じ |
| | きゅうりとわかめの酢の物 | | | 常食と同じ |
| | 果物 | | | 常食と同じ |

E…1,862kcal　PFC…15:21:64

| | | |
|---|---|---|
| 食塩 5.2g／食繊 24.1g | P 1,101mg | VB₁ 1.50mg |
| K 3,236mg | Fe 6.1mg | VB₂ 1.13mg |
| Ca 485mg | VA 1,758μg | VC 180mg |

| F 20g食への展開 | | | | |
|---|---|---|---|---|
| | 料理名 | 食品名 | 1人分正味重量(g) | 備考 |
| 朝食 | ご飯 | めし | 200 | |
| | あさりのみそ汁 | | | 常食と同じ |
| | 赤魚の粕漬け焼きおろし添え | | | 常食と同じ |
| | もやしとにらのごま和え | | | 常食と同じ |
| | 味付けのり | | | 常食と同じ |
| | ヨーグルト | ヨーグルト脱脂加糖 | 100 | |
| 昼食 | ご飯 | めし | 200 | |
| | ひれ肉のホイル焼き | 豚ひれ肉 | 60 | |
| | | たまねぎ | 20 | |
| | | えのきたけ | 15 | |
| | | こいくちしょうゆ | 4 | |
| | | 本みりん | 2 | |
| | | レモン/(ホイル) | 15/1枚 | |
| | とうがんとえびのくず煮 | | | 常食と同じ |
| | ほうれんそうの磯辺和え | | | 常食と同じ |
| | 果物 | | | 常食と同じ |
| 夕食 | ご飯 | めし | 200 | |
| | はくさいとしいたけのみそ汁 | | | 常食と同じ |
| | たらの山椒焼き | | | 1,200 kcal食と同じ |
| | がりしょうが | | | 常食と同じ |
| | かぼちゃのそぼろ煮 | | | 常食と同じ |
| | きゅうりとわかめの酢の物 | | | 常食と同じ |
| | 果物 | | | 常食と同じ |

E…1,601 kcal P 72.2g F 13.9g C 315.1g

食塩 6.7g／食繊 21.7g　P 1,060mg　VB₁ 1.52mg
K 3,040mg　Fe 6.4mg　VB₂ 0.98mg
Ca 413mg　VA 620μg　VC 170mg

| P 40g食への展開 | | | | |
|---|---|---|---|---|
| | 料理名 | 食品名 | 1人分正味重量(g) | 備考 |
| 朝食 | ご飯 | 低たんぱくめし | 200 | |
| | あさりのみそ汁 | | | 常食と同じ1/2量 |
| | 赤魚の粕漬け焼きおろし添え | | | 常食と同じ |
| | もやしとにらのごま和え | | | 常食と同じ |
| | 味付けのり | | | 常食と同じ |
| | Caせんべい | Caせんべい | 9.1 | |
| 昼食 | ご飯 | 低たんぱくめし | 200 | |
| | ヒレカツ粉吹きいもキャベツ添え | 減塩ソース | 5 | 常食と同じ |
| | とうがんのくず煮 | | | 1,200 kcal食と同じ |
| | ほうれんそうの磯辺和え | | | 常食と同じ |
| | 果物 | | | 常食と同じ |
| 夕食 | ご飯 | 低たんぱくめし | 200 | |
| | はくさいとしいたけのみそ汁 | | | 常食と同じ1/2量 |
| | ぎんだらの山椒焼き | ぎんだら/さんしょう | 50/1 | |
| | | 調合油 | 2 | |
| | アスパラ添え | グリーンアスパラガス | 30 | |
| | かぼちゃの煮物 | | | 常食から鶏ひき肉をぬく |
| | きゅうりとわかめの酢の物 | | | 常食と同じ |
| | 果物 | オレンジ | 80 | |
| | | MCTゼリー | 50 | |

E…1,812kcal P 39.2g F 32.7g C331.3g

食塩 5.2g／食繊 14.8g　P 572mg　VB₁ 1.14mg
K 2,478mg　Fe 7.6mg　VB₂ 0.70mg
Ca 463mg　VA 1,368μg　VC 173mg

## 3) 選択献立

| | 選択1　常食A | | |
|---|---|---|---|
| | 料理名 | 食品名 | 1人分<br>正味重量<br>(g) |
| 朝<br>食 | ご飯 | めし | 200 |
| | キャベツと油<br>揚げのみそ汁 | キャベツ/油揚げ | 30/5 |
| | | かつお・昆布だし | 150 |
| | | 淡色辛みそ | 8 |
| | 厚焼き卵<br>あさつき入り<br>おろし添え | 鶏卵/あさつき/本みりん | 50/5/5 |
| | | 食塩/調合油/だいこん | 0.1/3/50 |
| | | こいくちしょうゆ | 3 |
| | 野菜ソテー | もやし/タアサイ | 40/30 |
| | | 食塩/清酒/調合油 | 0.2/3/3 |
| | 味付けのり | 味付けのり | 0.5 |
| | 牛乳 | 牛乳 | 200 |
| 昼<br>食 | ご飯 | めし | 200 |
| | 柳川風 | 牛もも肉/ごぼう/本みりん | 50/30/4 |
| | | こいくちしょうゆ | 6 |
| | | かつお・昆布だし | 30 |
| | | 鶏卵 | 30 |
| | フレンチサラ<br>ダ | トマト/レタス/きゅうり | 30/15/20 |
| | | 食塩/こしょう | 0.2/0.1 |
| | | フレンチドレッシング | 10 |
| | ほうれんそう<br>ピーナッツ和<br>え | ほうれんそう | 50 |
| | | かつお・昆布だし | 3 |
| | | こいくちしょうゆ | 3 |
| | | ピーナッツバター | 8 |
| | 果物 | バナナ | 100 |
| 夕<br>食 | ご飯 | めし | 200 |
| | そうめんとみ<br>つばのすまし<br>汁 | そうめん/みつば | 5/5 |
| | | だし | 150 |
| | | こいくちしょうゆ | 1 |
| | | 食塩 | 0.6 |
| | きんめの炊き<br>合わせ | きんめだい/にんじん | 70/20 |
| | | れんこん/ふき | 10/10 |
| | | かつお・昆布だし | 20 |
| | | 上白糖/こいくちしょうゆ | 4/7 |
| | | 木の芽 | 0.1 |
| | 揚げ野菜<br>しょうがじょ<br>うゆかけ | かぼちゃ/なす/調合油 | 30/40/6 |
| | | かつお・昆布だし | 20 |
| | | こいくちしょうゆ | 4 |
| | | しょうが | 3 |
| | きゅうりとセ<br>ロリの甘酢 | きゅうり/セロリ | 20/15 |
| | | かつお・昆布だし | 2 |
| | | 上白糖/こいくちしょうゆ | 3/2 |
| | | 穀物酢 | 4 |
| | 果物 | 温州みかん | 100 |

E…1,921kcal　PFC…14:24:62

| | | |
|---|---|---|
| 食塩 7.4g/食繊 21.9g | P 1,310mg | VB₁ 0.74mg |
| K 3,313mg | Fe 7.2mg | VB₂ 1.26mg |
| Ca 526mg | VA 924μg | VC 141mg |

| | 選択1　常食B | | |
|---|---|---|---|
| | 料理名 | 食品名 | 1人分<br>正味重量<br>(g) | 備考 |
| 朝<br>食 | ロールパン | ロールパン | 90 | |
| | | バター/いちごジャム | 8/8 | |
| | スクランブル<br>エッグ | 鶏卵/こしょう | 60/0.1 | |
| | | 食塩/調合油 | 0.2/3 | |
| | | いんげん | 30 | |
| | 野菜ソテー | | | A食と同じ |
| | びわ缶 | びわ(缶詰) | 50 | |
| | 牛乳 | | | A食と同じ |
| 昼<br>食 | たらこスパゲ<br>ティ | スパゲティ | 100 | |
| | | オリーブ油 | 2 | |
| | | たらこ/たまねぎ | 20/20 | |
| | | バター | 5 | |
| | | こいくちしょうゆ | 5 | |
| | | しそ/焼きのり | 1/0.5 | |
| | フレンチサラダ | | | A食と同じ |
| | ほうれんそう<br>ピーナッツ和<br>え | | | A食と同じ |
| | 果物 | | | A食と同じ |
| 夕<br>食 | 牛丼<br>紅しょうが添<br>え | めし | 200 | |
| | | 牛もも肉/たまねぎ | 60/60 | |
| | | しらたき/本みりん | 15/5 | |
| | | こいくちしょうゆ | 5 | |
| | | かつお・昆布だし | 30 | |
| | | 上白糖/紅しょうが | 2/5 | |
| | そうめんとみ<br>つばのすまし<br>汁 | | | A食と同じ |
| | 揚げ野菜<br>しょうがじょ<br>うゆかけ | | | A食と同じ |
| | きゅうりとセ<br>ロリの甘酢 | | | A食と同じ |
| | 果物 | | | A食と同じ |

E…1,908kcal　PFC…14:30:56

| | | |
|---|---|---|
| 食塩 7.9g/食繊 22.1g | P 1,042mg | VB₁ 1.02mg |
| K 3,030mg | Fe 8.3mg | VB₂ 1.30mg |
| Ca 514mg | VA 814μg | VC 131mg |

Ⅲ

病

院

| | 選択2　常食A | | |
|---|---|---|---|
| | 料理名 | 食品名 | 1人分<br>正味重量<br>(g) |
| 朝食 | ご飯 | めし | 200 |
| | じゃがいもの<br>みそ汁 | じゃがいも/小ねぎ | 30/5 |
| | | かつお・昆布だし | 150 |
| | | 淡色辛みそ | 8 |
| | ウインナーソ<br>テー<br>ボイル野菜 | ウインナー/調合油 | 30/2 |
| | | ブロッコリー | 20 |
| | | カリフラワー | 20 |
| | | マヨネーズ | 8 |
| | べったら漬け | べったら漬け | 15 |
| | 味付けのり | 味付けのり | 0.5 |
| | 牛乳 | 牛乳 | 200 |
| 昼食 | ご飯 | めし | 200 |
| | ぶりの照り焼<br>き | ぶり/本みりん | 70/3 |
| | | こいくちしょうゆ | 4 |
| | くり甘露煮 | くり甘露煮 | 20 |
| | 卵豆腐しそ添<br>え | 卵豆腐 | 80 |
| | | かつお・昆布だし | 10 |
| | | こいくちしょうゆ | 2 |
| | | 本みりん/しそ | 2/1 |
| | みず菜サラダ | みずな/だいこん | 30/15 |
| | | ドレッシング | 6 |
| | 果物 | りんご | 100 |
| 夕食 | ご飯 | めし | 200 |
| | わかめスープ | わかめ/根深ねぎ | 4/10 |
| | | かつお・昆布だし | 150 |
| | | 顆粒中華だし/ごま | 1/1 |
| | すき焼き風煮 | 牛もも肉/焼き豆腐 | 40/50 |
| | | 根深ねぎ | 30 |
| | | しらたき | 20 |
| | | かつお・昆布だし | 30 |
| | | 上白糖 | 4 |
| | | こいくちしょうゆ | 7 |
| | 田楽 | こんにゃく/さといも | 60/50 |
| | | 上白糖/甘みそ | 4/8 |
| | はくさいとに<br>らのおひたし | はくさい/にら | 50/15 |
| | | かつお・昆布だし | 3 |
| | | こいくちしょうゆ | 3 |
| | 果物 | マンゴー | 80 |

E…1,912kcal　PFC…14:24:62

| 食塩 7.3g／食繊 25.3g | P 1,031mg | VB₁ 0.89mg |
|---|---|---|
| K 2,864mg | Fe 8.4mg | VB₂ 1.27mg |
| Ca 634mg | VA 405μg | VC 142mg |

| | 選択2　常食B | | |
|---|---|---|---|
| | 料理名 | 食品名 | 1人分<br>正味重量<br>(g) | 備考 |
| 朝食 | ぶどうパン | ぶどうパン | 90 | |
| | | バター | 8 | |
| | ウインナー<br>ソテー<br>ボイル野菜 | | | A食と同じ |
| | かぼちゃの<br>チーズ焼き | かぼちゃ | 50 | |
| | | チーズ/調合油 | 15/2 | |
| | 果物 | 洋なし(缶詰) | 80 | |
| | 牛乳 | | | A食と同じ |
| 昼食 | オムライス | めし/鶏もも肉 | 200/40 | |
| | | たまねぎ | 20 | |
| | | マッシュルーム | 10 | |
| | | バター/食塩 | 5/1 | |
| | | トマトケチャップ | 10 | |
| | | トマトピューレ | 10 | |
| | | 鶏卵/グリンピース | 60/5 | |
| | みず菜サラ<br>ダ | | | A食と同じ |
| | 果物 | | | A食と同じ |
| 夕食 | ご飯 | めし | 200 | |
| | わかめスー<br>プ | | | A食と同じ |
| | マーボー豆<br>腐 | 木綿豆腐 | 100 | |
| | | 豚ひき肉 | 20 | |
| | | 干ししいたけ | 1 | |
| | | 根深ねぎ | 10 | |
| | | しょうが | 1 | |
| | | にんにく/調合油 | 1/3 | |
| | | マーボー豆腐の素 | 15 | |
| | | かたくり粉 | 1 | |
| | 田楽 | | | A食と同じ |
| | はくさいと<br>にらのおひ<br>たし | | | A食と同じ |
| | 果物 | | | A食と同じ |

E…1,981kcal　PFC…13:32:55

| 食塩 7.3g／食繊 24.4g | P 1,116mg | VB₁ 1.01mg |
|---|---|---|
| K 2,858mg | Fe 8.4mg | VB₂ 1.27mg |
| Ca 752mg | VA 687μg | VC 146mg |

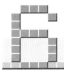# 新調理システム

　ここでは新調理システムにかかわる献立を，ニュークックチルシステム，クックチルシステム，真空調理の３つの枠組みで掲載した。掲載したすべての献立は実際に給食として提供されたものである。

## １．ニュークックチルシステム
病院における一般食の献立例を掲載した。
① 急速冷却時間は，一次加熱後，料理をホテルパンに入れ速やかに急速冷却機（ブラストチラー）で３〜0℃まで冷却した時間である。
② 盛り付け量は，急速冷却後，専用食器に盛り付けた１人分の分量である。
③ 盛り付け後は，チルド保管庫またはトレーメイク（配膳）して，再加熱カートに入れ保管する。
④ 再加熱時間は，再加熱カートに電源を入れすべての料理が予定の温度（75℃・１分以上）になるまでの時間である。
⑤ クックサーブによる料理は，喫食時間に合わせた調理後，器に盛り付け再加熱カート内のトレーに配膳する（後付け）。

## ２．クックチルシステム
料理ごとにレシピ例を示した。
① 急速冷却時間は，一次加熱後，料理をホテルパンに入れ速やかにブラストチラーで３〜0℃まで冷却した時間である。ホテルパン１枚の分量は標準的な分量である。
② 再加熱機器はスチームコンベクションオーブンを使用し，再加熱条件は各々の料理の最適条件とした。再加熱はホテルパンでチルド保存後，そのまま再加熱した。
　　時間は，75℃・１分間以上になるまでの時間である。スチームコンベクションオーブンは機種により熱伝達率が異なる。したがって最適条件も異なることがある。

## ３．真空調理
料理ごとにレシピ，調理手順と操作条件を示した。
① 真空包装袋の料理分量は，加熱調理・急速冷却効率を考慮した分量５〜10人分であり，料理により異なる。
② 一次加熱はスチームコンベクションオーブンまたは湯煎器（スービークッカー）を用いた。
③ 急速冷却機は料理によりブラストチラーまたは氷水チラー（ウォーターチラー）を用いた。時間は３〜0℃になるまでの時間である。
④ 再加熱は一次加熱と同様の器機を用い，料理の芯温が予定の温度になるまでの時間である。

# 1）ニュークックチルシステム

| | 料理名 | 食品名 | 1人分<br>正味重量<br>(g) | 1人分盛付重量(g)<br>(急速冷却時間) |
|---|---|---|---|---|
| **朝食** | ご飯 | めし | 150 | 150 |
| | | | | (90分) |
| | 味噌汁 | たまねぎ/油揚げ | 30/5 | 150 |
| | | かつお・昆布だし | 120 | |
| | | 淡色辛みそ | 6 | (90分) |
| | オクラ納豆 | 糸引き納豆 | 40 | 55 |
| | | きざみオクラ | 15 | |
| | | だししょうゆ | 3 | 1パック |
| | | 練りからし | 2 | 1パック |
| | なすとピーマンの炒め煮 | 揚げなす | 60 | 80 |
| | | 青ピーマン | 20 | |
| | | かつおだし/上白糖 | 5/4 | |
| | | こいくちしょうゆ | 5 | (60分) |
| | 牛乳 | 普通牛乳 | 200 | 1パック |
| | ふりかけ | プラスFeのりごま | 3 | 1パック |
| | | 再加熱カート条件：110℃60分 | | |
| **昼食** | ご飯 | めし | 150 | 150 |
| | | | | (90分) |
| | さわら西京焼き | さわら西京焼き | 70 | 70 |
| | さといもの白煮添え | さといも | 60 | (60分) |
| | | かつおだし | 10 | 60 |
| | | 上白糖 | 1 | |
| | | うすくちしょうゆ | 2 | (60分) |
| | 中華和え | きゅうり/もやし | 30/30 | 60 |
| | | 中華ドレッシング | 8 | |
| | | 錦糸卵 | 10 | |
| | 果物 | バナナ | 100 | 1本(クックサーブ) |
| | ふりかけ | プラスCaやさい | 3 | 1パック |
| | | 再加熱カート条件：110℃60分 | | |
| **夕食** | ご飯 | めし | 150 | 150 |
| | | | | (90分) |
| | チキンカレー | 鶏もも肉(皮なし) | 80 | 240 |
| | | たまねぎ | 40 | |
| | | グリル野菜ミックス | 60 | |
| | | カレールウ | 18 | |
| | | 調合油/水 | 5/100 | |
| | | グリンピース(ゆで) | 3 | (80分) |
| | コールスローサラダ | キャベツ | 50 | 70 |
| | | にんじん/ツナ | 5/15 | |
| | | サウザンアイランドドレッシング | 10 | |
| | 二色浸し | チンゲンサイ | 30 | 80 |
| | | はくさい | 40 | |
| | | かつおだし | 8 | |
| | | こいくちしょうゆ | 3 | (45分) |
| | 漬物 | 福神漬 | 15 | 15 |
| | | 再加熱カート条件：110℃60分 | | |

| E…1,771kcal | PFC…16:28:56 | |
|---|---|---|
| 食塩 8.1g<br>K 3,294mg<br>Ca 695mg | P 1,077mg<br>VA 269μg<br>VB₁ 0.71mg | VB₂ 1.31mg<br>VC 138mg |

| | 料理名 | 食品名 | 1人分<br>正味重量<br>(g) | 1人分盛付重量(g)<br>(急速冷却時間) |
|---|---|---|---|---|
| **朝食** | パン | 食パン | 90 | 8枚切り2枚<br>(クックサーブ) |
| | バター<br>ジャム | バター | 8 | 1パック |
| | | いちごジャム | 20 | 1パック |
| | 野菜炒め | ショルダーベーコン | 20 | 130 |
| | | キャベツ/たまねぎ | 50/50 | |
| | | にんじん/調合油 | 20/5 | |
| | | 固形ブイヨン/食塩 | 0.7/0.4 | |
| | | グリンピース | 3 | (60分) |
| | ゆで卵 | 鶏卵 | 50 | (クックサーブ) |
| | | 食塩 | 0.3 | 0.3g塩1パック |
| | 牛乳 | 普通牛乳 | 200 | 1パック |
| | | 再加熱カート条件：110℃60分 | | |
| **昼食** | ご飯 | めし | 150 | 150 |
| | | | | (90分) |
| | すまし汁 | かつおだし | 120 | 120 |
| | | 日本酒/食塩 | 0.4/0.6 | |
| | | うすくちしょうゆ | 0.6 | |
| | | うずまき麩/長ねぎ | 1/5 | (90分) |
| | 魚のさらさ蒸し | きんめだい | 80 | 110 |
| | | 食塩/日本酒 | 0.5/2.5 | |
| | | にんじん/たまねぎ | 5/20 | |
| | | 干しいたけ/葉ねぎ | 2/5 | |
| | | 和風だし | 0.2 | |
| | | うすくちしょうゆ | 3 | |
| | | みりん/ゆず果皮 | 3/2 | (60分) |
| | サラダ | ブロッコリー | 55 | 60 |
| | | カテージチーズ | 10 | |
| | | 食塩/こしょう | 0.4/0.01 | |
| | | オリーブ油 | 5 | |
| | 果物 | パインアップル | 60 | 2切れ |
| | ふりかけ | プラスFeたまご | 3 | 1パック |
| | | 再加熱カート条件：110℃60分 | | |
| **夕食** | ご飯 | めし | 150 | 150 |
| | | | | (90分) |
| | 味噌汁 | 豆腐/なめこ | 20/10 | 150 |
| | | かつお・昆布だし | 120 | |
| | | 淡色辛みそ | 12 | (90分) |
| | 焼き餃子<br>蒸し白菜添え | 焼き餃子/はくさい | 90/40 | 130 |
| | | | | (60分) |
| | | だしわりポン酢 | 5 | 1パック |
| | ピーマンごま醤油和え | 三色ピーマン | 60 | 60 |
| | | しょうゆ | 3 | |
| | | ごま油/ごま | 3/0.5 | |
| | 三杯酢和え | きゅうり/かぶ | 30/30 | 60 |
| | | かつおだし/穀物酢 | 2/4 | |
| | | うすくちしょうゆ | 3 | |
| | | 上白糖 | 2 | |
| | | 再加熱カート条件：110℃60分 | | |

| E…1,734kcal | PFC…16:32:52 | |
|---|---|---|
| 食塩 8.8g<br>K 2,440mg<br>Ca 518mg | P 1,264mg<br>VA 569μg<br>VB₁ 0.84mg | VB₂ 1.15mg<br>VC 260mg |

## 3

| | 料理名 | 食品名 | 1人分正味重量(g) | 1人分盛付重量(g)(急速冷却時間) |
|---|---|---|---|---|
| 朝食 | ご飯 | めし | 150 | 150 (90分) |
| | 味噌汁 | じゃがいも | 30 | 150 |
| | | たまねぎ | 15 | |
| | | かつお・昆布だし | 120 | |
| | | 淡色辛みそ | 6 | (90分) |
| | スクランブルドエッグ | スクランブルドエッグ | 70 | 130 |
| | | むきえび/にら | 20/20 | |
| | | ごま油 | 5 | (60分) |
| | レモン和え | ロースハム | 10 | 60 |
| | | キャベツ/にんじん | 50/5 | |
| | | 食塩/レモン果汁 | 0.4/4 | |
| | | オリーブ油 | 3 | |
| | 牛乳 | 普通牛乳 | 200 | 1パック |
| | ふりかけ | プラスFeかつお | 3 | 1パック |
| | | | 再加熱カート条件：110℃60分 | |
| 昼食 | 焼きうどん | ゆでうどん | 250 | 360 |
| | | 豚ロース | 40 | |
| | | もやし/キャベツ | 30/30 | |
| | | にんじん/調合油 | 10/10 | |
| | | 食塩/和風だし | 0.5/1 | |
| | | めんつゆ/糸がき | 15/0.3 | (70分) |
| | 菜の花のおひたし | 菜の花/かつおだし | 55/15 | 60 |
| | | しょうゆ | 3 | |
| | 塩もみ | かに風味かまぼこ | 20 | 70 |
| | | だいこん/きゅうり | 20/30 | |
| | | 食塩/酢 | 0.3/4 | |
| | 果物 | りんご | 60 | 2切れ (クックサーブ) |
| | | | 再加熱カート条件：110℃60分 | |
| 夕食 | ご飯 | めし | 150 | 150 (90分) |
| | すまし汁 | かつおだし | 120 | 130 |
| | | 日本酒/食塩 | 0.4/0.6 | |
| | | うすくちしょうゆ | 0.6 | |
| | | ゆでそうめん | 10 | |
| | | みょうが | 3 | (90分) |
| | 鶏のから揚げチリソース | 鶏もも肉(皮なし) | 90 | 150 |
| | | かたくり粉/調合油 | 10/5 | |
| | | エビチリソース | 30 | |
| | | 長ねぎ/ブロッコリー | 10/30 | (70分) |
| | マスタード和え | ミックスビーンズ | 30 | 70 |
| | | カリフラワー | 30 | |
| | | マヨネーズ | 12 | |
| | | 粒マスタード | 4 | |
| | もずく酢 | もずく/三杯酢 | 45/15 | 60 |
| | | | 再加熱カート条件：110℃60分 | |

E…1,761kcal　PFC…16:33:51

| 食塩 8.7g | P 1,051mg | VB₂ 1.27mg |
|---|---|---|
| K 2,572mg | VA 474μg | VC 216mg |
| Ca 760mg | VB₁ 1.05mg | |

## 4

| | 料理名 | 食品名 | 1人分正味重量(g) | 1人分盛付重量(g)(急速冷却時間) |
|---|---|---|---|---|
| 朝食 | ご飯 | めし | 150 | 150 (90分) |
| | 味噌汁 | とうがん | 30 | 150 |
| | | かつお・昆布だし | 120 | |
| | | 淡色辛みそ | 6 | (90分) |
| | スペイン風ベイクドエッグ | ベイクドエッグ | 100 | 100 (70分) |
| | | ケチャップ | 8 | 1パック |
| | 和風サラダ | きゅうり/レタス | 10/20 | 60 |
| | | プチトマト/くるみ | 20/5 | |
| | | 和風ドレッシング | 6 | |
| | 牛乳 | 普通牛乳 | 200 | 1パック |
| | 味付けのり | 味付けのり | 1 | 1パック |
| | | | 再加熱カート条件：110℃60分 | |
| 昼食 | 山菜ちらし | めし | 150 | 180 (クックサーブ) |
| | | 山菜ちらしの素 | 30 | |
| | すまし汁 | かつおだし | 120 | 140 |
| | | 日本酒/食塩 | 0.4/0.6 | |
| | | うすくちしょうゆ | 0.6 | |
| | | はんぺん/長ねぎ | 15/5 | (90分) |
| | さけのごま味噌焼き | さけのごま味噌焼き | 70 | 70 |
| | さつまいものレモン煮添え | さつまいものレモン煮 | 40 | (60分) |
| | ほうれん草お浸し | ほうれんそう | 60 | 60 |
| | | にんじん | 5 | |
| | | かつおだし | 20 | |
| | | 減塩しょうゆ | 4 | |
| | 果物 | キウイフルーツ | 40 | 1/2個 |
| | | | 再加熱カート条件：110℃60分 | |
| 夕食 | ご飯 | めし | 150 | 150 (90分) |
| | 中華スープ | はるさめ/しめじ | 1/15 | 150 |
| | | 中華だし | 1.4 | (90分) |
| | 酢豚 | 酢豚/うずら卵 | 90/20 | 160 |
| | | じゃがいも | 40 | |
| | | 黄ピーマン | 15 | |
| | | 赤ピーマン | 15 | |
| | | 穀物酢/ごま油 | 3/3 | (80分) |
| | チンゲンサイのナムル | チンゲンサイ/ツナ | 50/20 | 70 |
| | | 調合油/ごま油 | 2/2 | |
| | | 中華だし | 0.2 | |
| | | 減塩しょうゆ | 2 | |
| | | ラー油/ごま油 | 0.3/0.5 | |
| | さつまいものサラダ | さつまいも | 50 | 70 |
| | | にんじん/レーズン | 10/3 | |
| | | マヨネーズ/パセリ | 15/0.1 | |
| | | | 再加熱カート条件：110℃60分 | |

E…1,844kcal　PFC…13:30:57

| 食塩 8.7g | P 1,033mg | VB₂ 1.20mg |
|---|---|---|
| K 3,028mg | VA 778μg | VC 197mg |
| Ca 491mg | VB₁ 0.89mg | |

# 2）クックチルシステム

| 揚 物 1 | | |
|---|---|---|
| 料理名 | 食品名 | 1人分<br>正味重量<br>(g) |
| 鶏のから揚げ | 鶏もも肉(皮つき) | 80 |
| | しょうゆ | 4.5 |
| | 清酒 | 4.5 |
| | しょうが | 2.4 |
| | かたくり粉 | 10 |
| | 植物油(8％) | 6.4 |
| E…251kcal | | |
| P 13.7g | F 17.8g | 食塩 0.8g |

| 揚 物 2 | | |
|---|---|---|
| 料理名 | 食品名 | 1人分<br>正味重量<br>(g) |
| さけのフライ | さけ | 110 |
| | 食塩(0.5％) | 0.6 |
| | (衣) | |
| | 薄力粉 | 5 |
| | 鶏卵 | 10 |
| | パン粉(生) | 15 |
| | 植物油(10％) | 11 |
| E…307kcal | | |
| P 27.8g | F 17.4g | 食塩 1.0g |

| 揚 物 3 | | |
|---|---|---|
| 料理名 | 食品名 | 1人分<br>正味重量<br>(g) |
| コロッケ | じゃがいも | 100 |
| | 豚ひき肉 | 30 |
| | たまねぎ | 20 |
| | 植物油(4％) | 2 |
| | 食塩(0.5％) | 0.3 |
| | こしょう | 0.03 |
| | (衣) | |
| | 薄力粉 | 4 |
| | 鶏卵 | 10 |
| | パン粉(生) | 20 |
| | 植物油(10％) | 10 |
| E…318kcal | | |
| P 11.1g | F 19.4g | 食塩 0.5g |

**揚物1**

急速冷却：70℃〜3℃
（ブラストチラー）
↓　冷却時間：31分／天板
　　〃　重量：1K／（ホテルパン）
チルド保存：0℃〜3℃
（専用冷蔵庫）
↓
再加熱：5℃〜75℃・1分
（スチームコンベクションオーブン）
再加熱条件：オーブン190℃
　〃　時間：9.5分／天板
　〃　重量：1K／（ホテルパン）

**揚物2**

急速冷却：70℃〜3℃
（ブラストチラー）
↓　冷却時間：28分／天板
　　〃　重量：1.2K／（ホテルパン）
チルド保存：0℃〜3℃
（専用冷蔵庫）
↓
再加熱：5℃〜75℃・1分
（スチームコンベクションオーブン）
再加熱条件：オーブン190℃
　〃　時間：14.4分／天板
　〃　重量：2.9K／（ホテルパン）

**揚物3**

急速冷却：70℃〜3℃
（ブラストチラー）
↓　冷却時間：42.4分／天板
　　〃　重量：1.4K／（ホテルパン）
チルド保存：0℃〜3℃
（専用冷蔵庫）
↓
再加熱：5℃〜75℃・1分
（スチームコンベクションオーブン）
再加熱条件：コンビ220℃
　〃　時間：8.6分／天板
　〃　重量：1.4K／（ホテルパン）

| 焼　物　1 | | |
|---|---|---|
| 料理名 | 食品名 | 1人分<br>正味重量<br>(g) |
| さんまの塩焼き | さんま(生)生味<br>塩(1%) | 100<br>1 |
| | | |
| E…287kcal | | |
| P 18.1g | F 25.6g | 食塩 1.4g |

| 焼　物　2 | | |
|---|---|---|
| 料理名 | 食品名 | 1人分<br>正味重量<br>(g) |
| かにたま | かに(缶詰)<br>鶏卵<br>にんじん<br>根深ねぎ<br>干ししいたけ<br>植物油<br>食塩 | 30<br>100<br>10<br>10<br>1<br>5<br>0.5 |
| E…216kcal | | |
| P 17.5g | F 15.4g | 食塩 1.4g |

| 焼　物　3 | | |
|---|---|---|
| 料理名 | 食品名 | 1人分<br>正味重量<br>(g) |
| ポークピカタ | 豚肩赤肉<br>鶏卵(肉の25%)<br>食塩(〃の0.8%)<br>こしょう<br>薄力粉(肉の5%)<br>パルメザンチーズ(肉の4%)<br>植物油 | 80<br>20<br>0.6<br>0.02<br>4<br>3.2<br>1 |
| E…157kcal | | |
| P 20.9g | F 7.1g | 食塩 0.9g |

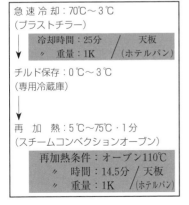

急速冷却：70℃～3℃
（ブラストチラー）
　　冷却時間：25分／天板
　　〃　重量：1K／（ホテルパン）
チルド保存：0℃～3℃
（専用冷蔵庫）
再　加　熱：5℃～75℃・1分
（スチームコンベクションオーブン）
　　再加熱条件：オーブン110℃
　　〃　時間：14.5分／天板
　　〃　重量：1K／（ホテルパン）

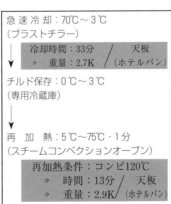

急速冷却：70℃～3℃
（ブラストチラー）
　　冷却時間：33分／天板
　　〃　重量：2.7K／（ホテルパン）
チルド保存：0℃～3℃
（専用冷蔵庫）
再　加　熱：5℃～75℃・1分
（スチームコンベクションオーブン）
　　再加熱条件：コンビ120℃
　　〃　時間：13分／天板
　　〃　重量：2.9K／（ホテルパン）

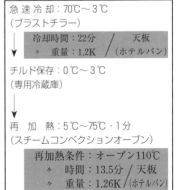

急速冷却：70℃～3℃
（ブラストチラー）
　　冷却時間：22分／天板
　　〃　重量：1.2K／（ホテルパン）
チルド保存：0℃～3℃
（専用冷蔵庫）
再　加　熱：5℃～75℃・1分
（スチームコンベクションオーブン）
　　再加熱条件：オーブン110℃
　　〃　時間：13.5分／天板
　　〃　重量：1.26K／（ホテルパン）

Ⅲ
新調理システム

| 煮込み 1 | | |
|---|---|---|
| 料理名 | 食品名 | 1人分 正味重量 (g) |
| 麻婆豆腐 | 木綿豆腐 | 150 |
| | 豚ひき肉 | 30 |
| | 根深ねぎ | 15 |
| | にんにく | 1 |
| | しょうが | 1 |
| | 植物油 | 1.2 |
| | しょうゆ | 1 |
| | 赤色辛みそ | 4 |
| | 上白糖 | 2 |
| | 清酒 | 2 |
| | トウバンジャン | 1.5 |
| | ごま油 | 0.5 |
| | ｛中華だし | 0.2 |
| | ｛水 | 40 |
| | ｛かたくり粉 | 2 |
| | ｛水 | 6 |
| E…220kcal | | |
| P 16.8g | F 14.5g | 食塩 1.1g |

| 煮込み 2 | | |
|---|---|---|
| 料理名 | 食品名 | 1人分 正味重量 (g) |
| ミート ソース | 豚ひき肉 | 25 |
| | 牛ひき肉 | 25 |
| | たまねぎ | 30 |
| | にんにく | 1 |
| | しょうが | 1 |
| | 植物油 | 3.2 |
| | （肉と野菜の4％） | |
| | 薄力粉 | 2 |
| | 赤ワイン | 1 |
| | ｛洋風だし | 0.1 |
| | ｛水 | 40 |
| | ケチャップ | 10 |
| | ピューレー | 40 |
| | ウスターソース | 3 |
| | 食塩 | 0.75 |
| | （できあがりの0.6％） | |
| | こしょう | 0.03 |
| | ロリエ(1/20枚) | |
| | 上白糖 | 0.6 |
| E…197kcal | | |
| P 10.2g | F 12.9g | 食塩 1.4g |

| 煮込み 3 | | |
|---|---|---|
| 料理名 | 食品名 | 1人分 正味重量 (g) |
| かぼちゃの 含め煮 | かぼちゃ | 100 |
| | だし汁 | 30 |
| | 上白糖（6％） | 6 |
| | みりん | 0.6 |
| | 食塩 3 ｝0.8% | 0.6 |
| | ： 塩分 | |
| | しょうゆ1 | 1 |
| E…104kcal | | |
| P 2.1g | F 0.3g | 食塩 0.8g |

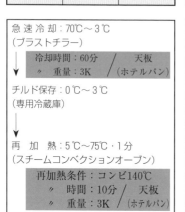

急速冷却：70℃〜3℃
（ブラストチラー）
↓
冷却時間：60分 ／ 天板
〃 重量：3K ／（ホテルパン）

チルド保存：0℃〜3℃
（専用冷蔵庫）
↓
再 加 熱：5℃〜75℃・1分
（スチームコンベクションオーブン）
再加熱条件：コンビ140℃
〃 時間：10分 ／ 天板
〃 重量：3K ／（ホテルパン）

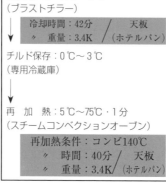

急速冷却：70℃〜3℃
（ブラストチラー）
↓
冷却時間：42分 ／ 天板
〃 重量：3.4K ／（ホテルパン）

チルド保存：0℃〜3℃
（専用冷蔵庫）
↓
再 加 熱：5℃〜75℃・1分
（スチームコンベクションオーブン）
再加熱条件：コンビ140℃
〃 時間：40分 ／ 天板
〃 重量：3.4K ／（ホテルパン）

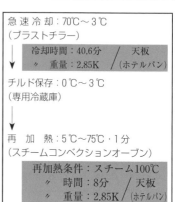

急速冷却：70℃〜3℃
（ブラストチラー）
↓
冷却時間：40.6分 ／ 天板
〃 重量：2.85K ／（ホテルパン）

チルド保存：0℃〜3℃
（専用冷蔵庫）
↓
再 加 熱：5℃〜75℃・1分
（スチームコンベクションオーブン）
再加熱条件：スチーム100℃
〃 時間：8分 ／ 天板
〃 重量：2.85K ／（ホテルパン）

# 3) 真空調理

| さばの味噌煮 | |
|---|---|
| 食品名 | 20人分<br>正味重量<br>(g) |
| さば(切り身, 70g×20切れ) | 1400 |
| 白みそ | 100 |
| 赤みそ | 120 |
| 上白糖 | 60 |
| 清酒 | 120 |
| しょうが | 8 |

| マッシュポテト | |
|---|---|
| 食品名 | 5人分<br>正味重量<br>(g) |
| じゃがいも | 500 |
| バター | 70 |
| 生クリーム | 50 |
| エダムチーズ | 50 |

| りんごのコンポート | |
|---|---|
| 食品名 | 12人分<br>正味重量<br>(g) |
| りんご(1/6カット) | 30×36個 |
| シロップ | |
| 　上白糖(りんごの20%) | 100 |
| 　水 | 100 |
| 　白ワイン | 70 |

## 調理手順（さばの味噌煮）

① さばは下処理し, 水気を切っておく。
② 焼皿にさばを並べ, スチームコンベクションオーブンで表面を軽く焼く。
③ 鍋に水と調味料, しょうがを入れて煮立たせる。
④ ②と③をブラストチラーで急速冷却する。
⑤ 真空包装袋に冷却したさばと煮汁を入れ真空パックする。
⑥ 加熱機器にて加熱する。
⑦ 急速冷却後, チルド保存する。
⑧ 再加熱後, 袋から取り出し, 器に盛り提供する。
＊仕上げに煮汁をとろみが出るまで煮詰めてもよい。

## 調理手順（マッシュポテト）

① じゃがいもは十分に洗浄し, 皮をむいて乱切りにする。
② 真空包装袋に, じゃがいもとバター, 生クリーム, エダムチーズを入れて真空パックする。
③ 加熱機器にて加熱する。
④ ③を取り出し熱いうちに, 真空袋の上から麺棒でつぶす。
⑤ 袋を平らに直し, 急速冷却後, チルド保存する。
⑥ 再加熱後, 袋から取り出し, 器に盛り提供する。

## 調理手順（りんごのコンポート）

① りんごはよく洗浄し, 皮と芯を取り1/6にカットする。
② 鍋にシロップの材料を入れて煮詰める。
③ 加熱したシロップをブラストチラーで急速冷却する。
④ 真空包装袋にりんごとシロップを入れ, 真空パックする。
⑤ 加熱機器にて加熱する。
⑥ ⑤を取り出し, 急速冷却後, チルド保存する。
⑦ 器に盛り提供する。

## 調理の標準化(ポイント)と応用（さばの味噌煮）

・さばを下処理加熱することにより, 生臭さやあくを防ぐことができる。
・煮汁はあらかじめとろみがつくまで煮詰めたものを使用してもよい。

## 調理の標準化(ポイント)と応用（マッシュポテト）

・土のついたじゃがいもには, 土壌菌などが付着している危険性があるため, 皮むき後, 十分に洗浄したものを使用する。
・加熱後, 熱いうちに真空包装袋の上から麺棒でじゃがいもをつぶしてマッシュポテトにする。
・取り出すときは, 袋の端をカットし, しぼり出してもよい。

## 調理の標準化(ポイント)と応用（りんごのコンポート）

・りんごはよく洗浄し, 皮をむいて使用する。
・紅玉の場合は皮をむかずに使用しても色よく仕上がる。
・同じ調理工程でも, 加熱の温度帯により, 仕上がりの状態が異なるため, 用途や好みにより設定するとよい。
・りんごのほかにも, なしの赤ワイン煮や洋なしのコンポートなどに応用できる。

## 設定温度・時間（さばの味噌煮）

| 加　　　熱 | 設定94℃／約30分(中心温度75℃・1分以上) |
| 急 速 冷 却 | 90分以内に3℃以下 |
| チルド保存 | 専用冷蔵庫にて連続3℃以下 |
| 再 加 熱 | 設定94℃／約20分(中心温度75℃・1分以上) |

## 設定温度・時間（マッシュポテト）

| 加　　　熱 | 設定94℃／約60分(中心温度92℃以上) |
| 急 速 冷 却 | 90分以内に3℃以下 |
| チルド保存 | 専用冷蔵庫にて連続3℃以下 |
| 再 加 熱 | 設定94℃／約20分(中心温度75℃・1分以上) |

## 設定温度・時間（りんごのコンポート）

| 加　　　熱 | 設定85℃／約20分(中心温度80℃以上) |
| 急 速 冷 却 | 90分以内に3℃以下 |
| チルド保存 | 専用冷蔵庫にて連続3℃以下 |
| 再 加 熱 | ― |

出典）殿塚婦美子編著：改訂新版 大量調理—品質管理と調理の実際— p.246, 251, 253, 学建書院, 2016. より作成

Ⅲ 新調理システム

# 鶏肉のハーブオイルソテー

（鶏肉のカリカリソテー・ハーブ風味，
彩り野菜サラダ添え）

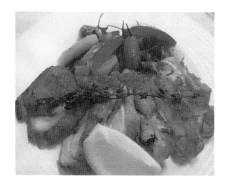

| 下 処 理 | 鶏肉は下処理し，塩・こしょうを振る。 |

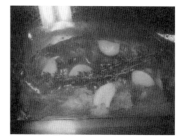

鶏肉と調味料を袋に入れる

| 真空包装 | 真空包装機に鶏肉・調味料・ロリエ・タイムを入れ，真空パックする。 |

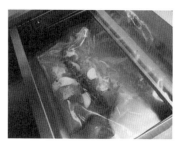

真空包装

| 加熱調理 | スチームコンベクションオーブンで加熱。<br>設定：85℃/30分<br>（中心温度 75℃・1分以上） |

| 急速冷却 | ブラストチラーまたは冷水チラーで急速冷却。90分以内に3℃まで。 |

| 冷蔵保存 | 冷蔵（3℃以下）保存。 |

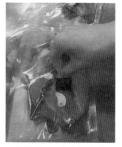

温度センサーをさす

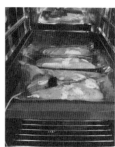

加 熱

| 再 加 熱 | スチームコンベクションオーブンまたはスービークッカーで再加熱。<br>設定：（85℃）/20分　（中心温度 75℃・1分以上） |

| 提　　供 | 袋から出し，フライパンで皮にカリッと焼き目をつけた後，カットして盛り付け。 |

〔編著者〕

すず き ひさ の
鈴 木 久 乃　　女子栄養大学　名誉教授

とのづか ふ み こ
殿塚婦美子　　女子栄養大学　名誉教授

おさ だ さ なえ
長 田 早 苗　　女子栄養大学 短期大学部　准教授


〔著　者〕（執筆順）

つつみ
堤 ち は る　　相模女子大学 栄養科学部　教授

た なか のぶ こ
田 中 延 子　　株式会社オフィス田中　代表
　　　　　　　淑徳大学 看護栄養学部　客員教授
　　　　　　　元文部科学省学校給食調査官

き ど あつ こ
城 戸 敦 子　　株式会社ニッコクトラスト リスク管理部 栄養課

ほそやま だ ようこ
細山田洋子　　関東学院大学 栄養学部　教授

くわ はら せつ こ
桑 原 節 子　　淑徳大学 看護栄養学部　教授

たか た かず こ
髙 田 和 子　　東京農業大学 応用生物科学部　教授

たかはしか な め
高橋嘉名芽　　社会福祉法人 恩賜財団母子愛育会 総合母子保健センター 愛育病院

いのうえ ゆき こ
井 上 幸 子　　元東久留米市教育委員会

やまぎわ まさ え
山 際 昌 枝　　北海道教育庁 学校教育局 健康・体育課　課長補佐

いのうえ さ ち こ
井上佐知子　　社会福祉法人 さくら会 介護老人保健施設ケアセンター南大井　副所長兼栄養係長

えのもと ま り
榎 本 真 理　　順天堂大学医学部附属順天堂医院 栄養部栄養課　課長補佐

改訂　栄養・食事管理のための　対象者別給食献立

2017年（平成29年）4月1日　初版発行～第4刷
2021年（令和3年）12月20日　改訂版発行

　　　　　　　　　　　　　鈴　木　久　乃
　　　　　　編著者　　　　殿　塚　婦美子
　　　　　　　　　　　　　長　田　早　苗

　　　　　　発行者　　　　筑　紫　和　男

　　　　　　発行所　　株式会社　建帛社
　　　　　　　　　　　　　　　KENPAKUSHA

〒112-0011　東京都文京区千石4丁目2番15号
　　　　　　TEL　（03）3944-2611
　　　　　　FAX　（03）3946-4377
　　　　　　https://www.kenpakusha.co.jp/

ISBN 978-4-7679-0730-7　C 3077　　　　　　幸和印刷／田部井手帳
©鈴木, 殿塚, 長田ほか, 2017, 2021.　　　　　　Printed in Japan
（定価はカバーに表示してあります）